U. Brumann
H.J. Knopff
W. Stascheit

unter Mitarbeit von
J.-P. Meier

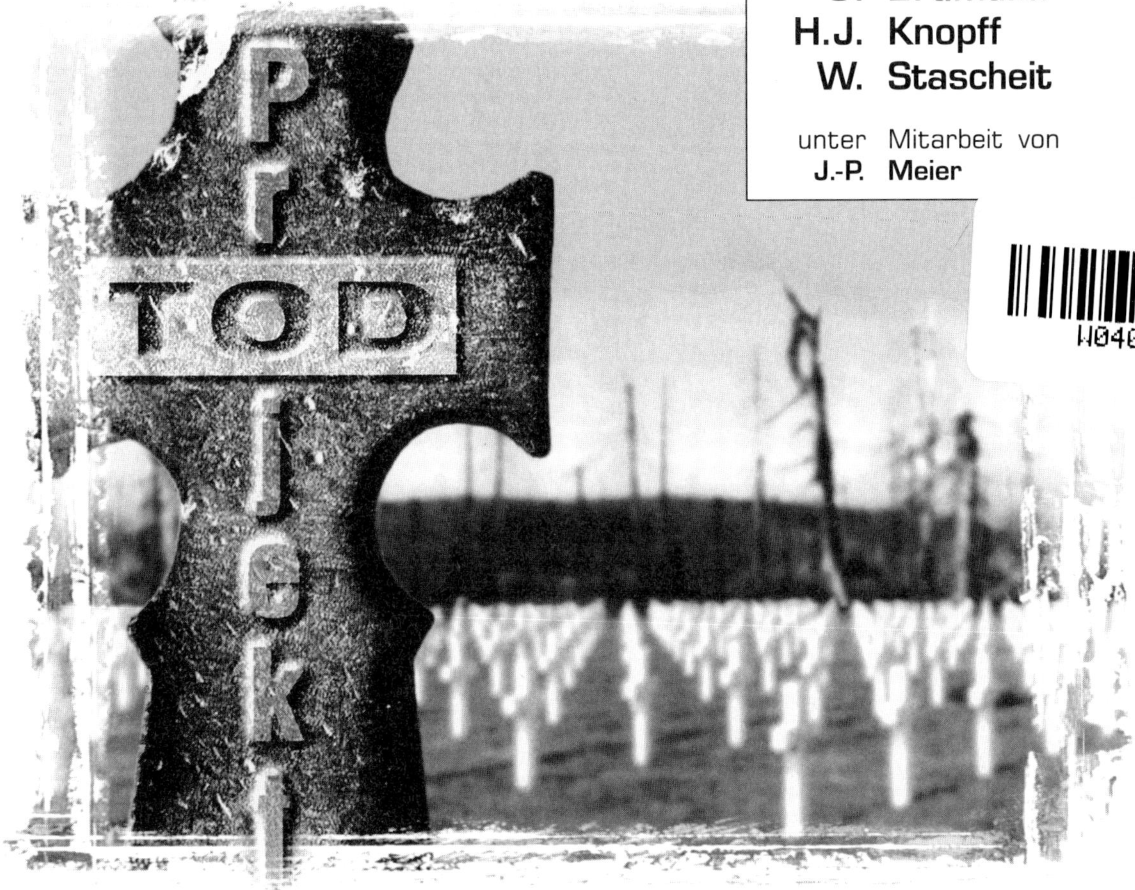

Materialien und Projektideen

Verlag an der Ruhr

Impressum

Titel Projekt Tod

Autoren Uta Brumann
Hans Joachim Knopff
Wilfried Stascheit
Unter Mitarbeit von:
Johannes-Peter Meier

Druck Druckerei Uwe Nolte, Iserlohn

Verlag Verlag an der Ruhr
Postfach 10 22 51, 45422 Mülheim an der Ruhr
Alexanderstr. 54, 45472 Mülheim an der Ruhr
Tel.: 02 08 – 439 54 54, Fax: 02 08 – 439 54 39
e-mail: info@verlagruhr.de
http://www.verlagruhr.de

ISBN 3-86072-285-9

Die Schreibweise der Texte folgt
der reformierten Rechtschreibung.

Gedruckt auf chlorfrei gebleichtes Papier.

Anstatt eines Vorwortes

„Jeder Mensch muss sich verschleißen. Das wäre ja schrecklich, wenn er nicht verschlissen wäre und dann schon sterben würde – wäre ja schrecklich. Es ist ganz egal, in welchem Beruf man sich verschleißt. Aber verschleißen muss man sich. Das heißt, man muss sich vollkommen bis zur Asche verbrennen, sonst hat es gar keinen Zweck. Wenn man am Ende noch zu gut in Schuss ist, wenn alles noch zu gut erhalten ist, und dann musst du abkratzen (lachend), das ist schlecht."

— Joseph Beuys

Und wir haben uns verschlissen an diesen Materialien. Haben uns „totgearbeitet". Es war eine wirklich „lange Geburt" von der ersten Ankündigung bis zum wirklichen Erscheinen.

Benn sagte: *„Wenn etwas fertig ist, muss es vollendet sein."* Wir haben es vorläufig abgeschlossen. Vollenden müssen es die, die mit den Materialien arbeiten.

»Altern ist immer noch der einzige Weg zum langen Leben.«

— Daniel-Francois-Esprit Auber

»Schlagt eure Eltern, solange sie noch jung genug sind.«

— Volksmund

»Alte Männer sind gefährlich, ihnen ist die Zukunft völlig egal.«

— G. B. Shaw

»Der Schnee von Gestern ist die Lawine von Morgen.«

— Uwe Loesch

»Vom Standpunkt der Jugend aus gesehen ist das Leben eine unendlich lange Zukunft, vom Standpunkt des Alters aus eine sehr kurze Vergangenheit.«

— Arthur Schopenhauer

»Je früher sie ins Altersheim eintreten, desto länger gehören sie zu den Jungen.«

— Werbung

»Blühen ist ein tödliches Geschäft - Ich habe mich einverstanden erklärt. Ich lebe.«

— Helmut Heissenbüttel

»Leben ist eine Anstrengung, die einer besseren Sache würdig wäre.«

— Karl Kraus

Mehr kann man jetzt nicht mehr schreiben – jetzt kann man sich nur noch totlabern und dann ist die Idee kaputt.

— Verleger am Ende des Vorwortes

Inhalt

Inhalt

Danksagung

Wir danken folgenden Personen und Firmen für die freundliche Unterstützung:

TRIKONT, München,
Udo Nagel und der K111 von der Polizei München,
Katharina Frings, Meyer Hentschel Management Consulting, Saarbrücken,
lignotech MassivHolz GmbH, Berlin,
The Body Shop Deutschland, Neuss,
M. Malok, XINTECH Systems M. Malok KG, Leipzig,
Peter Stegemann, EIKON, Potsdam
Evangelische Zentralstelle für Weltanschauungsfragen, Berlin,
Hopf, Pietätsartikel-GmbH, Reilingen,
Dr. von dem Knesebeck, Bundeszentrale für gesundheitliche Aufklärung, Köln,
Rudolf Ittermann, Bau- und Möbeltischlerei, Niedersfeld,
Ahorn-Grieneisen GmbH, Berlin,
Tierfriedhof Dortmund-Kley,
Malteser Hospiz St. Raphael, Duisburg,
Bernhard Brumann, Oberhausen,
Anna Jansen, Oberhausen
und den **Missfits.**

Drei Hinweise

1. Manch einer mag manche Sätze, manche Aufgaben nicht pietätvoll genug, möglicherweise gar makaber finden. Das sollte kein Problem sein: Lass diese Passagen einfach weg.

2. Angesichts des Todes sind alle gleich. Deswegen haben wir uns dazu entschlossen, die Aufgaben und einige Texte mit „du" zu formulieren.

3. Niemand ist gezwungen, das Buch chronologisch abzuhandeln. Damit du dich in der Anhäufung der Themen nicht verirrst, bieten wir dir unterschiedliche Durchgänge an. Wenn du dich also biologisch, geschichtlich, ethisch, religiös, philosophisch, pessimistisch, optimistisch oder auch feuilletonistisch an das Thema heranwagen willst, zeigen wir dir Möglichkeiten, die du nach belieben variieren kannst. Du findest sie in dem Kapitel *Ausstiege* unter der Überschrift **Totenkisten.** Du kannst dir natürlich auch deine ganz persönliche Totenkiste „zimmern".

Kapitel: **Einstiege**

Ewig jung und schön?!

Michael Apter: **Im Rausch der Gefahr,** Kösel Verlag, München 1992, ISBN 3-466-30355-9

Erstklassig zum Einstieg:
(Ausstellungskatalog) **Die Macht des Alters. Strategien der Meisterschaft.** Herausgegeben von Bazon Brock im Auftrag der Stiftung für Kunst und Kultur e.V. Bonn, DuMont Buchverlag, Köln 1998, ISBN 3-7701-4651-4 (Katalogausgabe), ISBN 3-7701-4652-2 (Buchhandelsausgabe).

Ausstellungsdaten:
Bonn: Kunstmuseum Bonn, 28.1.1999 bis 14.3.1999
Stuttgart: Galerie der Stadt Stuttgart, 2.7. bis 29.8.1999

»Der Tod dauert das ganze Leben und hört auf, wenn er eintritt.«

(Zitat aus dem Film: „Bandits")

Basis

Wenn ich nur noch einen Tag zu leben hätte

Hee was ist denn mit dir los?
Ich weiß nicht was das soll, dass mein krankes Hirn ausspucken kann
es wär, als wenn ich nur noch einen Tag hätte, was wäre dann?

Am letzten Tag würde ich mit Sicherheit nicht zur Schule gehen,
warum mich ärgern lassen von Lehrern, die mich nicht verstehen
Stattdessen will ich meinen Ex-Freund nicht vergessen
wir haben noch ne Rechnung offen, ich werd ihn richtig stressen

Ich würd mit meinen Jungs eine kleine Tüte bauen
es gebe keinen Grund die letzten Stunden zu versaun
verhaun haben wir oft genug den Typ, den alle fertig machen
ich würde ihn einladen und nicht über sondern mit ihm lachen

wenn ich nur noch ein, wenn ich nur noch einen Tag,
wenn ich nur noch einen, wenn ich nur noch einen Tag zu leben hätte
ah ah – was würd ich tun was würd ich tun?
wenn ich nur noch einen, wenn ich nur noch einen Tag,
wenn ich nur noch einen wenn ich nur noch einen Tag zu leben hätte
was würd ich tun was würd ich tun?

Was denn – was dann

ich würd gern mit Michael J. und um ein paar Körbe spielen
und um mein letztes Taschengeld mit meiner Mutter dealen
Ich würd noch einmal Klamotten kaufen gehen
damit lass ich mich dann auf meiner letzten Party sehen
den letzten Tag will ich mit meinem Freund verbringen,
ich leg ihn flach, es mag komisch klingen,
aber außerdem würde ich gerne bei Ex-Schwester S auftreten,
am besten gleichzeitig in allen Städten

wenn ich nur noch einen, wenn ich nur noch einen Tag,
wenn ich nur noch einen, wenn ich nur noch einen Tag zu leben hätte
ah ah – was würd ich tun was würd ich tun?
wenn ich nur noch ein, wenn ich nur noch einen Tag,
wenn ich nur noch ein, wenn ich nur noch einen Tag zu leben hätte
ah ah – was würd ich tun was würd ich tun?

Ich würd ne Party geben und feiern bis zum Schluss,
will noch mal fett ab gehen bevor ich weggehen muss,
doch was fürn stuss das alles macht mich froh
warum leb ich dann nicht immer so,

was würd ich tun, was würd ich tun
wenn ich nur noch einen, wenn ich nur noch einen Tag,
wenn ich nur noch einen, wenn ich nur noch einen Tag zu leben hätte
ah ah – was würd ich tun was würd ich tun?

Musik: Thorsten Brötzmann, **Text:** Vera Holthaus,

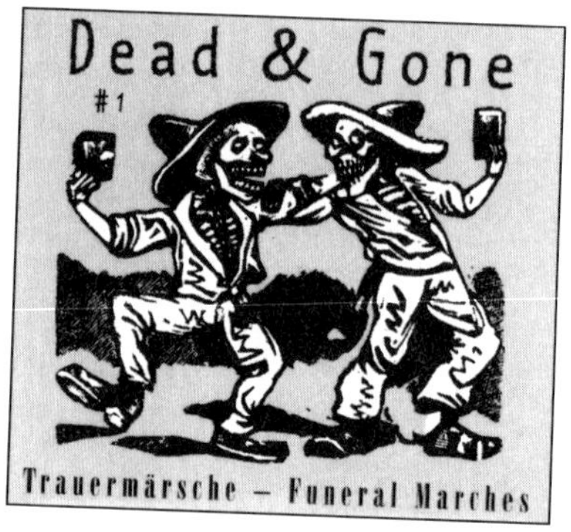

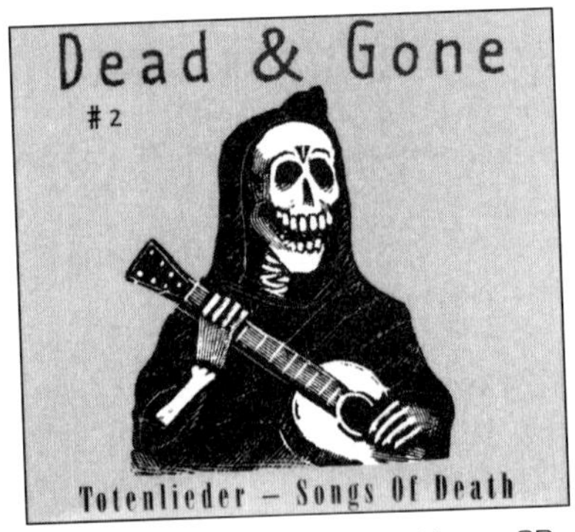

Diese beiden bei **Trikont** erschienen CDs bieten einen Streifzug durch unterschiedliche Kulturen und ihren Umgang mit dem Tod.

Ideen, Aufgaben, Projekte

- Wie wäre die Welt, wenn alle immer so lebten, als wäre dieser Tag ihr letzter?
- Schreibt zu zweit eine Geschichte über das „Überleben" in einer solchen Welt.
- Sammelt Liedtexte, in denen das Thema „Tod" behandelt wird (z.B. „Nichts bleibt für die Ewigkeit" von den „Toten Hosen", „Tears in Heaven" von Eric Clapton, „Wir sind nur Gast auf Erden" (der „Schlager" jeder christlichen Beerdigung), Gospels, Blues, ...). Warum wurden diese Lieder wohl geschrieben?
- Schreibt eine eigene Strophe.
- Warum lebt ihr nicht immer so?

„Struppi lebt nicht mehr"

Wahrscheinlich hast du Ähnliches schon einmal erlebt: Du schaust morgens in den Käfig deines Kaninchens – und es ist tot.
Ihr habt viel miteinander erlebt, du hast ihm viel erzählt, eigentlich wusste es alles über dich, ihr habt vielleicht sogar die letzte Möhre miteinander geteilt ...
Es war dein Freund und so alt war es doch noch gar nicht ...

Zitate:

Katrin (14):
„Als mein Wellensittich gestorben ist, hat meine Mutter ihn durchs Klo gespült."

Martin (18):
„Meine Tante hat ihren Kater Bruno auf einem Tierfriedhof beerdigen lassen."

Ingo (16):
„Ich habe meine Haustiere immer im Garten beerdigt."

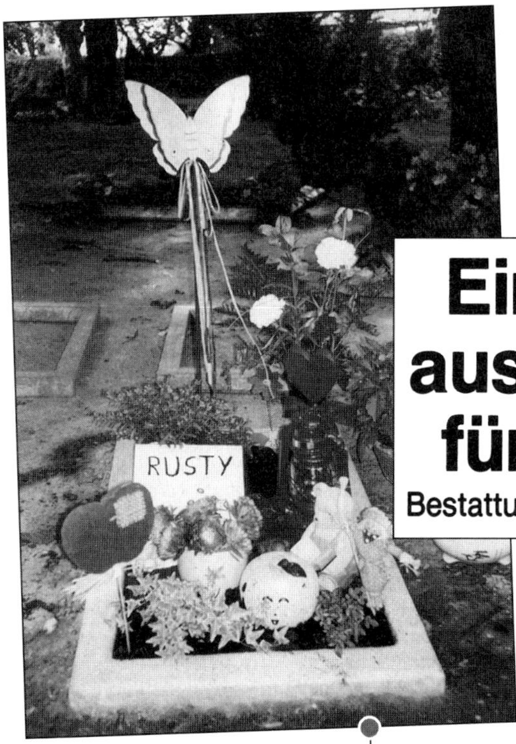

Eine Urne aus Marmor für „Pfiffi"
Bestattungshaus für Heimtiere

aus: NRZ, 1.6.1997

Eindrücke vom Tierfriedhof

in Dortmund-Kley

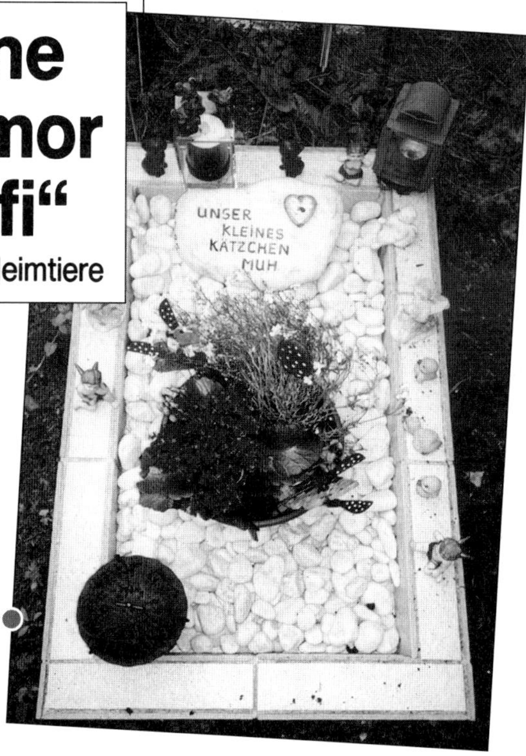

Ideen

- Gestalte ein Grab für dein Lieblingstier im Deckel eines Schuhkartons. Was stellst du deinem geliebten Schnucki aufs Grab?
- Hast du schon einmal dein Lieblingstier verloren? Wenn du kannst und magst, erzähl den anderen, wie dir zu Mute war. Bist du langsam darüber hinweggekommen? Wie hast du das geschafft?
- Wie hast du dein Haustier „bestattet"?
- Überlege dir eine Grabinschrift, die auf einem Grabstein für (d)einen vierbeinigen Freund stehen könnte.
- Versuche eine Grabrede für ihn zu schreiben.
- Haben Tiere eine Seele? Überlegt euch zuerst selbst eine Antwort. Dann versucht so präzise wie möglich, die Antwort von möglichst vielen Glaubensgemeinschaften zusammenzutragen.

Einstiege

Geiles Gefühl

Was treibt Extremsportler an: Todessehnsucht, Lebensfreude oder Risikosucht?

Fast täglich besorgt sich Uli Wiesmeier, 35, den „notwendigen Schuss Adrenalin“. Er stürzt sich an einem Kletterseil von Autobahnbrücken, kraxelt ohne Sicherungen über Steilwände, tobt per Kajak durchs Wildwasser oder segelt mit dem Gleitschirm durch Alpentäler. „Ich hab’ Blut geleckt, ich brauch’ dieses aufregende Gefühl.“ Was den Kitzel ausmacht, damit befassen sich nun Psychologen: Sie streiten darüber, ob Extremsportler von Todessehnsucht befallen sind, ob sie, im Gegenteil, besonders intensiv am Leben hängen oder ob Risiko wie eine suchterzeugende Droge wirkt, deren Dosis stetig gesteigert werden muß.

aus: Der Spiegel 39/1994, S. 130

„Canyoning“

... wo das gemütliche Wandern aufhört, beginnt „DAS alpine ABENTEUER des Sommers“ ...

Dort, wo sich Gebirgsbäche über Jahrtausende ihren Weg in schmalen Schluchten mit hohen Fällen und engen Canyons durch den Berg gegraben haben, ist unsere Arena für dieses einmalige Natur- und Sporterlebnis.

Das Entdecken dieser Schluchten mit einer Mischung aus Wandern, Klettern, Abseilen, Rutschen über ausgewaschene Felsen und Sprüngen in glasklare Tümpel ist der neue Erlebnishit in den Bergen.

In Begleitung geschulter und staatlich geprüfter Führer, ausgerüstet mit Kälteschutzanzug, Klettergurt, Seil, Schuhen und Helm werden normalerweise unbegehbare Schluchten zu besonderen Erlebniswelten mit unvergesslichen Eindrücken.

Anforderungen: *sportliche Grundkondition, Trittsicherheit, Schwindelfreiheit und Schwimmkenntnisse*

aus: http://www.feelfree.at/canyoning.htm

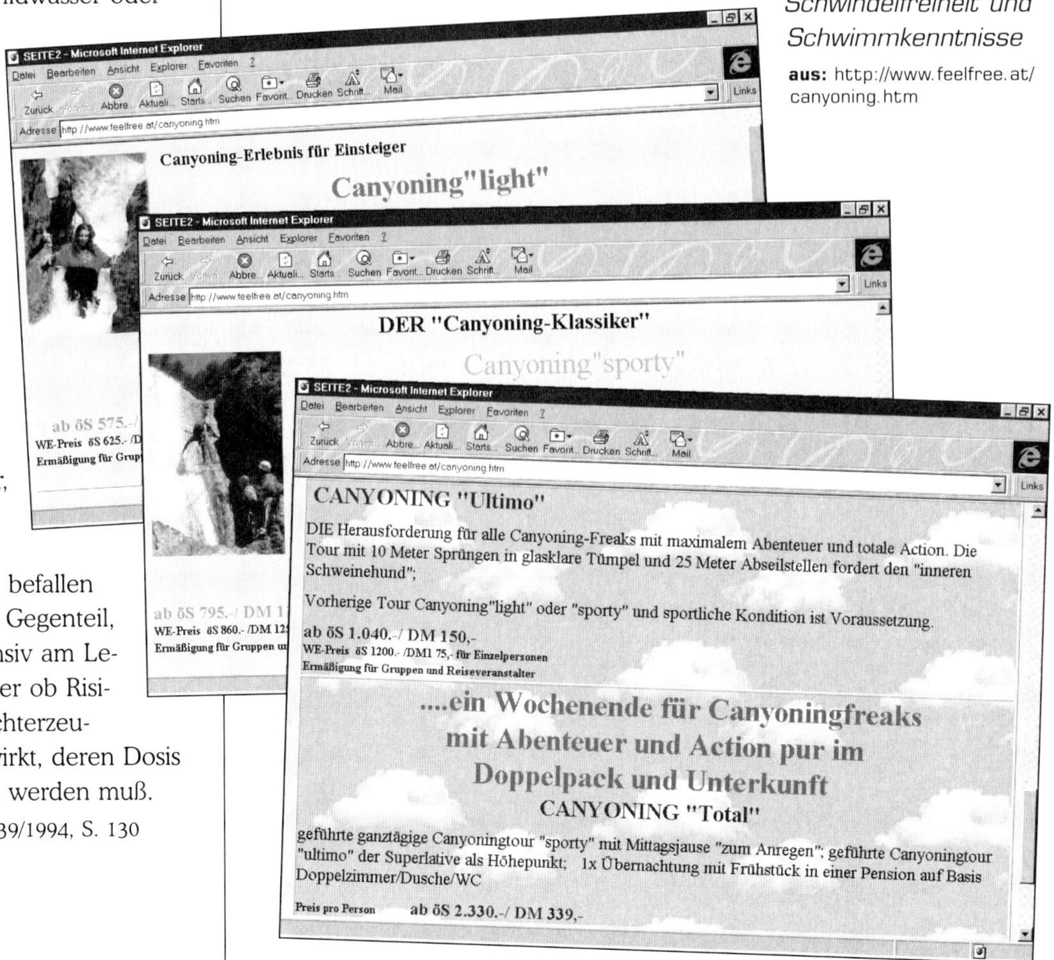
SEITE2 - Microsoft Internet Explorer
Adresse http://www.feelfree.at/canyoning.htm
Canyoning-Erlebnis für Einsteiger
Canyoning"light"
ab öS 575.-/
WE-Preis öS 625.- /D
Ermäßigung für Grup
SEITE2 - Microsoft Internet Explorer
Adresse http://www.feelfree.at/canyoning.htm
DER "Canyoning-Klassiker"
Canyoning"sporty"
ab öS 795.-/ DM 1
WE-Preis öS 860.- /DM 12
Ermäßigung für Gruppen u
SEITE2 - Microsoft Internet Explorer
Adresse http://www.feelfree.at/canyoning.htm
CANYONING "Ultimo"
DIE Herausforderung für alle Canyoning-Freaks mit maximalem Abenteuer und totale Action. Die Tour mit 10 Meter Sprüngen in glasklare Tümpel und 25 Meter Abseilstellen fordert den "inneren Schweinehund";
Vorherige Tour Canyoning"light" oder "sporty" und sportliche Kondition ist Voraussetzung.
ab öS 1.040.-/ DM 150,-
WE-Preis öS 1200.- /DM1 75,- für Einzelpersonen
Ermäßigung für Gruppen und Reiseveranstalter
....ein Wochenende für Canyoningfreaks mit Abenteuer und Action pur im Doppelpack und Unterkunft
CANYONING "Total"
geführte ganztägige Canyoningtour "sporty" mit Mittagsjause "zum Anregen"; geführte Canyoningtour "ultimo" der Superlative als Höhepunkt; 1x Übernachtung mit Frühstück in einer Pension auf Basis Doppelzimmer/Dusche/WC
Preis pro Person ab öS 2.330.-/ DM 339,-

„Rafting“

Ein „besonderes Schmankerl“ für Profi-Rafter ist die Befahrung der Sanna bei Landeck. Der schmale Gebirgsbach mit seinen starken Verblockungen, engen Schlüsselstellen und schwierigen Katarakten verlangt auf der ca. 8 km langen Strecke maximale Konzentration und höchsten Einsatz. Auch für diesen Fluss gilt das bekannte Feelfree-Sicherheitsgebot: Vorherige Trainingstour auf dem Inn und Extremrafts mit maximal 6 Personen.

aus: http://www.feelfree.at/rafting.htm

Lebensfreude oder Todessehnsucht?

Einstiege

Springer Side !!!

Vorankündigung

180 Meter !!!

Diesen Sommer besteht eventuell für einige wenige die Möglichkeit, in Berlin einen 180 Meter Jump von einem Kran zu machen. Das ist, soweit mir bekannt ist, die einzige Möglichkeit, eine solche Höhe vom Kran zu springen. Wer Interesse hat, trägt sich bitte mit einem kleinen Vermerk hier ein. Das Springen ist privat und nicht öffentlich, es sollten sich nur erfahrene Springer melden.

aus: http://www.bungee-jumping.de/spriner.htm

POWER SEAT !

Die Top Attraktion !

Thrill wie beim Bungee Jumping mit hohem Komfort für den Teilnehmer. Die Teilnehmer werden lediglich gewogen und nehmen danach auf einem Spezialschalensitz Platz. Sie werden mit einem 5-Punkte-Gurt gesichert und dann geht es alleine oder zu zweit – wie auf dem Schleudersitz eines Jets – blitzschnell 30–50 Meter senkrecht in die Höhe. 360 Grad Drehung um die eigene Achse sind hierbei möglich und steigern den Thrill bei den Teilnehmern und Zuschauern auf ein noch nie da gewesenes Maß. Wir bieten mobiles und stationäres Power Seating. Ideal zum stationären Einsatz in Erlebnis und Freizeitparks. Mobil als Zuschauermagnet für längere Veranstaltungen oder Messen. Setzen Sie sich direkt mit uns in Verbindung!

aus: http://www.bungee-jumping.de/seat.htm

Fragen und Projekte

- Hast du schon einmal so etwas Ähnliches ausprobiert? Welche Extremsportarten gibt es noch (z.B. Freeclimbing ...)
- Was ist so spannend an diesen Sportarten?
- Warum würdest du es ausprobieren oder auch nicht ausprobieren? Wo ist bei dir die Grenze?
- Versucht euch in einer Kleingruppe eine total verrückte (aber nicht direkt lebensgefährliche) Sportart mit viel „Nervenkitzel" auszudenken (z.B. in Düsseldorf ein Kölsch bestellen oder im falschen Fan-Block die richtigen Lieder singen) und schreibt einen kurzen Werbetext dazu!
- Sind diese „Extremsportler" nicht total undankbar und hochnäsig? Während einige Menschen für ein paar Tage unbeschwerten Lebens ein Vermögen geben würden, riskieren diese Leute immer wieder freiwillig ihr Leben.
- Erfinde einen „Extremsport" fürs Klassenzimmer, der aber ungefährlich sein sollte.

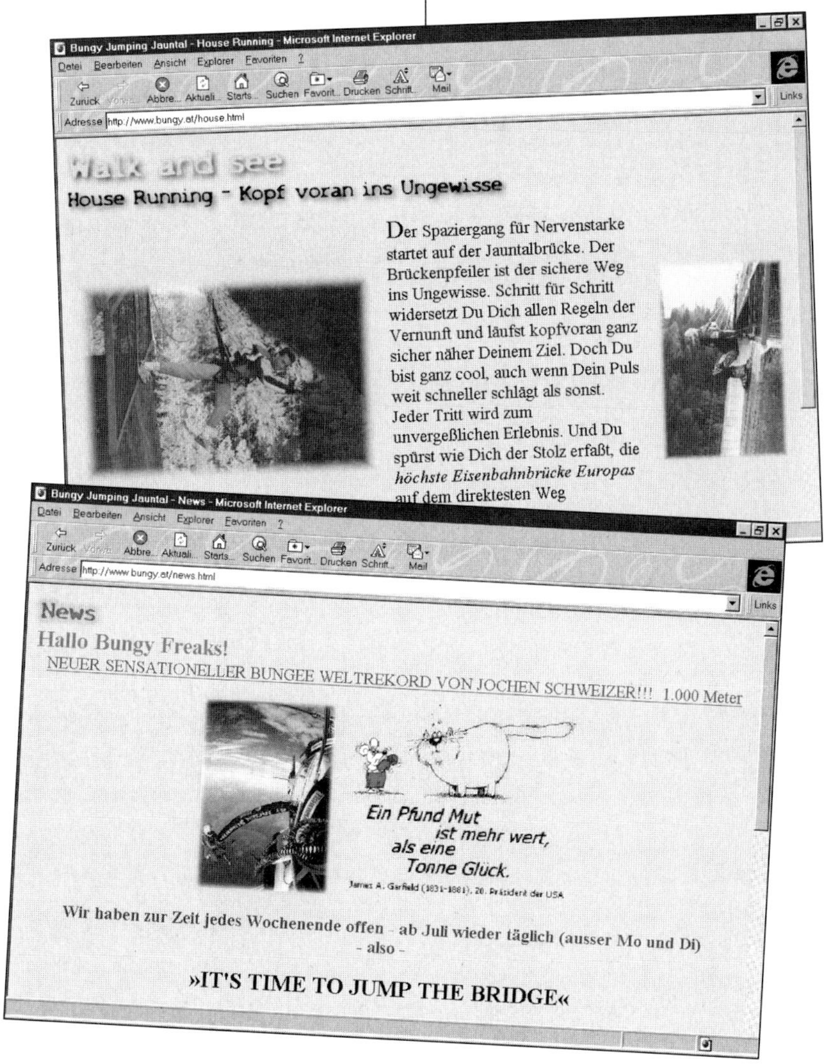

Ein Geschäft mit dem Tod

Von den Inhalten dieser Seite möchten wir Autoren uns distanzieren. Wir finden diese Wetten und die Spielregeln geschmacklos. Trotzdem möchten wir diese Geschäftemacherei mit dem Tod vorstellen, da es auch ein Teil der Realität ist, wie mit dem Tod umgegangen wird.

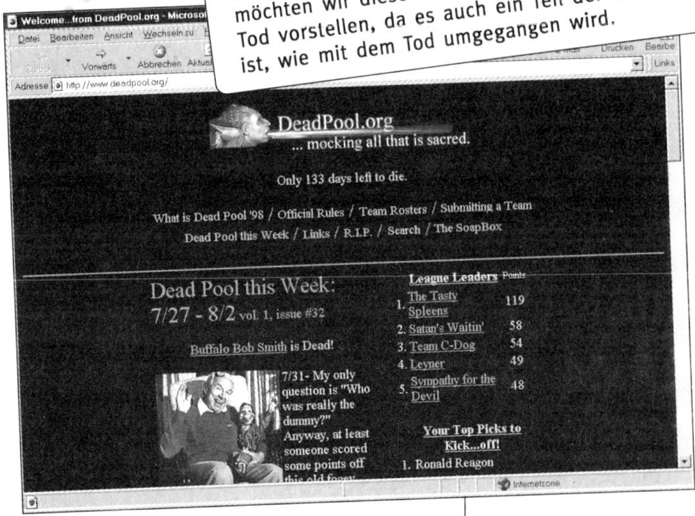

The Dead Pool

Der „Dead Pool" Wettbewerb dauert immer ein Kalenderjahr.
*Er wird gesponsert von **Deadpool.org**. Die Mitspieler (Trainer) treten gegeneinander an, um herauszufinden, wer am geschicktesten voraussagen kann, welcher Prominente in diesem Jahr stirbt.*
Jeder Trainer legt eine Liste von Prominenten vor, die die Mitglieder seiner Mannschaft sein werden. Für jedes gestorbene Teammitglied gibt's Punkte. Der Trainer, dessen Team am Ende des Jahres am meisten Punkte verdient hat, hat gewonnen.

Spielregeln

1. Stelle ein Team von 50 Leuten zusammen.
2. Die Todesmeldung muss mindestens in zwei wichtigen Zeitungen auftauchen. Konzentriere dich also auf bekannte Persönlichkeiten.
3. Die Punkte ergeben sich aus der Differenz zwischen 100 und dem erreichten Lebensalter deines Teammitglieds. Ein Beispiel: Chris Farly war 33 Jahre alt, als er starb. Punkte: $100 - 33 = 67$
3. **a)** Die Hunderter-Regel: Wenn ein Teammitglied mit hundert Jahren stirbt, erhält der Trainer 0 Punkte, aber der Tod des Spielers zählt im Falle eines Unentschiedens (Punktgleichheit) mit *(s. Regel 4a)*.
   b) Die Greisen-Regel: Wenn ein Spieler älter als einhundert Jahre alt wird bis er stirbt, werden die Punkte ebenfalls von einhundert abgezogen. Beispiel: Jeanne Calment war 122 als sie starb. Punkte: $100 - 122 = -22$ Trotzdem zählt dieser Tod, wie die Tode, die unter die Hunderter-Regel fallen, im Falle eines Unentschiedens zu Gunsten des Trainers.
4. Die Mannschaft, die am 31.12. eines Jahres um 23:59 Uhr die meisten Punkte besitzt, hat gewonnen.
   a) Im Falle eines Unentschiedens werden die folgenden Kriterien eingesetzt, um einen Gewinner zu ermitteln: Es zählt die absolute Zahl der vorhergesagten und eingetroffenen Tode *(s. Regel 3a und 3b)*. Wenn die Mannschaften immer noch die gleiche Punktzahl aufweisen, gewinnt diejenige, die den jüngsten Toten im Team hat. Wenn weiterhin Gleichstand besteht, haben beide Teams gewonnen.
5. *Der Jonesboro-Erlass:* Den Trainern ist es nicht erlaubt, aktiv am Ausscheiden eines Teammitglieds mitzuwirken. Indirekte Beteiligung liegt im Diskretionsbereich des Trainers. Wenn jemand z.B. für die McCaughey-Siebenlinge ein zuverlässiges britisches Kindermädchen empfiehlt, gilt das nicht als Regelverstoß.
6. Die Trainer können frei entscheiden, wen sie in ihr Team aufnehmen. Es gibt nur ein paar Ausnahmen:
   a) Zum Tode verurteilte, die ihr Urteil schon vor der Aufnahme in den Wettbewerb erhalten haben.
   b) Mr. Sam Donaldson: Er scheint so ein toller Typ zu sein, dass die Liga es hassen würde, wenn ihm etwas zustieße.
7. Über alle Eventualitäten, die nicht durch die obigen Regeln abgedeckt sind, entscheidet der Liga-Beauftragte.

Teams können das ganze Jahr über gemeldet werden. Wer mitmachen möchte, muss einen Beitrag von $12 bezahlen.

Preise

Alle eingetragenen Teilnehmer, die ihren Mitgliedsbeitrag entrichtet haben, können die nachfolgenden Preise gewinnen. Die Preise können aber nur in dieser Höhe ausgezahlt werden, wenn es mindestens 100 Spielteilnehmer gibt. Bei weniger Mitspielern reduzieren sich die Preisgelder.

1. **Platz: $300**
2. **Platz: $150**
3. **Platz: $50**

Aufgabe

- Bewerte den „Dead-Pool" (http://www.deadpool.org). Würdest du bei so einem Spiel mitmachen? Begründe deine Antwort!

Kapitel: **Leben 1**

Verdrängung und Faszination

Corazza, Daimler, Ernst, Federspiel, Herbst, Langbein, Martin, Weiss: **Kursbuch Gesundheit.** Verlag Kiepenheuer und Witsch, Köln 3. Auflage 1997 (1. Aufl. 1990), ISBN 3-462-02648-8

Sherwin B. Nuland: **Wie wir leben.** Das Wunder des menschlichen Organismus, Kindler, München 1997, ISBN 3-463-40321-8

(Ausstellungskatalog) **Körperwelten: Einblicke in den menschlichen Körper.** 30. Oktober 1997 bis 1. Februar 1998; Institut für Plastination; Hrsg.: Landesmuseum für Technik und Arbeit Mannheim, Mannheim 1997, ISBN 3-9804930-3-2

Geo-Wissen. **Altern und Jugendwahn.** Verlag Gruner + Jahr, Hamburg 1991, ISBN 3-570-06722-X

Simone de Beauvoir: **Alle Menschen sind sterblich.** rororo Taschenbuch, ISBN 3-499-11302-3

Filmtipps: **Der Tod steht ihr gut, Highlander**

Besuchenswert – Das Museum der Quaksalber in Minneapolis: **http://www.mtn.org/**~quak/

Tod?! – Das Thema ist gestorben

Früher wurden die Kleider so zugeschnitten, dass sie den Frauen passten. Heute will uns die Mode weismachen, dass allen Frauen eine Größe passt: Größe 38. Maßgefertigte Menschen in maßgefertigten Kleidern.

aus: Full Voice, Broschüre „The Body Shop" S. 4/5

Die Medien trommeln es in unsere Hirne – nur das Makellose ist wirklich schön. Altes, speziell alte Menschen, passen nicht in die ästhetischen Vorstellungen unserer Gesellschaft. Alterungsprozesse erinnern uns an unsere Endlichkeit.

– Na, heute schon kritisch in den Spiegel geguckt??? –

Leiden für den schönen Schein

Nach einer Studie im Auftrag der Zeitschrift „Elle" (von 1997), wäre jede dritte Deutsche (33%) bereit, sich auf Wunsch ihres Partners operieren zu lassen, um ihm besser zu gefallen. Bei den Männern würden sich nur 11% unter das Messer begeben, wenn ihre Partnerin es wünschen würde.

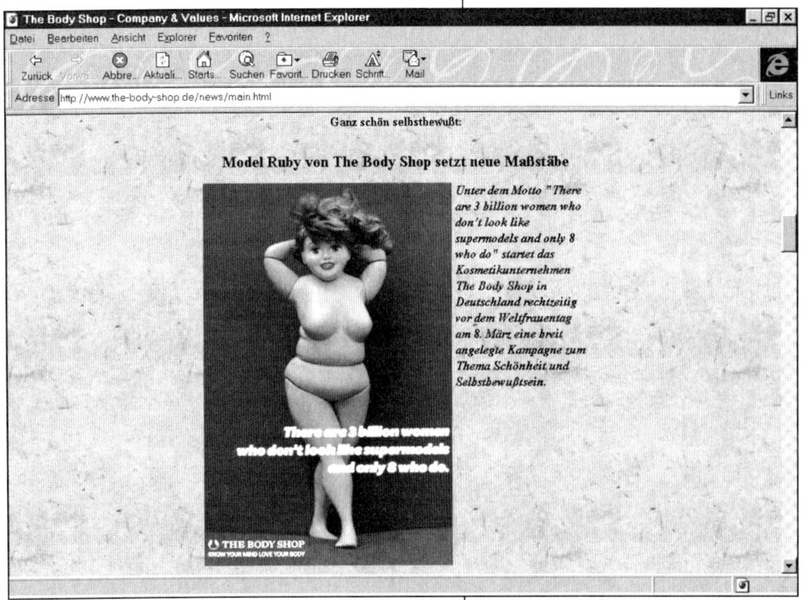

43 % der befragten Frauen würden bis zu 15 000 Mark für eine Schönheitsoperation ausgeben, jede Vierte bis zu 8000 Mark.

Am häufigsten gehen die 30–39-jährigen Frauen zum Chirurgen. Männer legen sich meist erst ab 40 unter die Skalpelle der Schönheitschirurgen.

58% der Frauen meinen, dass Schönheitsoperationen bei Männern unnötig sind. Dagegen meinen nur 24% der Männer, dass die Schönheit von Frauen kein Skalpell braucht.

In den vergangenen fünf Jahren haben sich den Angaben zufolge bundesweit 500 000 Frauen und 65 000 Männer einer Schönheitsoperation unterzogen.

Unsere Gesellschaft steigert sich in einen Jugendwahn

Das Wissen und die Technik steigert sich von Tag zu Tag. Die Erfahrungen älterer Menschen werden immer bedeutungsloser. Die Massenmedien zeigen uns ein deutliches Bild: Wir müssen jung, schön, reich und klug sein, um etwas zu „sein". Ältere Menschen werden „kaltgestellt", sie kommen einfach nicht mehr vor.

Um dem Idealbild zu entsprechen und die Jugendlichkeit wenigstens annähernd zu konservieren, erfinden die Kosmetikindustrie und Teile der Medizin immer neue Mittel. In Würde alt zu werden ist in dieser „jugendwahnsinnigen" Gesellschaft fast unmöglich.

Doch nicht nur Frauen begeben sich in die Hände von Schönheitschirurgen. Die Quote der Männer in diesen Kliniken liegt bereits bei 20%. Oft sind es keine privaten Gründe, die Männer dazu treiben, sondern es geht um die Karriere! Mit „Senioren" hat unsere Gesellschaft nichts mehr im Sinn. Ältere werden abgeschoben und ihrer Verantwortung enthoben.

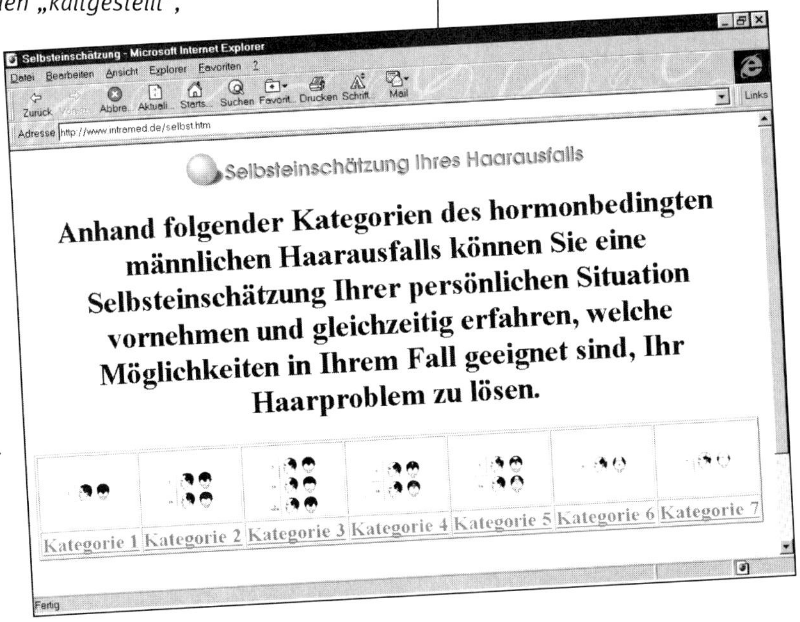

Diät-Tot

75 % aller Frauen machen in ihrem Leben eine Diät.
95 % aller Diäten funktionieren nicht.
90 % aller Frauen möchten gerne abnehmen.
Doch nur 16 % sind aus medizinischer Sicht übergewichtig.
Vor 25 Jahren wogen Fotomodelle 8% weniger als der Durchschnitt aller Frauen.
Heute wiegen sie 23 % weniger.
Heute sind sogar magersüchtige Patientinnen noch dünner, als sie es vor einigen Jahren waren.
Magersucht gehört zu den Erkrankungen mit der höchsten Sterblichkeitsrate.

Die Diätindustrie legt derweil an Gewicht zu:
Zurzeit setzt sie allein in den USA rund 33 Mrd. Dollar um. Damit ist der Markt für Schlankheitsprodukte der fünftgrößte Markt in den USA. Und er wächst noch weiter.

aus: Full Voice, Broschüre „The Body Shop" S. 8/9

Ideen

- Setze dich mit jemandem zusammen, den du magst. Noch seid ihr nicht alt. Stellt euch vor, wie die ersten äußerlichen Anzeichen des Alterungsprozesses bei euch aussehen werden. Macht euch eine Skizze oder scannt Fotos von euch in den Computer ein – und macht euch mit einer Bildbearbeitung alt. Vielleicht könntet ihr eine/n MaskenbildnerIn einladen, der/die euch „alt" schminken kann.

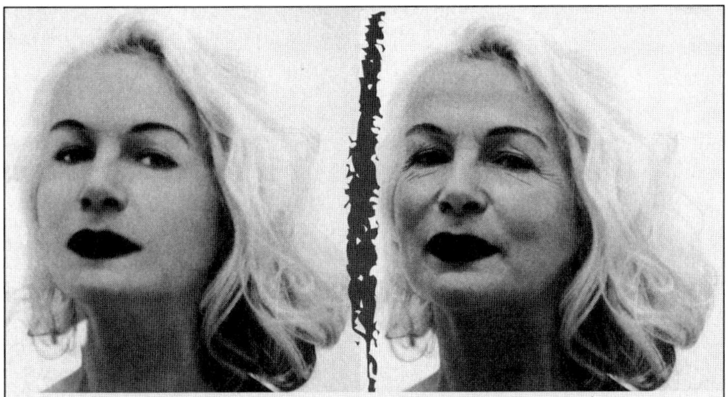

aus: Full Voice Broschüre „The Body Shop", S. 18/19

- Gestalte einen Gipsabdruck von deinem Gesicht. Wie siehst du wohl mit 80 aus?
- Würdest du dich operieren lassen? Begründe deine Antwort!
- Nehmen wir mal an, das ginge: Möchtest du 30 Jahre lang 20 sein? Und dann ...?
- Befrage ältere Menschen: Möchten sie gerne jünger sein? Fühlen sie sich wohl in ihrem Lebensalter?
- Welche Zutaten braucht man, um ewig jung zu bleiben? Braue dein eigenes Elixier!
- Hat jemand von euch schon einmal eine Diät gemacht oder bei anderen Menschen zu diesem Thema Beobachtungen angestellt? Berichtet von euren Erfahrungen!

Es ist ein Irrtum, dass Diäten dünner machen. Diäten machen dicker. (...) Die meisten Diäten vergessen oder ignorieren nämlich, dass unser Körpergewicht nicht nur von den Kalorien abhängt, die wir essen, sondern langfristig noch viel entscheidender von den Kalorien, die wir verbrauchen.
Unsere Körpermasse ist wie Wasser in der Badewanne: oben fließt Wasser in die Wanne hinein, unten fließt es heraus. Fließt mehr Wasser zu als ab, wird die Badewanne voller. Fließt mehr Wasser ab als zu, wird die Badewanne leerer. Und die meisten Diäten kümmern sich vor allem um den Zufluss; den Abfluss nehmen sie als gottgegeben hin (verständlicherweise, denn sonst würde niemand für immer neue Diäten Geld bezahlen).

aus: Lexikon der populären Irrtümer, S. 69

Außen jung und glatt – Innen schon fast faul

Aus dem Gen-Labor frisch auf den Tisch: Die Gen-Tomate. Tomaten, die nicht mehr matschig werden und sich im Kühlschrank wochenlang halten. Dabei stört es uns überhaupt nicht, dass die Tomaten nach einigen Wochen ihren Geschmack verlieren und er nur noch entfernt an frische Tomaten erinnert.

- Diskutiert die These: Die Tomate – ein Opfer des Jugendwahns unserer Gesellschaft
- Gibt es Parallelen zwischen der Gen-Veränderung der Tomate und dem Trend zur Schönheitschirurgie?

Idole sterben, doch ihre Ideale leben weiter

Auch wenn manche Stars nur kurz gelebt haben, ihre jugendliche Ausstrahlung bleibt bei Millionen von Menschen in den Köpfen. Ihre Jugend wird „unsterblich", sie bezaubern das Publikum mit scheinbar immer währender Jugend.

Kurz aber heftig statt lang und langweilig

„Better die young, before I get old" – Ist es nicht das beste Mittel, auf ewig jung und schön zu bleiben? Mit dieser Einstellung wurden einige Rockmusiker anscheinend unsterblich. Aber auch Schriftsteller, Jazzmusiker, Schauspieler, Maler etc. verfolgten den Stil des intensiven Lebens auch auf die Gefahr hin, die Lebensdauer zu verkürzen.

- Kennt ihr Namen?
- Erfindet andere Sprüche wie z.B.:
  Jung sterben und alt werden, live fast – die slow ...

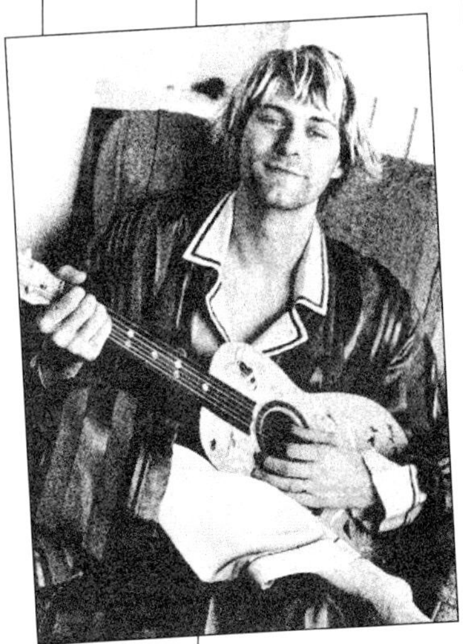

Ein Beispiel: Kurt Cobain

Kurt Cobain wurde am 20.2.1967 in Aberdeen nahe Seattle geboren. Er wuchs in zerrütteten Familienverhältnissen auf, seine Eltern ließen sich scheiden als er 8 Jahre alt war. Da er sich eher für Kunst als für Sport interessierte, hatte er es in der Schule nicht gerade einfach. In seinen Songs drückte er seine Frustration und seine Ängste aus. In der Musik der Gruppe „Nirvana" verband er aggressiven Punkrock mit melodiösen Elementen und schuf so den Grunge-Stil. „Nirvana" wollte eigentlich unpopulär, schmutzig und provokativ sein, einfach ehrliche Punks mit zerrissenen Jeans, strähnigen Haaren und verwaschenen Flanellhemden – und traf damit das Gefühl einer ganzen Generation. Der große Erfolg war genau das, was Kurt Cobain nicht wollte: Er wollte nicht der Held einer Generation sein, er hasste das Musikbusiness und sogar seinen Erfolg. Er flüchtete in exzessiven Drogenkonsum und wurde von Depressionen und Selbsttötungsgedanken gequält. Am 5.4.1994 erschoss er sich mit einer Schrotflinte in seiner Garage. Er war 27 Jahre alt.

(Diese Selbsttötungsart ging mit dem Namen: „to do a cobain" in den umgangssprachlichen englischen Wortschatz ein.)

Lösungen (z.B.):

Jimi Hendrix, *Gitarrist, Überdosis*
Jim Morrison, *Sänger (The Doors), Überdosis*
Freddy Mercury, *Sänger (Queen), AIDS*
Janis Joplin, *Bluessängerin, Überdosis*
Falco, *Sänger, Autounfall unter Drogeneinfluss*
Michael Hutchence, *Sänger (INXS), Tod durch Erhängen*
Elvis Presley, *Sänger, Überdosis*
Keith Moon, *Drummer (The Who), ertrunken (im eigenen Swimmingpool)*
Wolfgang Amadeus Mozart, *Komponist, vermutlich vergiftet von seinem Feind Salieri*
River Phoenix, *Schauspieler, Überdosis*
James Dean, *Schauspieler, Autounfall*
Marilyn Monroe, *Schauspielerin, Überdosis*
Charles Baudelaire, *frz. Dichter, Suizid*

Jimi Hendrix † 18.9.1970
Jim Morrison † 3.7.1971

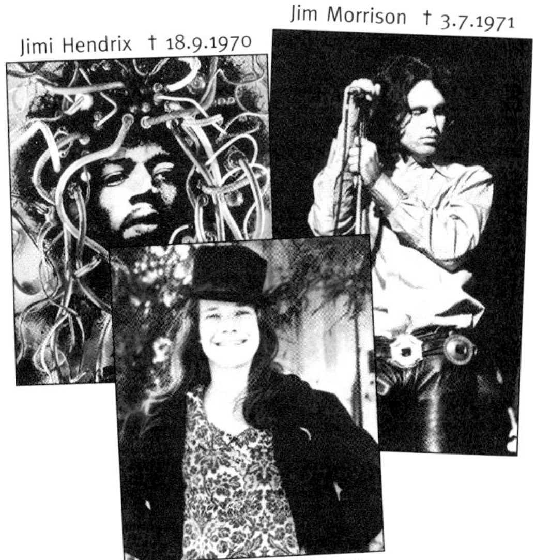

Janis Joplin † 4.10.1970

Alterskrankheiten

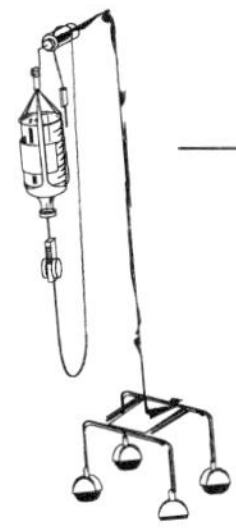

Altersdiabetes

Altersdiabetes ist eine Stoffwechselkrankheit, bei der dem Körper Insulin fehlt, der Stoff, durch den der Körper Zucker aufnehmen kann. Diese Krankheit ist bei Behandlung nicht tödlich, kann aber Begleiterscheinungen z.B. Gefäßerkrankungen hervorrufen, die tödlich sein können.

Prostata-Adenom (Vergrößerung der Vorsteherdrüse)

Das „Altherrenleiden". Die Vergrößerung dieser Drüse setzt schon nach dem 30. Lebensjahr ein. Bei gutartigen Wucherungen kann sich diese Drüse so vergrößern, dass der Betroffene Schwierigkeiten beim Wasserlassen bekommt. Oft muss die Prostata operativ entfernt werden.

Arthritis

Diese Gelenkentzündung macht sich durch Gelenkschmerzen, Schwellungen, Überwärmung und Bewegungseinschränkung der Gelenke bemerkbar. Als Gegenmittel wird den Patienten neuerdings Hühnerprotein gespritzt, was zu einer Rückbildung der Krankheit führt.

Das Lungenemphysem (Alterslunge)

Die Lunge bläht sich auf, die Dehnungsfähigkeit der Lungenbläschen schwindet. Die Wände der Lungenbläschen verschwinden und die Atemaustauschfläche nimmt stark ab. Die Betroffenen haben oft starke Atemprobleme. Die Krankheit ist nicht heilbar.

Blut- und Kreislaufsystem

Bei zunehmenden Alter steigt der Blutdruck an. Mit diesem Anstieg steigt auch die Wahrscheinlichkeit eines Schlaganfalls. Im Alter kann auch verstärkt eine akute Leukämie auftreten, die unbehandelt innerhalb weniger Wochen zum Tode führt. Sie kann zwar nicht geheilt, aber durch entsprechende Behandlung abgeschwächt werden.

Arthrose

Arthrose tritt bei fast allen Menschen in höherem Lebensalter auf. Es ist eine Abnutzungserscheinung der beweglichen Gelenke. Die „Gelenkschmiere" wird wässriger und schmiert die Gelenke nicht mehr so gut. Es treten Steifigkeit, Spannungsgefühle und nachfolgend Schmerzen auf. Es kommt zu Bewegungseinschränkungen bis hin zur Bewegungseinstellung, da die Schmerzen zu stark werden. Arthrose-Schäden können nicht rückgängig gemacht werden.

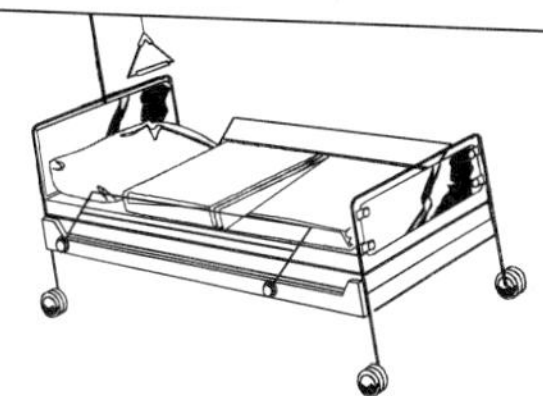

Arteriosklerose (Arterienverkalkung)

Dieses chronische Leiden tritt häufig nach dem 40. Lebensjahr auf. Ablagerungen in den Blutgefäßen können diese verstopfen und zu einer tödlichen Kreislaufblockade führen. Die Ablagerungen sammeln sich vor allem in den Herzkranzgefäßen, an der Gabelung der großen Körperschlagader zum rechten und zum linken Becken und an den Halsarterien. Folgen können sein: Herzinfarkt (vor allem bei Männern), die „Schaufensterkrankheit" (die Betroffenen können nur kurze Strecken ohne Schmerzen gehen) bei mangelnder Durchblutung des Beckens, bei Ablagerungen im Gehirn kann es zu Persönlichkeitsveränderungen kommen.

Rheuma

Rheuma ist ein Sammelbegriff für viele Krankheiten. Arthrose und Arthritis (s.o.) gehören ebenso dazu wie Muskelschmerzen (Weichteilrheumatismus) und Entzündungen der Blutgefäße und der Haut. Das Gelenkrheuma kann zu schweren Verkrüppelungen führen.

Das Leiden kann durch Medikamente zwar gelindert, nicht aber geheilt werden.

Osteoporose

Ab dem 30. Lebensjahr überwiegt beim Menschen der Knochenabbau. Der Knochenaufbau verlangsamt sich. Die Knochen „entkalken", sie werden porös, dünner und brechen leichter. Etwa ein Drittel aller Frauen ab 40 betrifft diese Knochenentkalkung.

Osteoporose kann medizinisch nicht frühzeitig erkannt werden. Sie kann erst diagnostiziert werden, wenn bereits 30-50% der Knochensubstanz verloren gegangen sind.

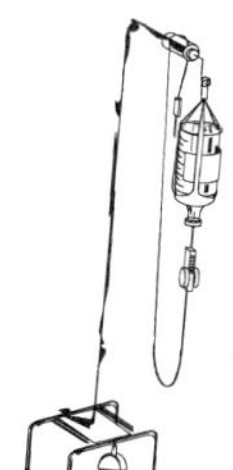

Altern

Grauer Star

Die Linse des Auges trübt sich ein. Der Patient erblindet. Durch eine Operation kann die getrübte Linse ersetzt werden und durch eine neue aus Kunststoff oder Silikon ersetzt werden.

Die Alzheimer-Krankheit

Die geistige Leistungsfähigkeit nimmt völlig ab. Die Persönlichkeit verändert sich. Nach sechs bis zehn Jahren völliger Hilflosigkeit führt diese Krankheit schließlich zum Tod.

Parkinson (Schüttellähmung)

Diese Krankheit tritt meistens bei Männern auf. Auswirkungen: Bewegungslosigkeit, gebückte Haltung, kleine Schritte, leise und monotone Sprechweise, Gliederstarre und ein starkes Zittern. Parkinson ist bisher nicht heilbar.

Glückliche Oldtimer

Die Alten sind weit gesünder als gemeinhin gedacht, erklären US-Forscher in einem neuen Buch. Gesund bleibt, wer aktiv lebt.

Das höchste Ziel eines erfüllten Lebens formulierten die alten Griechen so: jung sterben, so spät wie nur möglich.

Die Hoffnung auf ein Jungbleiben im Alter haben in der Neuzeit zahllose Ratgeber geschürt: Pillen, Säfte, Vitamine und vielerlei Kuren werden denjenigen angepriesen, die munter die Hundert erreichen möchten. (...)

Wie man in die Jahre kommen kann, ohne zu vergreisen, erkundeten der Mediziner John Rowe, 53, und der Sozialpsychologe Robert Kahn, 80, im Rahmen eines zehnjährigen Forschungsprojekts (...). Mit einem Team von 16 Wissenschaftlern befragten und untersuchten Kahn und Rowe tausende von Männern und Frauen jenseits der 70, die in ihrer häuslichen Umgebung lebten.

Die Bilanz fällt verblüffend ermutigend aus, sagt Kahn: „Die Begegnungen lehrten uns, dass die meisten Alten viel unabhängiger, produktiver und auch gesünder sind als weithin angenommen." Im Blickpunkt der Gerontologen hätten bislang viel zu sehr jene Menschen gestanden, die auf Pflege in Hospitälern und Heimen angewiesen seien - insgesamt nur 5,2 Prozent aller Alten.

Schwächlich, behindert, macht- und geschlechtslos, passiv und einsam – das Bild der rasch wachsenden Masse von Alten in der modernen Gesellschaft sei geprägt von Vorurteilen, kritisieren Kahn und Rowe. Um die eigenen Chancen für ein erfülltes Alter wahrzunehmen, empfehlen sie ihren Lesern, sich erst einmal von „weit verbreiteten Mythen" zu befreien.

Zu diesen zähle die Vorstellung, dass Altsein mit Krankheit einhergehe. Zwar habe jenseits der 75 jeder zweite Arthritis, jeder dritte hohen Blutdruck, Herzbeschwerden oder Hörschäden, und elf Prozent dieser Altersgruppe litten an Diabetes. Doch selten machten sich diese Störungen im Alltag gravierend bemerkbar. Generell seien chronische Alterserkrankungen sogar zurückgegangen. Die MacArthur-Studie habe bewiesen, dass Menschen weit öfter vital altern, als krank und hinfällig werden.

Nahezu 90 Prozent der 65- bis 74-jährigen berichteten von keinerlei Gesundheitsschäden, von den über 85-jährigen fanden sich noch rund 40 Prozent „voll funktionstüchtig".

Nur ein Mythos ist offenbar auch der geistige Verfall: Jeder vergessene Name oder verlegte Schlüssel beschwöre zwar das Schreckgespenst der „Alzheimerschen Krankheit" herauf. Doch Opfer dieser Krankheit würden „nicht mehr als zehn Prozent aller Menschen zwischen 65 und 100 Jahren". Obwohl das Kurzzeitgedächtnis sich mit den Jahren verschlechtert, kann nach den Ergebnissen der Studie das Erinnerungsvermögen mit Gedächtnistraining, ob gezielt oder spielerisch, aufgebessert werden. Die mentale Datenverarbeitung gehe zwar langsamer vor sich, mit etwas mehr Zeit ausgestattet könnten aber auch Ältere beachtliche Leistungen erbringen.

Ihre „wichtigste Botschaft" sehen Rowe und Kahn darin, „dass wir einen dramatischen Einfluss auf die Art und Weise unseres Alterns haben: Weit mehr als angenommen liegt der Erfolg in unseren Händen". (...)

Weil „die Natur erstaunlich nachsichtig ist" – sogar gegenüber langjährigen Vielrauchern, deren Infarktrisiko unmittelbar nach dem Verzicht drastisch zurückgeht (das Lungenkrebsrisiko allerdings erst nach einem Jahrzehnt) –, sei es „nie zu spät", die Lebensgewohnheiten zu verändern: (...) Für den Verzicht aufs Rauchen und die Mühen regelmäßiger Bewegung gebe es einen guten Lohn – „mit 90 auf dem Fahrrad statt im Rollstuhl zu sitzen".

Sport, aktive Teilhabe am Leben, Freundschaften und Geselligkeit sind, neben gesunder, maßvoller Ernährung, der beste Jungbrunnen.

Artikel stark gekürzt aus:
Der Spiegel, 25/98 S. 210-211

Aufgaben

- Vergleicht die Aufzählung der Alterskrankheiten mit dem Artikel über die „Glücklichen Oldtimer". Was entspricht eher deinem Bild vom Altsein?
- Wo würdest du deine Großeltern einsortieren? Eher bei den Kranken oder bei den Vitalen? Warum?
- Wie könntest du jetzt schon beginnen, deinen „Lebensabend" vorzubereiten, damit du auch später noch eine tolle Zeit hast? Oder willst Du lieber nicht darüber nachdenken? Begründe!
- Schreibe eine kurze Geschichte: Ein Tag im Leben eines/einer 80-jährigen – Wie ich mein Alter gestalten würde.

Das Methusalemprojekt

Durch die Zimmer strömt säuerlicher Geruch, die Folge seines exzessiven Vitaminkonsums: dreimal wöchentlich eine Megadosis Beta-Carotin, täglich ein gehäufter Esslöffel Vitamin C und zwei Gramm L-Lysin. Außerdem schluckt er einen Verjüngungscocktail aus Chrompicolinat, Coenzym Q10, Selen, Aspirin, Zink und Melatonin.
„Ich bin ein gesunder, glücklicher Mensch", sagte Miller-Quarles, „und ich möchte ewig leben."
Wie besessen verfolgt der Millionär seinen Traum, unsterblich zu werden.

aus: Stern 18/1997, S.46

Unsterblichkeit – Lernen von Krebszellen

Auf der Suche nach dem molekularen Jungbrunnen.
In jeder Körperzelle tickt eine molekulare Uhr, jede Zellteilung verkürzt das Leben. Krebszellen dagegen haben den Trick gelernt, ihre Lebensuhr immer wieder neu aufzuziehen, sie sind potenziell unsterblich. Mediziner versuchen, diese Fähigkeit der Krebszelle auf gesunde Zellen zu übertragen, um damit den Prozess des Alterns zu stoppen.

aus: Bild der Wissenschaft, 11/1997, S. 58, Deutsche Verlags-Anstalt GmbH, Stuttgart

„Iss zwei Drittel", könnte ein Rezept lauten, alt zu werden – bei Ratten funktioniert's

Die Medizin arbeitet auf Hochtouren, um eine mögliche Lebensverlängerung für den Menschen zu erreichen

Theorien des Alterns

Die Reparaturtheorien beruhen auf der Tatsache, dass Enzyme Schäden beheben, die das Erbgut der Zellen ständig erleidet. Die Effektivität dieser Enzyme könnte mit dem Alter abnehmen. Dadurch würden sich Fehler in der DNA ansammeln und die Funktion einer Zelle stören.
Andere Fehlertheorien gehen davon aus, dass die Enzyme einer Zelle generell an Präzision verlieren, wodurch der gesamte Stoffwechsel aus den Fugen geraten könnte.
Nach den Organtheorien altert das Individuum, sobald einzelne Organsysteme, wie das Immun- oder das Hormonsystem, ihre Leistungsfähigkeit einbüßen.
Vertreter der Radikaltheorien glauben, dass Zellen altern, weil sie atmen: Bei der Energiegewinnung entstehen vorübergehend „freie Radikale", aggressive Sauerstoffverbindungen, die das Erbgut, die Zellmembran oder Eiweiße angreifen.
Verschiedene Programmtheorien führen den Alterungsprozess auf eine genetisch festgelegte Entwicklung zurück: Entweder treten „Alterns-Gene" mit den Jahren in Aktion; oder „Langlebigkeits-Gene", die wichtige Prozesse in der jungen Zelle steuern, fallen mit der Zeit aus.
Teilaspekte des Alterungsprozesses fasst die Theorie des globalen Versagens zusammen: Das Altern setzt dann ein, wenn die Kommunikation zwischen einzelnen Teilen des Organismus abreißt und mit dem Tod völlig zusammenbricht.

aus: Geo-Wissen, 1991, S. 85, Verlag Gruner + Jahr AG & Co., Hamburg

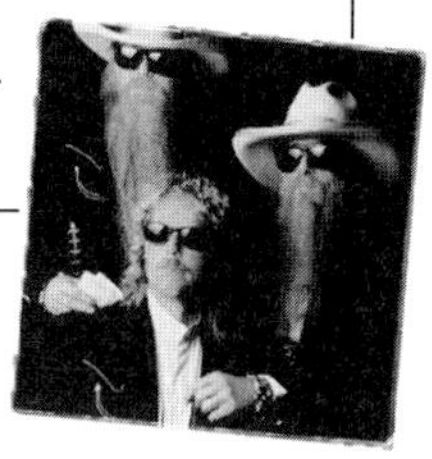

Krebszellen besitzen den Schlüssel zur Lebensuhr

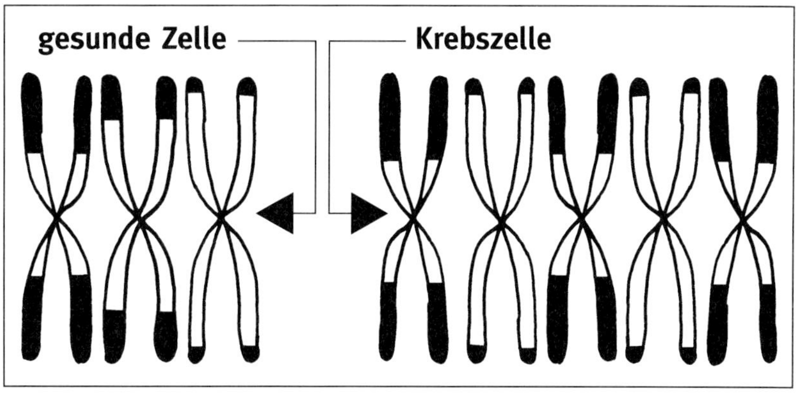

Die Telomere (schwarz) schützen die Enden der Chromosomen in den Zellen. Bei jeder normalen Zellteilung werden die Telomere ein Stück kürzer (links). Ist der Vorrat aufgebraucht, stirbt die Zelle. Krebszellen dagegen produzieren ein Enzym, das die verlorenen Endstücke immer und immer wieder ergänzt.

aus: ebd., S. 59

100 Kerzen auf der Torte werden also für die nächste Generation keine Ausnahme mehr sein. Zwar tickt schon heute für einzelne Menschen die Lebensuhr länger. Aber nach allen bisherigen Erkenntnissen markiert Jeanne Calment mit ihren 122 Jahren das Maximalalter, das Menschen aufgrund ihrer Biologie erreichen können – zumindest solange, bis auch bei Menschen die genetischen Schalter gefunden werden, die schon heute die Lebensspannen von Würmern und Pilzen vervier- und verfünffachen.

aus: ebd., S. 57

Es gibt rund 7000 Alterungs-Gene – 3 davon sind inzwischen bekannt

Der Biologe Dr. Siegfried Hekimi aus Montreal zum Beispiel hat unglaublich langlebige Würmer gezüchtet. Die Tiere leben statt 9 Tage, wie ihre natürlichen Verwandten, bis zu 50 Tage. Auf den (weiblichen) Menschen übertragen, bedeutet das eine Verlängerung der durchschnittlichen Lebenserwartung auf 440 Jahre. Bei diesen Wurmmutanten ist ein Gen ausgeschaltet: Hekimi hat es Clock-1 getauft. Was genau dieses Gen tut, wenn es aktiv ist, blieb bisher allerdings unklar.

aus: ebd.; S. 55/56

Rezepte gegen den Tod

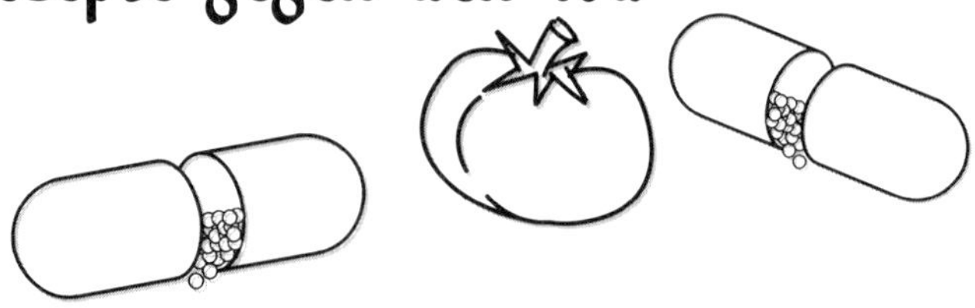

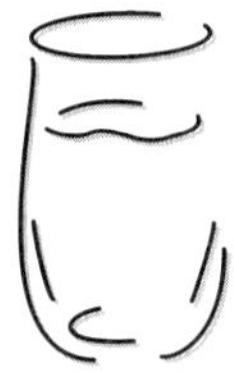

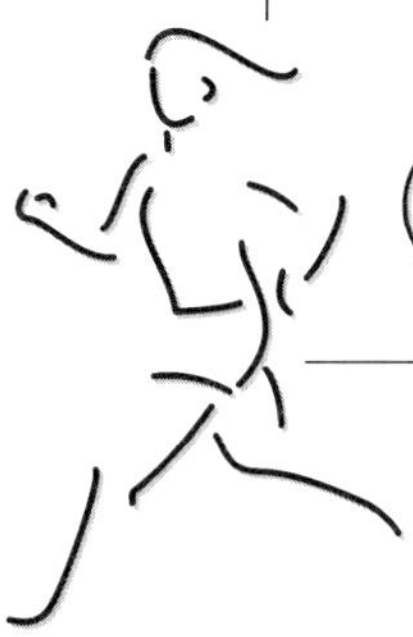

Tomatenstark! Ketschup als Jungbrunnen

Toronto (Reuter) – Was die Anhänger von Tomatensoße und Ketschup schon immer wussten, hat nun ein kanadischer Ernährungswissenschaftler nachgewiesen: Die rote Soße ist ein wahrer Jungbrunnen und schützt vor so manchen Krankheiten. Wer täglich Tomatenprodukte isst, tut seiner Gesundheit etwas Gutes, sagt Professor Venket Rao von der Medizinischen Fakultät der Universität Toronto. Er und seine Mitarbeiter haben in einer kürzlich fertig gestellten Studie nachgewiesen, dass der in Ketschup und Tomatensoße reichlich enthaltene Stoff Lycopin als Oxidationshemmer wirkt und so vor Krebs und schneller Alterung schützt.

aus:http://mainz-online.de/old/97/03/21/topnews/ketchup/html

Herzkiller im Mund

Wer Liebe sucht, droht auch im Wortsinne sein Herz zu verlieren – und zwar durch schlichte Mundbakterien. Mark Herzberg von der University of Minnesota konnte erstmals am Tiermodell nachvollziehen, was ein halbes Dutzend epidemiologischer Studien bereits angedeutet hatten: Menschen mit chronischen Zahnfleischentzündungen haben ein nahezu doppelt so hohes Risiko, einen Herzinfarkt zu erleiden, wie Menschen mit gesundem Zahnfleisch.
Vor dem Küssen Zähne putzen – sicher ist sicher.

aus: Die Zeit, 26.2.1998

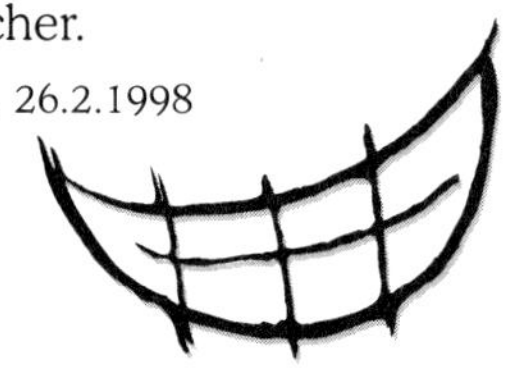

Joggen gegen die Alzheimer-Krankheit

Regelmäßige Bewegung beugt Demenz vor.

Cleveland (dpa). Regelmäßige Bewegung kann nach Erkenntnissen von US-Forschern das Risiko für die Alzheimer-Krankheit verringern. Neurologen von der Universität Cleveland (US-Staat Ohio) hatten für ihre Studie 373 Amerikaner befragt. (…)
Die Teilnehmer der Studie setzten sich aus 126 Alzheimer-Patienten und 247 gesunden Menschen zusammen.
Eine ausführliche Befragung aller 373 Beteiligten ergab, dass die gesunden Menschen im Alter von 20 bis 59 Jahren wesentlich häufiger und intensiver sportlich aktiv waren als die Alzheimer Patienten. (…)

aus: NRZ, 29.4.98

Sauerstoff-Bar

Die erste „Sauerstoff-Bar" Deutschlands wird in Köln eröffnet. Für 1,50 DM pro Minute kann das Gas über eine Maske eingeatmet werden – das verzögere das Altern, so der Betreiber.

aus: WAZ, 21.4.98

Rezepte gegen den Tod

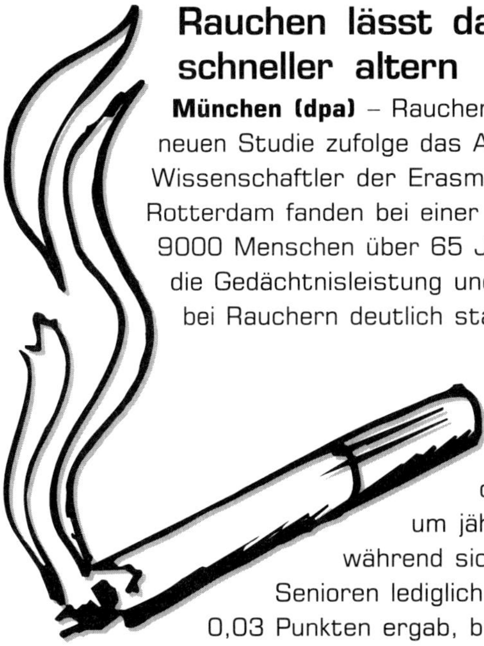

Rauchen lässt das Gehirn schneller altern

München (dpa) – Rauchen beschleunigt einer neuen Studie zufolge das Altern des Gehirns. Wissenschaftler der Erasmus-Universität in Rotterdam fanden bei einer Untersuchung an 9000 Menschen über 65 Jahren heraus, dass die Gedächtnisleistung und das Lernvermögen bei Rauchern deutlich stärker abnahm als bei Nichtrauchern. Der „blaue Dunst" führte beim Test zu einem Rückgang der Gehirnleistungen um jährlich 0,25 Punkte, während sich bei abstinenten Senioren lediglich ein Verlust von 0,03 Punkten ergab, berichtet das Fachblatt ärztliche Praxis. Differenzierte Gehirntests ergäben, dass Raucher früher eine Veranlagung zu Altersschwachsinn zeigen.

dpa-Meldung vom 25.5.1998

Täglicher Schoppen gegen den Infarkt

In einer Untersuchung wurde festgestellt, dass sich Alkohol in Maßen positiv auf den Organismus auswirkt. Besonders die Sterblichkeit und die Zahl von Herz-Kreislauf-Erkrankungen bei Männern war am geringsten, wenn sie zwischen 20 und 39 Gramm reinen Alkohol täglich getrunken hatten. Das entspricht einer Obergrenze von zwei Flaschen Bier oder einem halben Liter Wein. Frauen vertragen grundsätzlich weniger, da ihr Körper Alkohol nicht so effektiv abbaut. Die „gesündeste" Dosis für sie liegt bei knapp einer Flasche Bier oder einem Viertelliter Wein täglich.

aus: Bild der Wissenschaft 11/97 S.66/67

Interessant ist, dass neben diesem Artikel die Adresse der „Deutschen Hauptstelle gegen die Suchtgefahren" angegeben war.

Voraussetzungen für ein langes Leben

Ein allgemeines Rezept für ein langes Leben in Gesundheit gibt es nicht. Bestimmte Lebensumstände können aber dazu beitragen:

- Richtig dosierte körperliche Betätigung
- Ausgewogene Ernährung
- Wenig Genussgifte (Rauchen, Alkohol)
- Geistige Beweglichkeit, aktives Interesse am politischen, sozialen und kulturellen Geschehen.
- Psychisches Wohlbefinden: Lebendige Beziehungen zu FreundInnen und Verwandten halten jung. Freude und positive Gefühle tun der Gesundheit gut, Einsamkeit und Verbitterung schaden.
- Sexuelle Aktivität kann die Lebensgeister beflügeln.

aus: Kursbuch Gesundheit, S.703

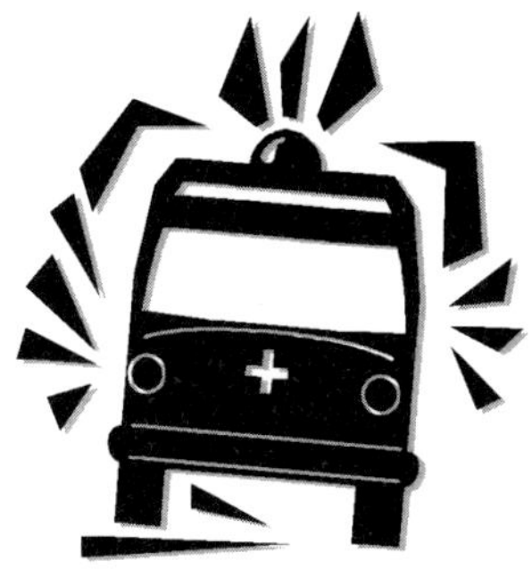

Spiel

Das große „Lebensverlängerungsspiel"!!!

Es gibt zwei verschiedene Arten, dieses „Spiel des Lebens" zu spielen:

1. Tragt so viele Rezepte wie möglich zusammen, die das „Alt werden" garantieren. Wer von euch am längsten lebt, hat gewonnen!
2. Versucht die verschiedenen „Lebensverlängerungsrezepte" gegeneinander aufzurechnen. Zum Beispiel: Jemand, der täglich 3 Gläser Wein trinkt, wird entweder 100 Jahre alt, oder stirbt früh als Alkoholiker.

- Versucht so viele Gesundheitstipps wie möglich zusammenzustellen: So werde ich 200 Jahre alt!

Hurra – Unsterblich!

„Der Tod muss abgeschafft werden, diese verdammte Schweinerei muss aufhören. Wer ein Wort des Trostes spricht, ist ein Verräter.“

— Bazon Brock

Aufgaben

- Würdest du dich für Longlife-forte entscheiden? Warum? Begründe!
- Brächte das Angebot der Unsterblichkeit auch Probleme mit sich? (Denke nur an die Nebenwirkungen!)
- Welche Folgen würde der Einsatz von Longlife-forte für unsere Gesellschaft haben?
- Erfinde selbst Methoden und Mittelchen für ewiges Leben! Denke auch an die Nebenwirkungen, d.h. an die Konsequenzen für unser Zusammenleben.
- Wie würde dein Ewigkeitspräparat heißen? Wie würdest du dafür werben? Bastelt in Vierergruppen eine Werbekampagne für euer Produkt! Gestaltet Plakate, macht Radio- oder TV-Spots.
- Welche Auswirkungen hätte ewiges Leben auf die Entwicklung der Menschheit?

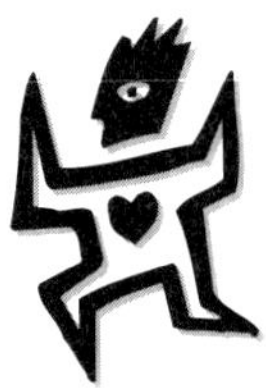

Packungsbeilage:

Longlife-forte

Herzlichen Glückwunsch!

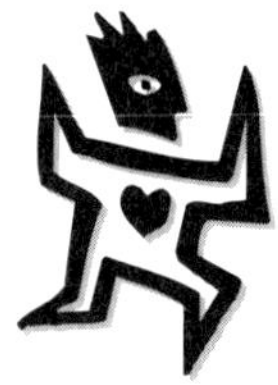

Sie haben sich für Longlife-forte entschieden. Die Firma „Eterna“ dankt Ihnen für Ihr Vertrauen! Bevor Sie Longlife-forte anwenden, lesen Sie bitte gründlich die Packungsbeilage.

Bei Unklarheiten wenden Sie sich vertrauensvoll an Ihren Arzt oder Apotheker.

Anwendungsgebiet: Longlife-forte wird angewendet bei akuter Todesangst oder Angst vor Alterungsprozessen in einem Lebensalter zwischen 18 und 40 Jahren.
Des Weiteren sollte Longlife-forte bei der puren Lust am Leben und dem vorbehaltlosen Wunsch nach Unsterblichkeit angewendet werden.

Nebenwirkungen: Ein Präparat kann neben seinen gewünschten Eigenschaften auch unerwünschte Nebenwirkungen haben. Longlife-forte gilt als allgemein gut verträglich. Eine Nebenwirkung, die in 100% der Fälle auftritt, ist eine ewige Unfruchtbarkeit. Des Weiteren ist bei männlichen Patienten ein kurzfristiger Haarausfall beobachtet worden. In manchen Fällen kam es zu Übelkeit und Erbrechen in den ersten Tagen der Longlife-forte-Kur.

Der Langzeitversuch über exakt 500 Jahre ist noch nicht beendet, für eventuelle Folgeschäden übernimmt die Firma „Eterna“ keine Haftung.

Gegenanzeigen: Longlife-forte sollte nicht angewendet werden bei Patienten mit Todessehnsucht, Depressionen, ausgeprägter Paradiesvorstellung, Suchterkrankungen, Krebsleiden und Kinderwunsch.
Patienten unter 18 Jahren sollten Longlife-forte auf keinen Fall verwenden.

Dosierung: Soweit nicht anders verordnet, sollte Longlife-forte über einen Zeitraum von einem Jahr angewendet werden. Longlife-forte sollte nach den Mahlzeiten mit ausreichend Flüssigkeit eingenommen werden:
Erwachsene zwischen 18 und 25 Jahren: 3-mal täglich eine Tablette
Erwachsene zwischen 26 und 40 Jahren: 3-mal täglich zwei Tabletten
(Die höhere Dosierung regeneriert die bereits eingesetzten Alterungsprozesse).

Arzneimittel unzugänglich für Kinder aufbewahren!

Die Faszination des Todes

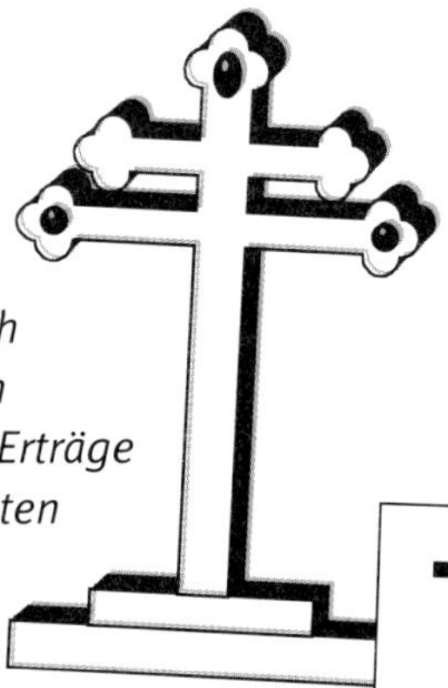

Wir meiden den Tod, wo wir nur können. Der Wunsch nach Unsterblichkeit lässt die Wissenschaft zu Höchstleistungen auflaufen, weil jede noch so kleine Erfolgsmeldung hohe Erträge verspricht. Bestattungsunternehmen nehmen uns den letzten Umgang mit den Toten diskret und sauber ab. Was aber macht die Faszination aus? Sind es ausschließlich morbide Gelüste und ein „ICH leb ja noch!"-Gefühl? Macht der Tabubruch den Kitzel aus?

Tod als Trost

„Der Gedanke an den Selbstmord ist ein starkes Trostmittel: mit ihm kommt man gut über manche böse Nacht hinweg."
— F. Nietzsche

Es ist eine Freiheit der Menschen (Tiere haben diese Freiheit nicht), in einer übermenschlich schlimmen Situation immer noch die Möglichkeit zu haben, sein Leiden durch seinen Suizid zu beenden. In einigen Situationen kann dieser Gedanke tröstlich sein und hilft einiges durchzustehen.

Tod als Gewissheit

Die eine Seite: Der Tod ist jedem sicher – mal sehen, was im Leben so kommt.
Die andere Seite: Ich muss aus der Zeit etwas machen, vielleicht habe ich nur noch wenig Zeit, bis ich sterbe.

Tod ist Rettung

„Alles ist schlimmer als der Tod – mein Leben ist völlig am Ende!"
Diese Einstellung ist die Steigerung von „Tod als Trost". Hier ist nicht der Gedanke an den Tod allein der Trost, sondern die Durchführung steht unmittelbar bevor und kann jeweils subjektiv für den Betroffenen nach allen schrecklichen Erlebnissen nur eine Verbesserung bedeuten.

Tod ist endgültig

In unserem Leben treffen wir manche Entscheidung, die sich als falsch herausstellt. Aber viele Entscheidungen lassen sich auch wieder rückgängig machen oder zumindest relativieren. Einzig der Tod ist endgültig – keine Kompromisse, keine Wiedergutmachung – Tod ist Tod.
Aus diesem Grund ist der Tod auch oft ein Auslöser von Schuldgefühlen: „Ich wollte ihm doch noch sagen ..."
Einige Menschen versuchen diese Endgültigkeit zu durchbrechen: Stimmen aus dem Jenseits, pendeln, Gläser rücken und ähnlicher Hokuspokus, sind höchst zweifelhafte Auswüchse dieser Versuche.

Tod relativiert

„ ‚Komm mit', sprach der Esel, ‚etwas besseres als der Tod lässt sich überall finden!' "
— Die Bremer Stadtmusikanten

Alles was Leben ist, ist wertvoll. Die Bedingungen sind egal, später im Tod sind sowieso alle gleich. Dabei ist es egal, ob man im Leben arm oder reich ist/war. Zu existieren ist immer noch besser als nicht zu existieren.

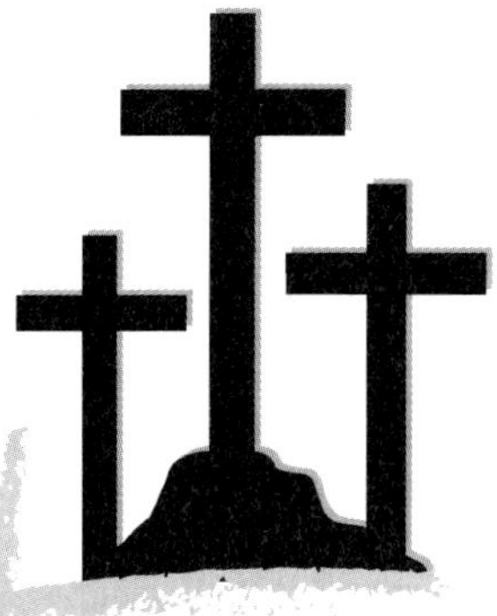

Ideen

- Findet Beispiele für Lebenssituationen, in denen der Tod eine Rolle spielen kann.
- Gibt es noch andere Rollen des Todes?
- Tod und Leben sind ohne einander nicht denkbar, sucht Beispiele für „Leben ist ...", „Tod ist ..."

Anatomie nach Mitternacht

„Jeder möchte wissen, was beim Sterben vor sich geht, auch wenn nur wenige das offen aussprechen. Ob wir uns unser eigenes Sterben vorstellen, ob wir besser verstehen wollen, was mit todkranken Mitmenschen geschieht oder, wahrscheinlicher, ob wir der Faszination des Todes erliegen, die aus dem Unbewussten in uns emporsteigt – der Gedanke an das Lebensende zieht uns alle an. Für die meisten Menschen bleibt der Tod geheimnisumwittert; er ängstigt sie und fasziniert und erregt sie zugleich. Gerade was uns Angst macht, zieht uns unwiderstehlich an, so als gehe von der Gefahr ein Reiz aus, der an tiefe Schichten unserer Persönlichkeit appelliert. Die Motten und die Kerzenflamme, die Menschen und der Tod – hier wie dort wirkt eine ähnliche Anziehungskraft."

aus: Sherwin B. Nuland: Wie wir sterben. München 1994, S. 15

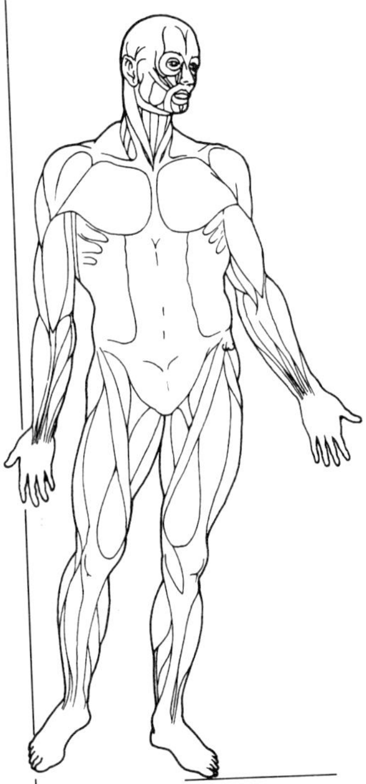

Verkaufte Kataloge:
über 100 000
Geschätzte Einnahmen:
über 7 000 000 DM
Besucher insgesamt:
770 000
Befragte Personen:
1500

Von den Exponaten:

- fasziniert: 87%
- tief berührt: 33%
- angeekelt: 4%
- verletzt: 1%
- bedrückt: 13%
- empört: 3%

Eine kleine Minderheit sah in der Ausstellung eine moralische Provokation.

nach: SZ, Nr. 171, 28.7.98, S. V2/9

„Körperwelten" ziehen Massen an – nonstop bis Sonntag

(Von Klaus Nissen)

Fast tausend Menschen stehen um Mitternacht im Stadtpark. „Wie lange dauert's?" fragt ein Neuankömmling am Ende der Schlange. „Viereinhalb Stunden", sagt der junge Ordner. „Wahnsinn", meint der Ankömmling und glaubt es nicht. Zwei Stunden später betritt er den riesigen weißen Komplex des Mannheimer Landesmuseums. Nun sind es noch zweieinhalb Stunden bis zur Sonderschau: Auf den Galerien schieben sich Teenager und Eltern, junge Cliquen und Paare mittleren Alters ganz langsam den „Körperwelten" entgegen.

700 000 Gäste kamen bisher – das ist deutscher Rekord für eine Museums-Schau.

Die Müdigkeit in Beinen und Augen vergeht, sobald die Eintrittskarte erstanden ist. Präparierte Leichen zeigt der Heidelberger Professor Gunther von Hagens. Raucherlungen, Schrumpfnieren, Infarkt-Herzen, glatte und verkalkte Arterien. Einen Muskelmann, der seine Haut dem Publikum entgegenhält. Die Leiche ist echt; das Gewebe wurde farb- und strukturecht durch Silikonkautschuk ersetzt. Im rechten Knie sitzt noch die echte Stahlprothese. Ein Jung-Mediziner zeigt seiner Freundin den Meniskus. Hinter der Frauenleiche mit dem präparierten Fötus steht ein RTL-Kameramann auf der Trittleiter und schwenkt über die schweigenden Betrachter. Reporter halten ihnen Mikros vor die Nasen: „Was zieht sie nachts in diesen Anatomie-Lehrsaal?" Es ist die Mundpropaganda, die Neugier und die Garantie auf Aha-Erlebnisse. Der Rückennerv ist tatsächlich so dick wie ein kleiner Finger. Das interessiert die Leute. Bei einer Umfrage benoteten 95 Prozent die Ausstellung mit „sehr gut" und „gut". Und Organisator von Hagens betont: 38 Prozent der Befragten zeigten sich nach dem Rundgang eher zu einer Organspende bereit als vorher.

aus: Frankfurter Rundschau, 27.2.1998

Die Ausstellung befindet sich im Anschluss an Mannheim in Hiroshima, Japan. Anschließend wird sie vorerst nicht mehr ausgestellt. (Information des Museums für Technik und Arbeit in Mannheim)

„Die Menschen schauen sich diese Ausstellung aus purem Voyeurismus an. Es ist die gleiche Neugier, die sie bei Unfällen gaffen und bei einer Wiederbelebung bis zum Schluss zuschauen lässt."

Fragen

- Wie stehst du zu dieser Aussage? Was ist es, was diese Ausstellung so anziehend macht?
- Was fasziniert dich am Tod? Welche Beziehung hast du zum Tod? Diskutiert über mögliche Antworten.
- Würdest du dir die Ausstellung „Körperwelten ansehen? Warum?
- Würdet ihr euch auch als Exponat zur Verfügung stellen?

Tod als Druckmittel

„... dann geht die Mami weg und kommt nie wieder!“

„Wenn ich tot bin, werdet ihr noch sehen, was ihr an mir gehabt habt!“

„Du bringst mich noch ins Grab!“

„Wenn du nicht rechtzeitig nach Hause kommst, holt dich der schwarze Mann!“

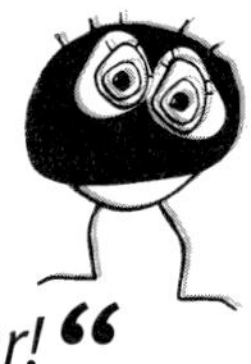

„Wenn du schlecht in der Schule bist, mag deine Oma im Himmel dich nicht mehr!“

Judith (17):
Ich war damals sechs Jahre alt. Meine Eltern sind abends schwimmen gegangen. Mein Vater betrat anschließend allein die Wohnung. Auf meine Frage: „Wo ist Mama?“ bekam ich die Antwort: „Die Mama ist im Schwimmbad geblieben. Die liegt da jetzt auf dem Grund, weil du heute frech zu ihr warst.“ Ich war natürlich völlig verzweifelt. Meine Mutter kam fünf Minuten später in die Wohnung und fand mich total fertig vor. Es hat ziemlich lange gedauert, bis ich mich wieder beruhigt hatte.

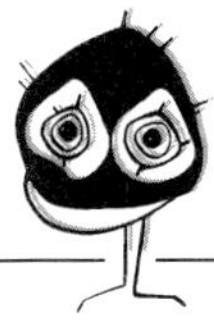

Tom (18):
Als ich klein war, wollte ich mich nicht waschen. Meine Oma sagte zu mir: „Wenn du dich nicht wäschst, stirbst du wie die Penner an Krätze!“ Seitdem habe ich mich immer gewaschen, denn ich wollte natürlich nicht sterben.

Anne (17):
Ich war als Kind eine begeisterte Daumenlutscherin. Irgendwann sagte mein Opa zu mir: „Wenn du weiter am Daumen lutscht, kommt heute Nacht der schwarze Mann und schneidet dir die Daumen ab.“ Meine Mutter fand mich am nächsten Morgen total verkrampft in meinem Bett mit unter die Achseln geschobenen Händen. Seit dieser Zeit lutsche ich zwar keinen Daumen mehr, aber ich kaue seitdem an den Fingernägeln.

Auch bei sexueller Gewalt gegen Kinder verwenden die Täter oft diese Mechanismen, um ihre Opfer zum Schweigen zu bringen:
„Wenn du was erzählst, muss der Papa ins Gefängnis.“
„Wenn du deiner Mutter das erzählst, stirbt sie vor Kummer.“

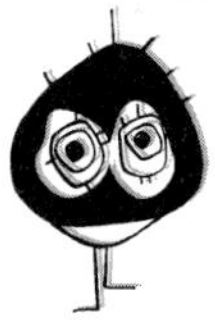

Diese Drohungen und Äußerungen lösen Angst vor Verletzungen, Sterben, Tod, Einsamkeit und Verlassenheit aus. Sie erzeugen Schuldgefühle, die Kinder kaum verarbeiten können. Selbstzweifel, dauernde Selbstkritik, Zorn, Wut und Aggressionen können ebenfalls Folgen sein. Oft dauert es Jahre, bei manchen sogar Jahrzehnte, um sich davon zu befreien.
Diese Art mit dem Tod umzugehen, trägt aber keineswegs zu einem natürlichen Umgang mit diesem Thema bei. Jeder sollte es deswegen vermeiden, auf diese Art mit Kindern zu sprechen oder ihnen zu drohen.

Und wenn es doch einmal passiert...

Manchmal können aus Streitsituationen heraus unbedachte Äußerungen gemacht werden. Um die Kinder vor den Folgen zu bewahren, sollte man mit ihnen offene Gespräche führen und ihnen klarmachen, dass sie wertvoll sind und geliebt werden.

Aufgaben

- Sammelt solche Aussprüche und schreibt sie auf ein Plakat. Erinnert euch daran, was diese Sätze bei euch ausgelöst haben oder stellt Vermutungen an, was sie auslösen könnten.
- Sammelt und spielt Situationen, in denen sich Eltern zu solchen Äußerungen hinreißen lassen. Wie könnte man es besser machen?
- Stellt Beispiele zusammen, wie Kinder ihre Eltern, die ihnen mit dem Tod drohen, zurückschocken können.

„... mordsmäßig leben!"

Manche Ausdrücke unserer Sprache kommen Beschwörungsformeln gleich, um den Tod in Schach zu halten. Das Thema „Tod" ist aus unserer Sprachen nicht wegzudenken, wenn man gezielt sucht, trifft man sehr schnell auf „tödliche Elemente".
Wir stehen also mitten im Leben und trotzdem ist der Tod immer da – versteckt in der Sprache!

Umgangsprachliche Ausdrücke für „Sterben" und „Tod":

- *nach Pannemattes gehen*
- *abkratzen*
- *abnippeln*
- *die Radieschen von unten begucken*
- *über den Jordan gehen*
- *zwei Etagen tiefer sein*
- *den Adler machen*
- *den Löffel abgeben*
- *einen Flachmann bauen*
- *an Petrus' Tür klopfen*
- *sich ausgrüßen*
- *Pause haben*
- *hinüber sein*
- *raus sein*
- *den Abgang machen*
- *abtreten*
- *das Zeitliche segnen*
- *in die Kiste kommen*
- *vor die Hunde gehen*
- *du bringst mich noch ins Grab*
- *sterbenslangweilig*
- *todmüde*
- *total tote Hose*
- *von mir erfährt keiner ein Sterbenswort*
- *todtraurig*
- *sterbensmüde*
- *todesverachtend*
- *er fühlt sich sterbenskrank*
- *todernst*
- *ein Mordsgedächtnis*
- *hol ihn der Teufel*
- *ich lach' mich tot (kaputt)*

Redewendungen aus der englischen Sprache:

up and die	*plötzlich seinen Geist aufgeben*
to pop off, to peg out	*sterben, abnippeln*
to put somebody six feet under	*jemanden beerdigen*
to go belly up	*abkratzen, sterben (auch: bankrott machen)*
to blow away somebody	*jemanden wegblasen, umbringen*
to laugh one's ass off	*sich totlachen*
to die hard	*nicht nachgeben, stur bleiben*
this one will kill you	*paß auf, jetzt kommt der Hammer*
to kill oneself	*sich totlachen*
to kill two birds with one stone	*Zwei Fliegen mit einer Klappe schlagen*
death duty	*Erbschaftssteuer*
feel/look like death warmed up	*müde und krank aussehen*
be in at the death/kill	*dabei sein, wenn etwas Wichtiges passiert, oder wenn etwas zu Ende geführt wird*
ride to death	*etwas steht nicht mehr im Mittelpunkt des Interesses*

Ideen

- Fallen dir noch mehr Wörter und Redewendungen, vielleicht auch passende Sprichwörter ein?
- Wie sieht es in der englischen Sprache (oder in anderen Sprachen) aus? Werden dort andere Bilder verwendet?
- Unterscheide zwischen solchen, die tatsächlich mit Tod und Sterben („sterbenskrank") in Zusammenhang stehen und solchen, die unabhängig von solchen Zusammenhängen gebraucht werden („Sterbenswort"), nur zur Verstärkung des Gesagten dienen.
- Welche Haltung schimmert durch die Worte und Metaphern gegenüber dem Tod durch?
- Wer kann, sollte einige dieser Ausdrücke illustrieren.
- Erfinde eigene, neue Wörter für und mit Tod (und Umfeld).

Kapitel: Leben 2

Am Ende trifft es jeden

Carol Orlock: **Bereit für die Unsterblichkeit?** TRIAS, Stuttgart 1997, ISBN 3-89373-367-1

Roland Prinzinger: **Das Geheimnis des Alterns.** Die programmierte Lebenszeit bei Mensch, Tier und Pflanze, Campus Verlag, Frankfurt am Main 1996, ISBN 3-593-35451-9

Wolfgang Sofsky: **Traktat über die Gewalt.** S. Fischer Verlag, Frankfurt am Main 1996, ISBN 3-10-072705-3

Filmtipp: **Harold and Maude**

Song: **„Father and son"** von Cat Stevens

Das Altern ist unvermeidbar

Altern – kein Krankheitsbild:

Altern ist keine Krankheit, sonder ein ganz natürlicher biologischer Vorgang, Biomorphose genannt, der bereits ab 30 einsetzt und nur gebremst, aber nicht beendet werden kann.

Altern beginnt mit der Geburt

Ums Altern kommt niemand herum. Alle Mittel, die die Jugend erhalten sollen, können ihre Versprechungen nicht halten. Zellen altern – und lassen uns nach einigen Jahren ziemlich „alt aussehen“.
Aber sind nicht gerade die Linien, die sich in das Gesicht eines Menschen eingraben, das, was ihn interessant macht? Wirkt das glatte Gesicht der Jugend nicht fast schon langweilig gegenüber den durch Lebenserfahrung geprägten Gesichtern?
Gesichter verwittern nach einem anscheinend vorgegebenen Programm. Selbst die Skalpelle der Schönheitschirurgie haben auf Dauer keine Chance gegen diese natürliche Programmierung.

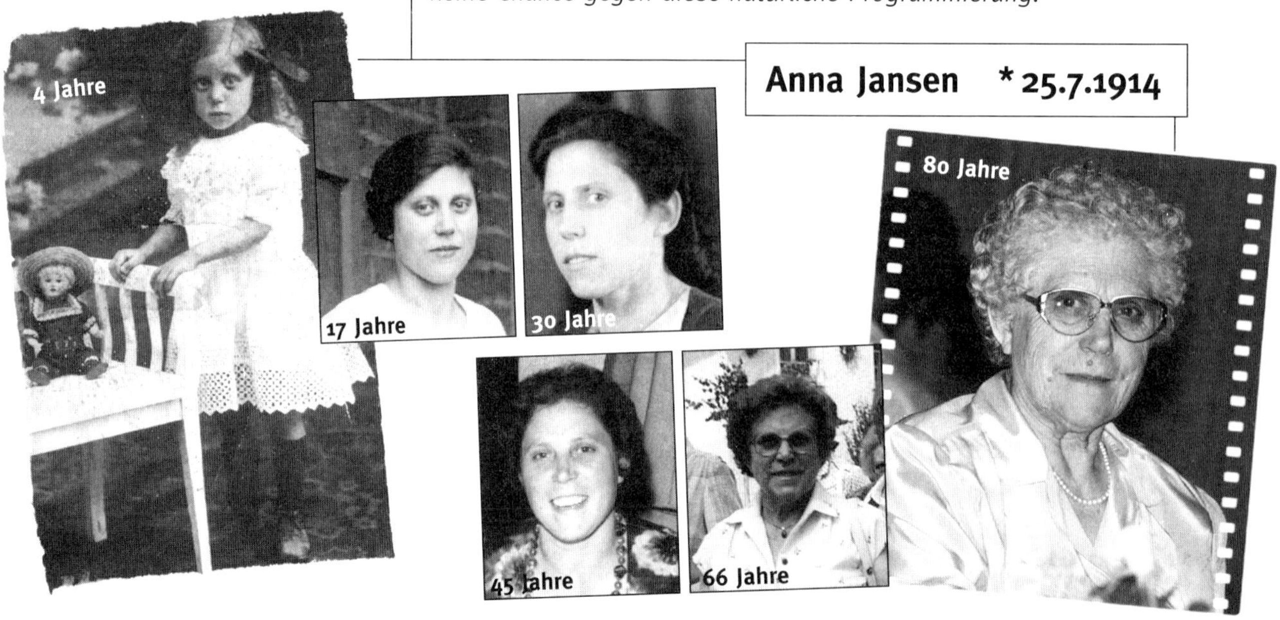

Anna Jansen *25.7.1914

- Der Wassergehalt im Gewebe eines jüngeren Menschen beträgt 62 %, im Laufe der Jahre sinkt er bis auf 54 %. Die Organe werden durch diesen Wasserverlust in den Zellen kleiner und verlieren an Leistungskraft. Ältere Menschen sollten daher besonders viel trinken.
- Die Pumpkraft den Herzens lässt nach. Durch Verkalkung können sich die Herzkranzgefäße verengen.
- Die Lunge leistet nicht mehr so viel. Weil die Rippenknorpel verkalken, verliert der Brustkorb an Elastizität und erschwert die Atembewegung.
- In Magen und Darm ändert sich die Beschaffenheit von Schleimhaut und Muskulatur. Nahrung wird langsamer verdaut, Medikamente langsamer aufgenommen.
- Der Fettgehalt der Leber nimmt zu. Giftstoffe werden langsamer abgebaut. Als stark durchblutetes Organ leidet die Leber besonders unter der eingeschränkten Herztätigkeit und der verminderten Durchblutung.
- Die Nieren werden ebenfalls schlechter durchblutet und verkleinern sich. Rückstände und Giftstoffe – auch Medikamente – werden langsamer ausgeschieden.
- Im Gewebe des Bewegungsapparates wird der Wasserverlust teilweise durch mehr Fetteinlagerungen ersetzt. Es wird mehr Knochengewebe abgebaut als neu aufgebaut, die Muskelmasse nimmt ab. An Gelenken, Wirbelkörpern und Bandscheiben zeigen sich die Erscheinungen des lebenslangen Gebrauchs.
- Die Augen verlieren etwa ab dem 40. Lebensjahr allmählich die Fähigkeit, nahe Gegenstände scharf zu sehen. Auch die Lichtempfindlichkeit nimmt ab, deshalb brauchen ältere Menschen mehr Helligkeit als junge.
- Das Gehör wird schlechter: Teile des Ohres verknöchern, der Gehörgang wird enger, die Anzahl der Gehörzellen verringern sich.
- Die Haut wird weniger durchblutet und verliert die Fähigkeit, Wasser zu binden. Sie ist nicht mehr so elastisch, wird trockener und faltig.
- Die Durchblutung wird schlechter. Kommt es zu einer Unterversorgung, ist das Gehirn davon besonders betroffen. Die Folgen können sein: Nachlassen des Gedächtnisses und der Konzentrationsfähigkeit, Orientierungsschwäche und rasche Stimmungswechsel.

aus: Kursbuch Gesundheit, S. 703

Das Altern ist unvermeidbar

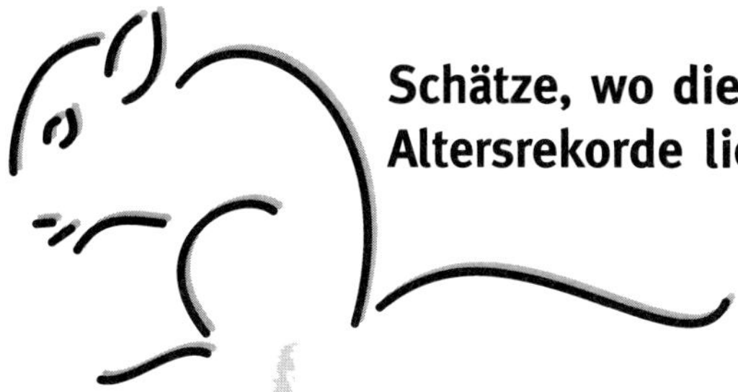

Schätze, wo die Altersrekorde liegen!

Aufgabe

- Trage deine Schätzungen in die Diagramme ein

... im Tierreich:
Adler, Bienenkönigin, Bandwurm, Elefant, Fledermaus, Flussperlmuschel, Gänsegeier, Gelbhauben-kakadu, Gorilla, Hummer, Löwe, Maus, Mensch, Riesenschildkröte, Riesensalamander, See-Anemone, Stör

Maus	4 Jahre
______	24 Jahre
______	30 Jahre
______	30 Jahre
______	35 Jahre
______	60 Jahre
______	65 Jahre
______	77 Jahre
______	80 Jahre
______	80 Jahre
______	90 Jahre
______	100 Jahre
______	118 Jahre
______	120 Jahre
______	122 Jahre
______	150 Jahre
______	180 Jahre und älter

... von Bäumen:
Eibe, Grannenkiefer, Linde, Mammutbaum, Scheinzypresse

______	1990 Jahre
______	3000 Jahre
______	3000 Jahre
______	4000 Jahre
______	4600 Jahre und älter

... von Pilzen ______ Jahre

Lösungen:

... im Tierreich: Adler 80, Bienenkönigin 30, Bandwurm 35, Elefant 77, Fledermaus 24, Flußperlmuschel 100, Gänsegeier 118, Gelbhaubenkakadu 120, Gorilla 60, Hummer 80, Löwe 30, Maus 4, Mensch 122, Riesenschildkröte 180 und älter, Riesensalamander 65, See-Anemone 90, Stör 150
... von Bäumen: Linde 1990, Scheinzypresse 3000, Eibe 3000, Mammutbaum 4000, Grannenkiefer 4600
... von Pilzen: Während das, was wir von den Pilzen sehen höchstens ein paar Tage alt wird, kann das Myzel (so etwas wie die Wurzel im Boden) bei manchen Arten schätzungsweise 2000-5000 Jahre alt werden.

Lebenserwartung in der Geschichte

Es gibt Menschen, die rauchen nicht, die trinken nicht, die essen nur Gemüse und meiden auch sonst jeden Genuss. Zur Strafe werden sie dann 100 Jahre alt.

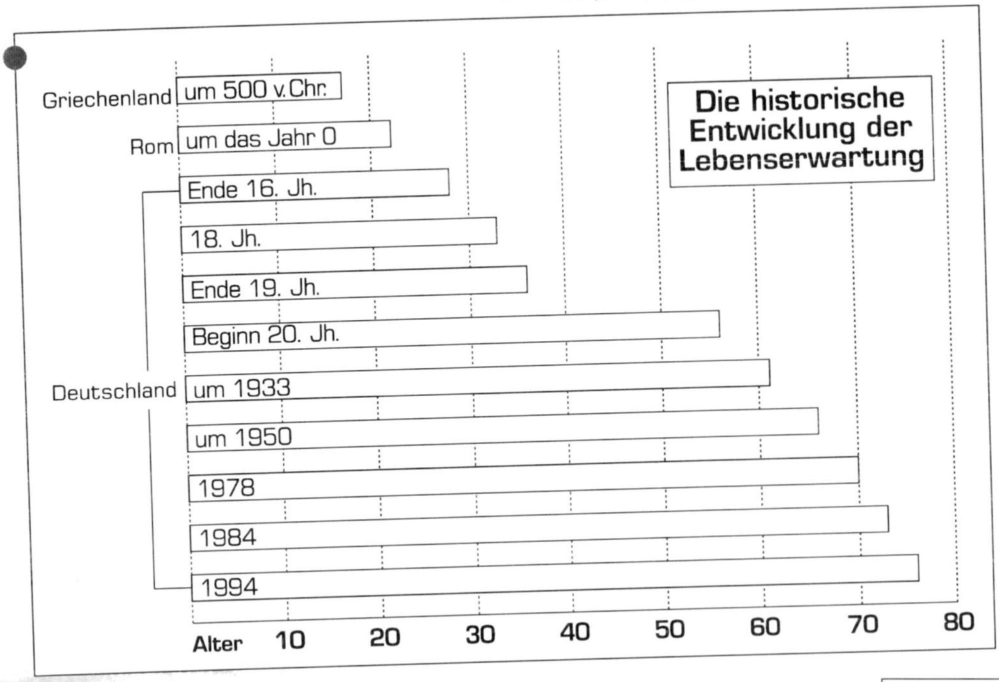

Überraschend erscheint gegenüber dieser Entwicklung, dass Menschen vor rund 50 000 bis 70 000 Jahren genau wie wir eine maximale potentielle Lebenserwartung von 95–120 Jahren hatten. Ein Mensch vor 70 000 Jahren hätte also ebenfalls so alt werden können wie du heute.

Aufgaben

- Warum sind die Menschen früher nicht so alt geworden wie die Menschen heute? Stellt Vermutungen an. Tragt eure Ergebnisse zusammen.
- Befragt eure Großeltern: Was meinen sie zu diesem Thema?

Lösungen:

z.B. verbesserte Nahrungsversorgung, Verbesserungen in der Medizin, bessere Hygiene, nachlassender bis völlig fehlender Feinddruck, geringere Unfallzahlen, niedrigere Kinderzahlen, ...

Todesursachen früher

Gründe für die geringe durchschnittliche Lebenserwartung bis Ende des 19. Jhd. war bei Frauen vor allem der Tod im Kindbett. 10-20 Schwangerschaften im Leben einer Frau waren keine Seltenheit. Ein Drittel bis die Hälfte der Kinder starben. Viele Frauen starben durch das Kindbettfieber (Ursache: mangelnde Hygiene) oder verbluteten nach der Geburt.

Während im Mittelalter diese Todesursachen bei Frauen, dank der vielen heilkundigen Frauen etwas abnahmen, stiegen sie in der frühen Neuzeit wieder an. Die Inquisition, bei der viele der „weisen Frauen" getötet wurden, zeigte ihre Wirkung.

Krankheiten generell zählten zu den Haupttodesursachen. Eine Blinddarmentzündung, heute mit einem kleinen chirurgischen Eingriff zu beheben, war früher ein sicheres Todesurteil.

Seuchen, zum Teil entstanden durch Naturkatastrophen, radierten ganze Landstriche aus. Auch Kriege und Fehden forderten ihre Opfer.

Aus diesen Gründen konnte sich die Lebenserwartung von Jahr zu Jahr ändern. In Seuchenjahrzehnten sank sie rapide ab, während es auch immer Zeitspannen gab, in denen es keine Seuchen, Naturkatastrophen und Kriege gab.

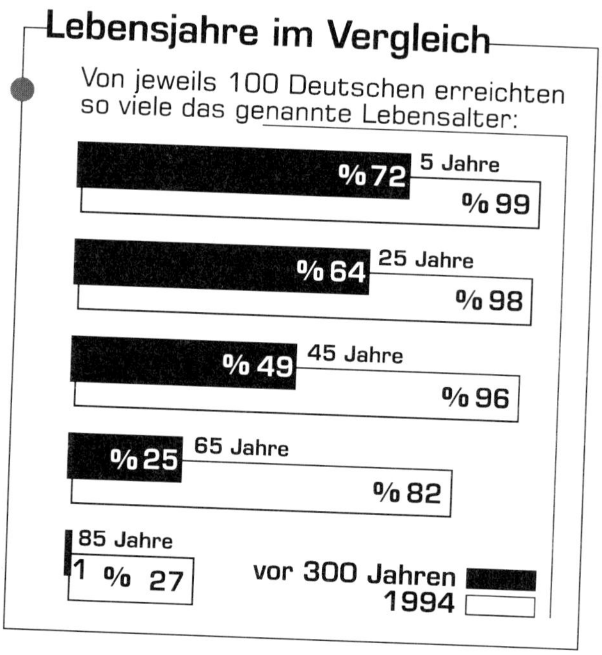

Frauen leben länger!

Das maximale durchschnittliche Lebensalter hängt stark von den Lebensbedingungen des jeweiligen Wohnlandes ab. Japan als drittreichstes Land (gemessen am Pro-Kopf-Einkommen) hat die höchste Lebenserwartung der Welt vorzuweisen. Sie lag 1993 bei 79 Jahren. In Deutschland findet man die zweithöchste Lebenserwartung der Welt, hier kann man rund 76 Jahre alt werden. Auf der Liste der reichsten Länder steht Deutschland an neunter Stelle.

Die Lebenserwartung ist abhängig von zwei Faktoren:

1. **Grundlegende Faktoren:** Geschlecht, Körperkonstitution und -ausstattung (Hormone, Statur, ...) und Wohnort.
2. **Risikofaktoren:** Ernährungsgewohnheiten, Rauchen, Alkoholkonsum, Konsum anderer Drogen

Frauen leben länger als Männer – das ist auf der ganzen Welt so!

Frauen leben in allen hochzivilisierten Staaten etwa 10% länger als Männer.

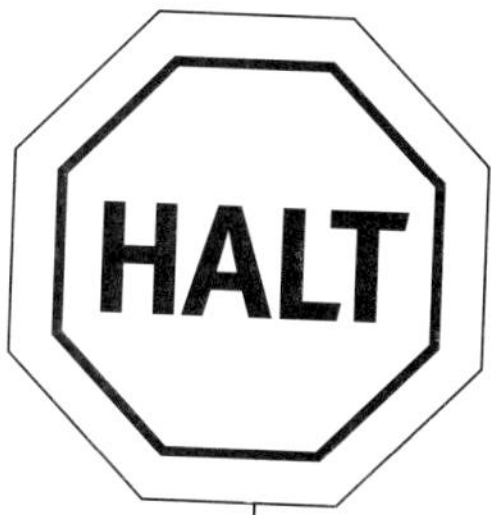

Lies nicht weiter!

Sammle Vermutungen für diese Tatsache!

Bereits im Mutterleib sterben (oft unbemerkt) mehr männliche als weibliche Föten ab. Das Verhältnis von männlichen und weiblichen Föten liegt nach der Befruchtung bei 120 zu 100. Bei der Geburt ist das Verhältnis 100 zu 100. 20% der männlichen Föten sind schon vor der Geburt gestorben. Würde man die Lebenserwartung nicht ab Geburt, sondern ab Befruchtung berechnen, würden Frauen in Deutschland sogar 16 Jahre länger leben als Männer. Früher vermutete man, dass Frauen deswegen länger leben würden, weil sie ein „geruhsames“ Leben als Hausfrau und Mutter verbrachten. Die Männer mussten sich hingegen in der „rauhen“ Arbeitswelt behaupten.

Heute ist erwiesen, dass das so nicht stimmt. Hausarbeit war früher noch anstrengender als heute. Aber: Auch wenn Frauen heute sowohl den Haushalt managen, als auch einer Arbeit nachgehen, verringert sich die Altersdifferenz nicht. Sie nimmt eher noch zu.

Die Erklärung:

Der „kleine Unterschied“ ist genetisch festgelegt. Der Zeitvorteil ist also erblich programmiert. Wahrscheinlich deswegen, da eine Frau von Natur aus dazu ausgestattet ist, sieben, acht oder wesentlich mehr Kinder zu bekommen. Dafür brauchen Frauen eine sehr widerstandsfähige Konstitution und etwas mehr Zeit, also eine Erhöhung der statistischen Überlebenschance, da mit Schwangerschaften und Geburt immer hohe Risiken verknüpft waren.

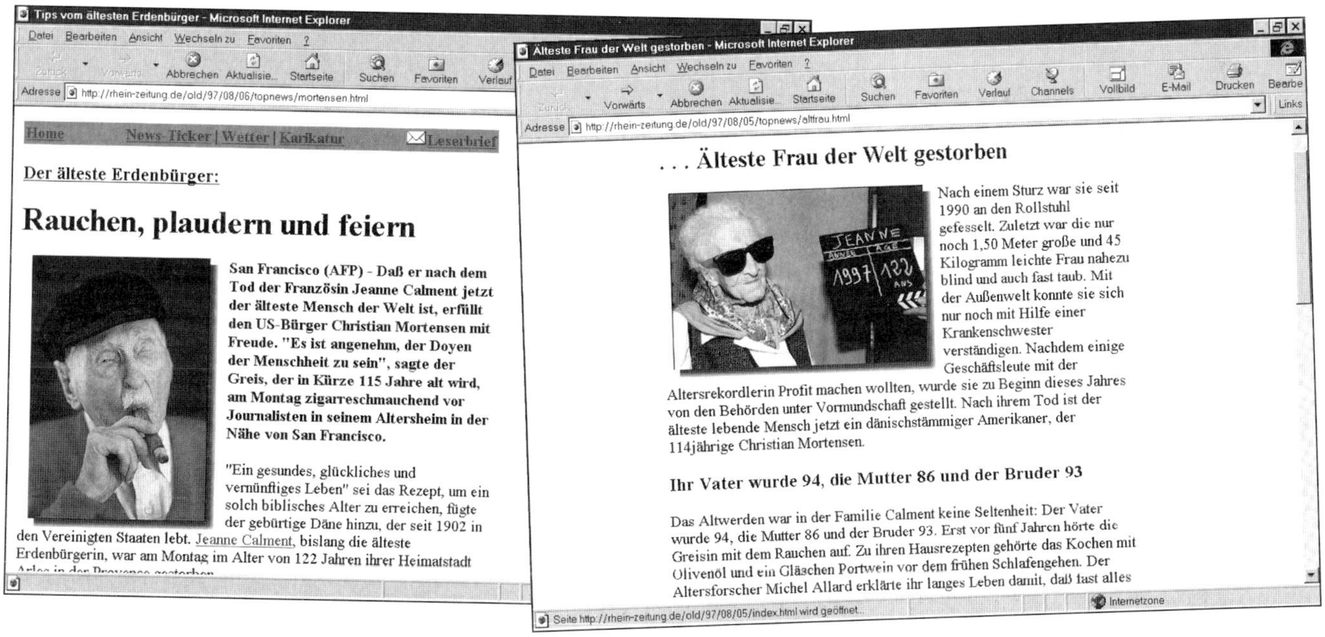

Tips vom ältesten Erdenbürger - Microsoft Internet Explorer

Adresse http://rhein-zeitung.de/old/97/08/06/topnews/mortensen.html

Home | News-Ticker | Wetter | Karikatur | Leserbrief

Der älteste Erdenbürger:

Rauchen, plaudern und feiern

San Francisco (AFP) - Daß er nach dem Tod der Französin Jeanne Calment jetzt der älteste Mensch der Welt ist, erfüllt den US-Bürger Christian Mortensen mit Freude. "Es ist angenehm, der Doyen der Menschheit zu sein", sagte der Greis, der in Kürze 115 Jahre alt wird, am Montag zigarreschmauchend vor Journalisten in seinem Altersheim in der Nähe von San Francisco.

"Ein gesundes, glückliches und vernünftiges Leben" sei das Rezept, um ein solch biblisches Alter zu erreichen, fügte der gebürtige Däne hinzu, der seit 1902 in den Vereinigten Staaten lebt. Jeanne Calment, bislang die älteste Erdenbürgerin, war am Montag im Alter von 122 Jahren ihrer Heimatstadt Arles in der Provence gestorben.

Älteste Frau der Welt gestorben - Microsoft Internet Explorer

Adresse http://rhein-zeitung.de/old/97/08/05/topnews/altfrau.html

. . . Älteste Frau der Welt gestorben

Nach einem Sturz war sie seit 1990 an den Rollstuhl gefesselt. Zuletzt war die nur noch 1,50 Meter große und 45 Kilogramm leichte Frau nahezu blind und auch fast taub. Mit der Außenwelt konnte sie sich nur noch mit Hilfe einer Krankenschwester verständigen. Nachdem einige Geschäftsleute mit der Altersrekordlerin Profit machen wollten, wurde sie zu Beginn dieses Jahres von den Behörden unter Vormundschaft gestellt. Nach ihrem Tod ist der älteste lebende Mensch jetzt ein dänischstämmiger Amerikaner, der 114jährige Christian Mortensen.

Ihr Vater wurde 94, die Mutter 86 und der Bruder 93

Das Altwerden war in der Familie Calment keine Seltenheit: Der Vater wurde 94, die Mutter 86 und der Bruder 93. Erst vor fünf Jahren hörte die Greisin mit dem Rauchen auf. Zu ihren Hausrezepten gehörte das Kochen mit Olivenöl und ein Gläschen Portwein vor dem frühen Schlafengehen. Der Altersforscher Michel Allard erklärte ihr langes Leben damit, daß fast alles

Leben 2

Frauen, vor allem ältere, sind die Hauptbetroffenen von offener oder versteckter Armut. Da viele Frauen ihr Leben lang unbezahlt und ohne irgendwelche Rentenabsicherungen gearbeitet haben, wartet statt des wohlverdienten Ruhestands ein Leben in Armut auf sie. Nicht wenige Rentnerinnen müssen mit dem auskommen, was amtlich als Existenzminimum gilt.
Rund 2,3 Millionen Menschen haben Ende 1994 am Rande des Existenzminimums gelebt und deswegen Sozialhilfe erhalten. Fast 60% davon waren Frauen.

Unwort des Jahres
„Rentnerschwemme":
Alte Menschen als Naturkatastrophe

Frankfurt/M (AP) – „Rentnerschwemme" lautet das Unwort des Jahres 1996. Eine Jury von sechs Sprachwissenschaftlern und Schriftstellern wählte diesen Begriff aus, weil er die gestiegene Zahl alter Menschen als Naturkatastrophe erscheinen lasse, gegen die sich die Gesellschaft schützen müsse. „Rentnerschwemme" sei ein inhumanes und gefährliches sprachliches Bild, erklärte der Juryvorsitzende, der Germanistikprofessor Horst Dieter Schlosser, am Dienstag in Frankfurt am Main.

aus: http://mainz-online.de/old/97/01/29/topnews/unwort.html

„Ab meinem 55. Lebensjahr gehörte ich für meinen neuen und jungen Chef zum alten Eisen. Da ich seit fast vierzig Jahren in der Firma arbeitete, war ich nicht so einfach zu entlassen. Mein Chef setzte gezieltes „Mobbing" ein, um mich loszuwerden. Dadurch wurde ich krank und musste fast ein Jahr aussetzen. Jetzt könnte ich wieder voll arbeiten, aber mein Chef hat mich auf unbestimmte Zeit beurlaubt, weil er mein „Gesicht nicht mehr sehen kann"."
— Herr B., 59 Jahre

„Ich habe Telefondienst in der Firma meines Sohnes, wenn er auf Reisen ist. Außerdem muss ja jemand auf das Haus aufpassen. Den Garten mache ich zum größten Teil noch selbst, nur das Rasenmähen hat ein Nachbar übernommen."
— Frau F., 88 Jahre

„Wir sind froh, dass uns Herr G. trotz seiner 70 Jahre noch mit seinem Know-how zur Verfügung steht."
— Geschäftsleitung einer Firma

„Ageism" = Diskriminierung älterer Menschen in der Annahme einer generellen körperlichen und geistigen Reduktion.

Ideen

- Rollenspiel: Ein junger dynamischer Betriebswirt wird einem altgedienten leitenden Angestellten (3 Jahre vor der Pension) vorgesetzt. Welche Konflikte ergeben sich? Sprecht das Rollenspiel vorher in der Gruppe durch.
- Ab wann ist man alt?
- Sammelt Meinungen von alten Menschen, die ihr kennt: Können sie ihr Alter genießen? Haben sie einen „neuen" Sinn für ihr Leben? Wie geht es ihnen finanziell?
- Wie stellst du dir für deinen „Ruhestand" vor?
- Was passiert mit den Renten?

Die jungen Alten haben, so der „Spiegel", „einen Drang zum Leben". Sie lassen sich, wie die „Zeit" zu wissen glaubt, „nur noch ungern mit karitativen Kaffeekränzchen abspeisen, sie stehen nicht mehr so unbedingt auf Butterfahrten, haben die Nase voll vom Weihnachtssternbasteln im Gemeindehaus". Und wenn der „Stern" feststellt: „Sie wollen leben. Sie wollen Spaß. Sie wollen reisen. Sie wollen kaufen", vermutet der Bremer Sozialwissenschaftler Gerd Göckenjan hinter solchen Äußerungen keine Beschreibung von Menschen, sondern vor allem die Botschaft von einer „Perspektive des Nicht-‚alt'-Seins im Alter". Hartmut Dießenbacher vom Institut für interdisziplinäre Alternsforschung der Universität Bremen schätzt die Zahl dieser unternehmungslustigen „Neuen Alten" auf sechs Millionen.

aus: Geo-Wissen, 1991, S. 133, Verlag Gruner + Jahr AG & Co., Hamburg

„Wer nicht handelt, der wird behandelt!"

Der Schaukelstuhl vor dem Fernseher ist nicht die letzte Alternative. Opa und Oma surfen begeistert im Internet, um sich über das nächste Semester des Senioren-Studiengangs an der Uni zu informieren. Du lachst ...? Im Internet findest du unter der Adresse **http://www.seniorweb.uni-bonn.de** *das „offizielle deutsche SeniorWeb" mit vielen aktuellen Informationen, Berichten, Hilfen und nützlichen Diensten, E-mail-Kontaktbörse (auch nach Amerika und Australien), Informationen über Gerontologie, Bildungs- und Weiterbildungsangebote, etc.*

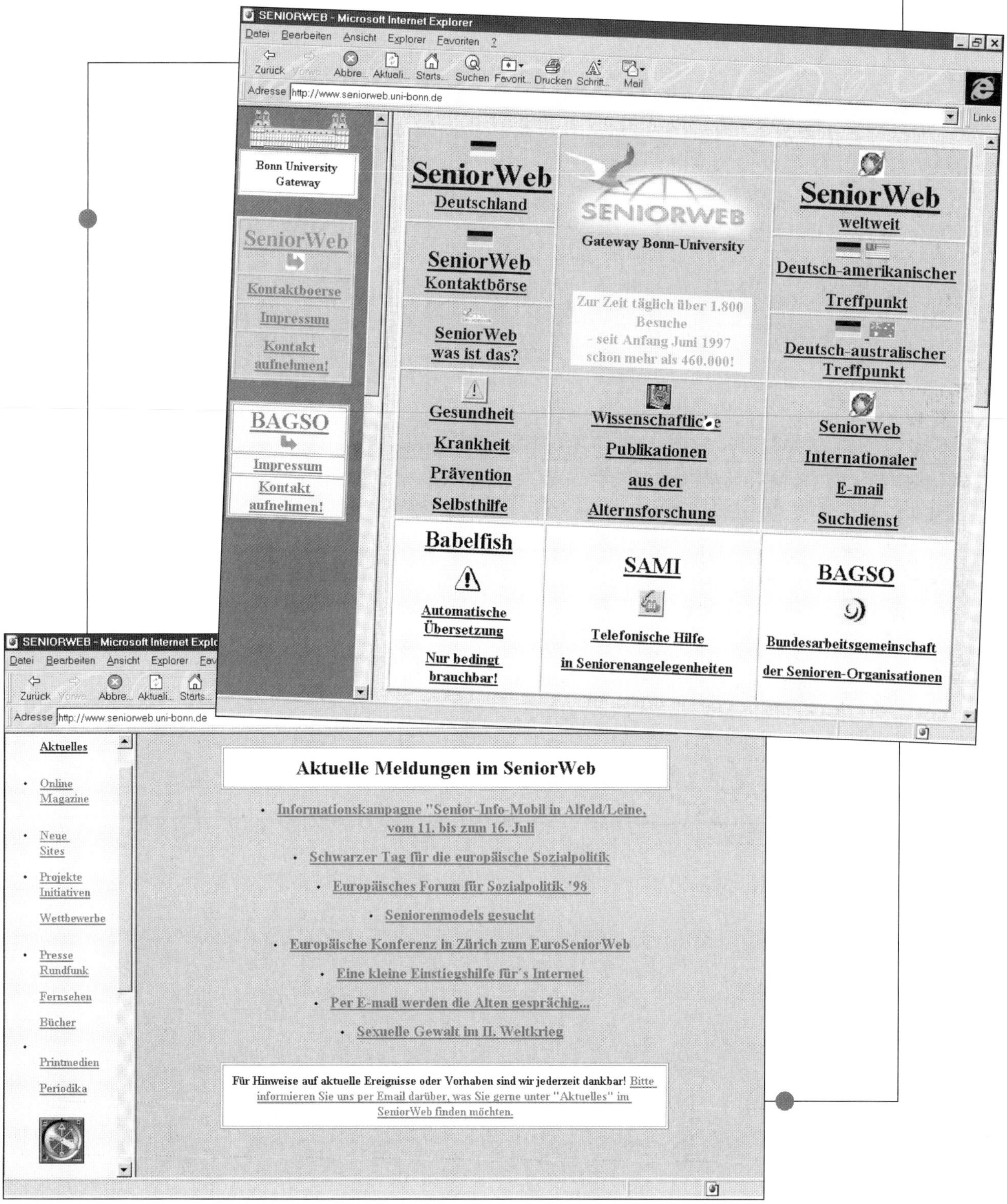

Die jungen Alten

Fragen und Ideen

- Stellt eine Liste mit Werbespots zusammen, in denen ältere Menschen eine Rolle spielen. Für welche Produkte werben sie? Wie werden sie in der Werbung dargestellt? Entfernt sich der Trend wirklich von den doppelherzigen Gebissträgern?
- Sucht euch ein Produkt für die „jungen Alten“ aus, es kann auch ein Phantasieprodukt sein. Wie würdet ihr es bewerben? Gestaltet ein Plakat.

Werber entdecken die jungen Alten
Keine andere Altersgruppe hat mehr Geld

Von Carola Große-Wilde

Vorbei die Zeiten, als sich die Werbung für ältere Menschen nur auf Herzmittel, Gebissreiniger und Nierentee beschränkte. Langsam aber sicher entdecken die Unternehmen die „Golden Oldies“ und sprechen diese Zielgruppe direkt an.

Heute wissen die jungen Alten in Fernsehspots mit Kreditkarten umzugehen, fahren Motorrad oder fliegen rund um den Globus. „Das Lebensgefühl der 50plus-Generation hat sich radikal verändert“, sagt Dagobert Hartmann, strategischer Planer bei der Düsseldorfer Werbeagentur Grey.

Die Nachkriegsgeneration, die sich bisher immer im Verzicht geübt habe, „will sich endlich etwas gönnen und Verpasstes nachholen“ – fand die Agentur in einer repräsentativen Studie heraus. Keine andere Altersgruppe in Deutschland wachse so rasant und habe so viel Geld zum Ausgeben. Heute gehört bereits jeder dritte Bundesbürger zu der „50plus“-Generation. Laut Prognosen wird es im Jahr 2040 jeder Zweite sein.

Zu den ersten Unternehmen, die diese neue Kundschaft ansprachen, gehört die Beiersdorf AG (Hamburg) mit ihrer Kosmetikserie „Nivea Vital“ für Frauen ab 50. Erstmals warb vor vier Jahren mit Susanne Schöneborn eine Grauhaarige für eine Hautpflegeserie. „Sie vermittelte den Kundinnen das Gefühl, nicht länger wie 30 aussehen zu müssen, sondern zu denken: 50 ist klasse“, sagt Pressesprecher Peter Nebel. Die Kampagne sei ein Erfolg. Mittlerweile rangiere „Nivea Vital“ auf Platz 5 der Gesichtscremes. (...)

aus: WAZ, 18.7.1998

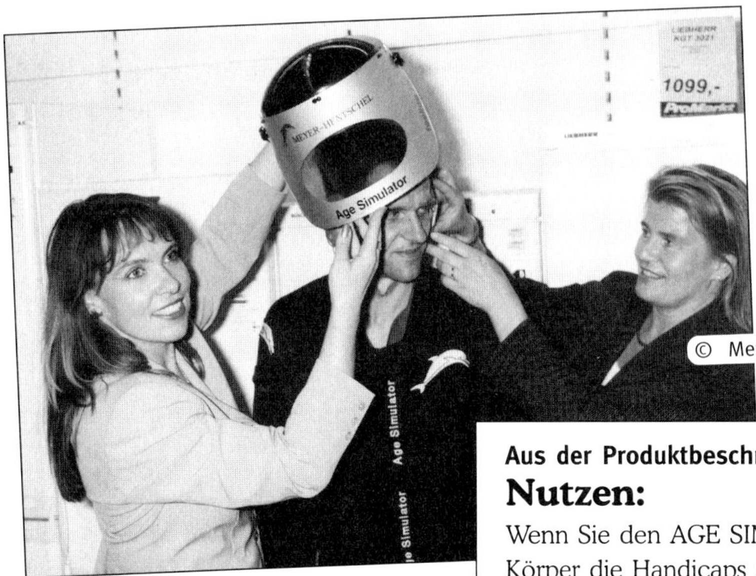

Firmen, die diese Altersgruppe für sich entdeckt haben, versuchen ihre Produktentwickler auf die körperlichen Probleme ihrer Zielgruppe hinzuweisen.

Der AGE SIMULATOR® feeling 70 der Firma Meyer-Hentschel Management Consulting & Partner vermittelt dem Benutzer einen Eindruck über die Schwierigkeiten im Alter.

Aus der Produktbeschreibung

Nutzen:

Wenn Sie den AGE SIMULATOR® tragen, erleben Sie am eigenen Körper die Handicaps älterer Menschen. Sie gewinnen in kurzer Zeit konkrete Erkenntnisse über die Art und Weise, wie ältere Kunden Läden, Produkte usw. wahrnehmen. Damit gewinnen Sie Sensibilität für einen großen Teil der Anforderungen, die eine seniorengerechte Marktbearbeitung erfüllen muss.

Einsatzmöglichkeiten:

- (...)
- Test von vorhandenen und neuen Produkten
- Test von Ladenkonzepten
- Sensibilisierung für Marketing-Profis (Produktmanager, Center-Manager usw.), Produktentwickler, Designer, Ingenieure usw.,
- Schulung von Mitarbeitern mit Kundenkontakt.

Die Simulatoren:

Gewichte, die in den Anzug gesteckt werden können, simulieren ein höheres Körpergewicht und eine geringere Beweglichkeit. Dazu wirken verkehrt herum angebrachte Knie- und Ellenbogenschoner als Bewegungshemmer. Ein Helm mit gelb-grüner Spezialfolie im ovalen Visier schränkt das Blickfeld ein, verändert die Wahrnehmung von Farbfeldern, vermindert die Sehschärfe und erhöht die Blendempfindlichkeit. Ein Kopfhörer filtert die hohen Frequenzen und dämpft die Lautstärke. Handschuhe mit einem dünnen bürstenartigen Belag auf der Innenseite beißen schon bei der kleinsten Krümmung der Hand und setzen die Fingerfertigkeit herab.

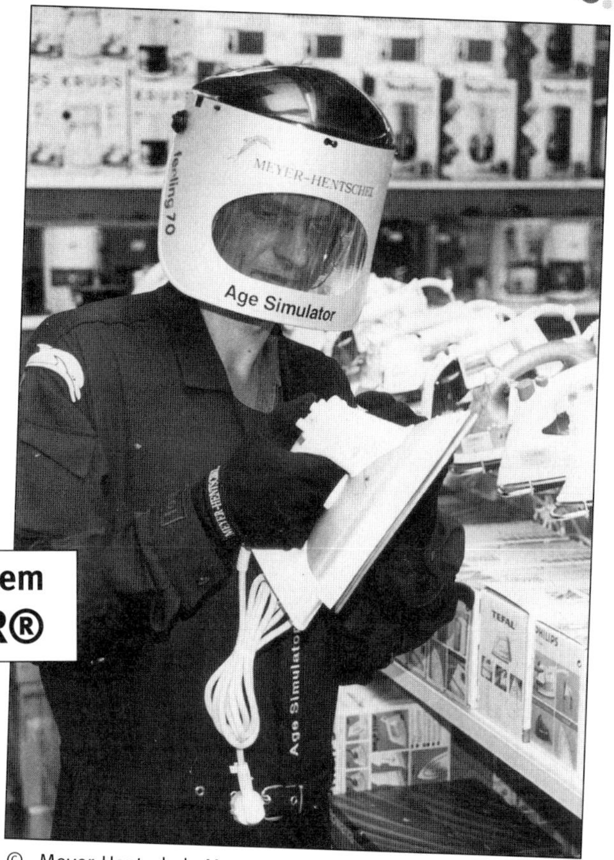

© Meyer-Hentschel Management Consulting

Erlebnisse mit dem AGE SIMULATOR®

Ein junger Designer testete mit dem AGE SIMULATOR® seinen neu entworfenen Eierkocher. Doch statt weicher 4-Minuten-Eier produzierte er nur hart gekochte Eier. Der Grund: Die Frequenz des Signaltons war zu hoch, er konnte ihn mit seinen „alten“ Ohren nicht wahrnehmen.

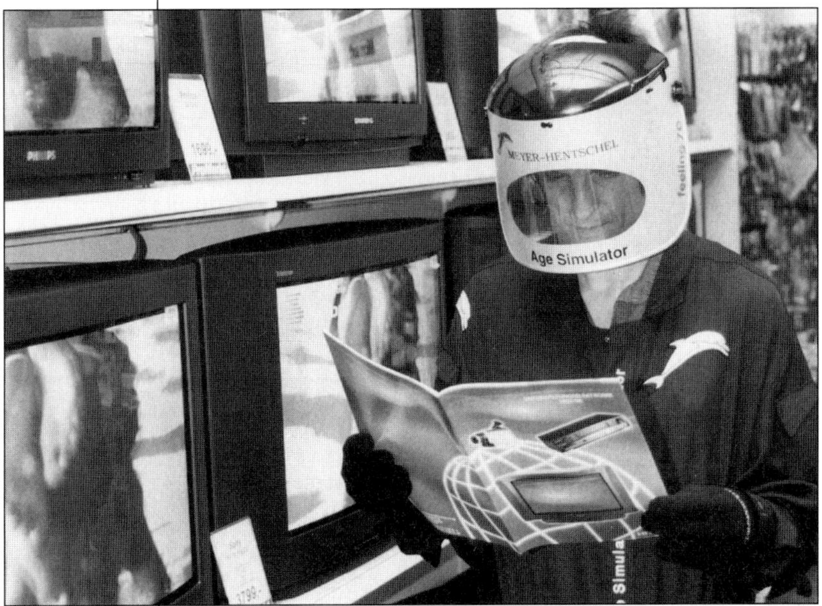

© Meyer-Hentschel Management Consulting

Ein Innenarchitekt fand sich in dem von ihm eingerichteten Seniorenheim nicht mehr zurecht. Er hatte blaue Türen mit grünen Klinken entworfen. Die Senioren dieses Heimes hatten große Probleme, die Klinken zu finden. Erst im AGE SIMULATOR® verstand er ihre Probleme. Durch seine jetzt „alten“ Augen verschwammen auch für ihn die blauen und grünen Farbfelder und er konnte die grünen Klinken auf den blauen Türen nicht mehr erkennen.

Einige Firmen, die Haushaltsgeräte herstellen, nutzen den Anzug, um schon in den Entwicklungsphasen neuer Gerätegenerationen benutzerfeindliche Eigenschaften auszuschließen. Fehlerquellen sind vor allem: zu kleine Tasten auf einer Fernbedienung, zu kleine Schriften, zu geringe Kontraste bei Farbtafeln, schlecht erkennbare Symbole und kaum hörbare Signale (zu hohe Frequenz).

Die jungen Alten

Ideen

- Teste deine eigenen Alltagsgegenstände auf ihre „Alterstauglichkeit“.
- Mache Interviews mit älteren Menschen: Was bereitet ihnen Probleme? Was müsste geändert werden? Stelle eine Liste mit Verbesserungsvorschlägen zusammen.
- Schreibt an Firmen, deren Produkte überaus „altersfeindlich“ sind.

Das Manko liegt grundsätzlich nicht bei den nachlassenden Sinneswahrnehmungen älterer Menschen, sondern bei der Sorglosigkeit einiger Produktentwickler, die nur aus ihrer Sichtweise Designs für Gebrauchsgegenstände entwerfen. Z.B. kleine Handys sind für manche Senioren nicht zu gebrauchen, Computertastaturen stellen vor allem bei Notebooks ebenfalls ein Problem dar.

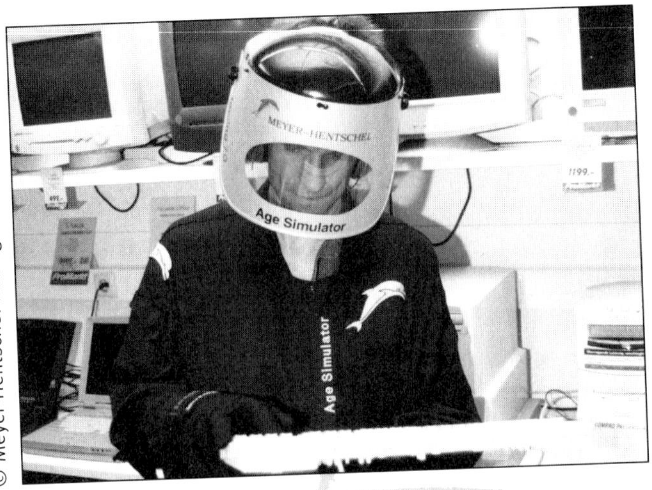

© Meyer-Hentschel Management Consulting

Die jungen Alten

60 ist doch kein Alter! Warum wir länger jung bleiben

Von Sandra Schaede

Er sieht aus wie Mitte 40, ist durchtrainiert wie Mitte 30 und ist vor kurzem 60 geworden. Kurz davor oder knapp darüber – die heutige Generation der Sechzigjährigen steht mitten im Leben. Zum Beispiel Roberto Blanco, der im Fernsehen eine Zweitkarriere als Waschmittelverkäufer startet, oder Peter Kraus und Tina Turner, die über die Bühne fetzen.

(...) Derzeit gibt es in Deutschland exakt 1084984 Sechzigjährige, viereinhalb Millionen sind zwischen 60 und 65 Jahre alt. In 30 Jahren werden eineinhalb Millionen genau 60 sein, und mehr als sieben Millionen zwischen 60 und 65.

Der Münchner Frauenarzt Hermann Massinger vergleicht den Gesundheitszustand der heute 75-jährigen mit dem der früher 65-jährigen. „Das liegt vor allem an der Verbesserung der allgemeinen Lebenssituation. Wir können uns gesünder ernähren, haben bessere Hygieneverhältnisse.“

„Die gesellschaftliche Einstellung zum Alter hat sich dramatisch verändert“, sagt Wolf-Dieter Oswald, Professor für Psychogerontologie an der Uni Erlangen. Das kommt vor allem den Frauen zugute: „Noch vor 20 Jahren hatten Frauen über 45 einen witwenartigen Status am Rande des gesellschaftlichen Lebens“, so Oswald. Die heutige Unabhängigkeit beeinflusse das biologische Alter. „Je mehr Frauen für sich selbst tun, desto älter werden sie.“ (...)

aus: NRZ, 3.8.1998

Ideen

- Vergleicht eure Elterngeneration mit eurer Großelterngeneration. Sammelt Fotos: Eure Eltern mit 40 oder älter, eure Großeltern mit 40 oder älter, eure Urgroßeltern mit 40 oder älter. Stellt die Unterschiede zusammen!
- Macht Interviews: Welche Unterschiede gibt es? Was hat sich verändert? Warum sehen heute die 60-jährigen aus wie damals die 40-jährigen?
- Baut euch euren eigenen Simulator mit Motorradhelm, Ohrstöpseln, Sonnenbrille, Handschuhen, Ellenbogen-, Knie- und Handgelenksschonern (verkehrt herum anziehen) und zusätzlichen Gewichten. Testet damit eure alltägliche Umwelt.

Der frühe Tod

Der ganz und gar unnatürliche Tod

Oft sind sie jung, viel zu jung. Sie denken immer: Meinen Freunden und mir wird schon nichts passieren. Plötzlich ist er da. Sie müssen erleben, wie Menschen, die sie lieben, getötet werden. Der Tod trifft sie härter als die, die wirklich sterben – Unverhofft kommt leider öfter als man denkt.

Bürgerkrieg in Ruanda

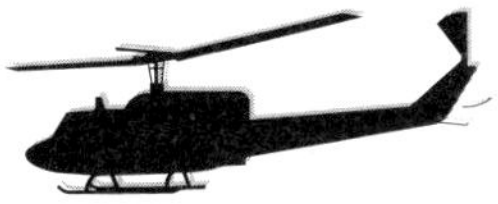

„Wir wurden an eine Straßensperre gebracht", erzählte das kleine Mädchen. „Wir saßen auf dem Boden. Neben uns waren Wachleute. Da waren auch Hutu-Kinder und haben uns angeguckt. Manche von ihnen sagten, sie wollten sehen, ob das Gehirn bei den Tutsi wirklich anders aussieht, wie man es ihnen erzählt hatte. Also hob ein Mann ein Kind hoch und öffnete ihm den Schädel mit einer Machete. Dann machte er das noch mal mit einem anderen Kind. Die Hutu-Kinder guckten zu."
Das kleine Mädchen kam mit dem Leben davon. Denn an dieser Straßensperre wurden nur Männer und Jungen getötet. Ein Milizionär ließ das Mädchen laufen, nachdem seine Brüder ermordet worden waren. Und der Anblick der geöffneten Schädel sucht bis heute das kleine Mädchen heim.

aus: taz, 20.1.1998

22.12.1997: Die Flüchtlinge in Chenalho, einem Dorf der mexikanischen Provinz Chiapas, feierten gerade die Messe, als die Lastwagen vorfuhren. Sofort umzingelten die Männer das Lager und schossen in die Menge. Einige metzelten mit Buschmessern Frauen und Kinder nieder. Wer sich in den nahen Höhlen versteckt hatte, wurde aufgespürt und getötet. Am Ende waren 45 Flüchtlinge tot, 34 verletzt. Das Blutbad war in einer Versammlung vorbereitet worden. Eigenhändig hatte der Gemeindepräsident von Chenalho den Männern der Schwadron die Waffen übergeben.

aus: Das Gesetz des Gemetzels, (Wolfgang Sofsky), Die Zeit, 2.4.98

In einem afrikanischen Steuerformular muss man folgende Fragen beantworten:
1. Haben Sie Kinder?
2. Sind noch welche am Leben?

13. Juli 1995: Die serbischen Bewacher der Lagerhalle von Bartunac, unweit von Srebrenica, hatten es vor allen Dingen auf die jüngeren Muslime abgesehen. Einzeln holten sie sie vor das Tor, trieben sie durch ein Spalier und knüppelten sie mit Brechstangen nieder. Einer hatte sich darauf spezialisiert, den Gefangenen die Axt in den Rücken zu schlagen, ein anderer schnitt ihnen mit dem Messer die Kehle durch. Am Abend waren von den rund 400 Männern noch 296 am Leben. Sie wurden in der Nacht zum Exekutionsplatz geführt.

aus: Das Gesetz des Gemetzels (Wolfgang Sofsky) Die Zeit, 2.4.98

Es ist schwer, einem Kind zu erklären, wieso jemand seiner schwangeren Mutter den Bauch aufgeschlitzt hat. Wieso man ihr den Fötus herausgeholt und getötet hat. Vor allem wenn die Mörder Freunde der Familie waren oder Verwandte. Von Hutu und Tutsi zu reden, bedeutet dem Kind nichts. Die meisten Kinder in Ruanda wussten vor dem Völkermord gar nicht, dass sie einer „Ethnie" angehören. Erst später hat man es ihnen gesagt. Fast nie sagen sie von sich, sie seien Hutu oder Tutsi.

aus: taz, 20.1.1998

Ideen

- Habt ihr Verwandte oder Bekannte, die einen Krieg (z.B. den II. Weltkrieg oder den Bosnien-Krieg im ehemaligen Jugoslawien erlebt haben? Fragt sie vorsichtig (!) nach ihren Erfahrungen.
- Tauscht eure Meinungen aus: Was ist zu früh? Soll man sich auf seinen Tod vorbereiten können?

Offiziell gibt es sie nicht, aber inoffiziell kämpften 1988 200.000 Kinder in Kriegsgebieten als Soldaten. Oft werden sie dazu gezwungen, Gewalt gegen ihre eigene Familie auszuüben. Kinder mussten bei Folter und Hinrichtungen ihrer eigenen Verwandten zusehen und wurden dann gezwungen, im Nachbardorf ebenfalls zu foltern und zu töten.

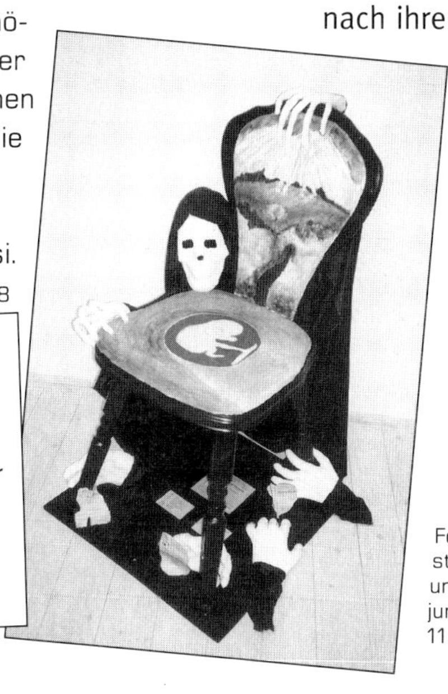

Foto aus der Ausstellung „Plötzlich und unerwartet ..." das junge Museum Bottrop 11.8.98–31.3.99

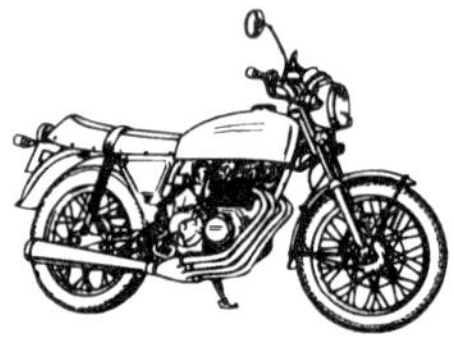

Der frühe Tod

Würde man eine Packungsbeilage wie für ein Medikament für ein Auto oder ein Motorrad schreiben, stände unter Nebenwirkungen:
In einigen Fällen kann der Unfalltod eintreten. Er ist manchmal abhängig von Unerfahrenheit, Drogenkonsum (z.B. Alkohol) und Selbstüberschätzung, manchmal trifft es auch Menschen, die völlig schuldlos sind ...
Manchmal kann die Auswirkung eines Unfalls auch eine lebenslange Verstümmelung sein.
Seit dem Krieg starben in Deutschland etwa 500.000 Menschen bei Verkehrsunfällen (Stand: 1997). Diese Zahl entspricht ungefähr der Einwohnerzahl von Düsseldorf.
Die Zahl der Opfer von Verkehrsunfällen weltweit bewegt sich in Millionenhöhe.
Im Jahr 1997 kamen 8.511 Menschen bei Verkehrsunfällen auf Deutschlands Straßen ums Leben. 1.180 davon starben auf den Straßen von NRW. Umgerechnet ergibt sich: Alle 7 1/2 Stunden stirbt in NRW ein Mensch im Straßenverkehr.
Trockene Statistik – kalkuliertes Risiko der Auto- und Motorradindustrie – der Raser zuckt die Schultern: „Mir kann nichts passieren, ich bin ein guter Fahrer ...“

Andrea starb am 16. Juli 1997. Sie machte gerade Urlaub in Italien. Ihre Freunde bescheinigten ihr eine ruhige und besonnene Fahrweise. Keiner weiß, wie es passieren konnte, dass sie frontal mit ihrem Motorrad in einen LKW prallte. Andrea war 26 Jahre alt.

Andrea, dein Weg führte zu weit.
Sonst wäre ich dir doch bis ans Ende der Welt gefolgt.
„Und dann, hab' ich beschlossen, machen wir zusammen eine lange Motorradtour – auch wenn du das jetzt noch nicht weißt!“ grinstest du mich spielerisch verlegen mit gesenktem Kopf an. – Und nun weiß ich nicht mal, ob ich es fertig bringe den Führerschein zu Ende zu machen.
Du warst gerne unterwegs, auch häufig weit weg.
„An mir soll's nicht scheitern!“ hast du geantwortet als ich dich fragte, ob wir zusammen nach Afrika fahren, wo du schon warst und wo ich mir dann eine Trommel holen wollte. – Nun scheitert es doch an dir. Die Trommel schlägt nicht mehr.
Und trotzdem zaubern Gedankenfetzen noch unvermittelt ein Lächeln auf mein Gesicht.
„Für heute kann ich schon zwei Striche auf meine Liste machen ‚Rüdiger zum Lachen gebracht'!“ strahltest du mich eines morgens mit leicht schief gelegtem Kopf an. – Ja, du konntest mich fantastisch zum Lachen bringen, aber von ‚zum Weinen bringen‘ war nie die Rede.
Trotz deiner steten Zuverlässigkeit hattest du so viele Fassetten, von denen ich gerne noch gekostet hätte.
„Wir haben doch noch so viel Zeit!“ hast du gesagt. – Es waren nur noch so wenige Tage.
Doch wer dich auf deinem Weg auch nur kurz begleiten durfte, hat dich meist intensiv erlebt, ich habe dich intensiv erlebt.
„Niemals geht man so ganz“ tönte es aus den Lautsprechern meines Autos – irgendwas von dir bleibt hier – als ich dich im Rückspiegel ein letztes mal auf dem Motorrad sah, wie du mich zum Abschied grüßtest. Meine Blicke sind zurückgerichtet. Traurig scharre ich Details von Erinnerungen an dich zusammen, wunderschöne Einzelheiten. Du kannst dir sicher sein, du hast deinen Platz für immer bei mir.

Rüdiger

aus: Semaphor – Das Magazin für Leiterinnen und Leiter in der Deutschen Pfadfinderschaft Sankt Georg, Diözesanverband Essen – 2/1997, S. 25

Ideen

- Schreibe eine Packungsbeilage für verschiedene „lebensgefährliche“ Dinge, die wir benutzen, mit denen wir zu tun haben: Atomkraftwerk, Flugzeug, Zigarette ...
- Schaut euch über einen längeren Zeitraum hinweg die Todesanzeigen in einer Tageszeitung an. Sammelt die, bei denen Menschen zu jung oder ohne irgendeine Vorwarnung starben. Lässt sich erkennen, woran diese Menschen gestorben sind?
- Kannst du dir die Gefühle vorstellen, die die Hinterbliebenen beherrschen?
- Wenn du so etwas selbst schon einmal erlebt hast und darüber sprechen möchtest und kannst, berichte den anderen von deinen Erfahrungen. Was antwortest du, wenn sie dich fragen warum sie/er? Warum so früh?
- Gibt es den Krieg auf unseren Straßen? Warum trifft er sehr oft jüngere Leute?
- Warum nehmen wir eigentlich die Opfer des Straßenverkehrs klaglos auf uns?

Poetische Gedanken über den Tod

Der Dichter und der Tod – ein existenzielles Thema, das Literaten natürlich anziehen muss. Aber in jedem Schreiben schwingt auch der Wunsch nach Unsterblichkeit mit, die Hoffnung, dass die Texte den Verfasser überleben. Und ein Gang in die Bibliothek zeigt dir, dass das meiste, was du liest, von längst Verstorbenen stammt.

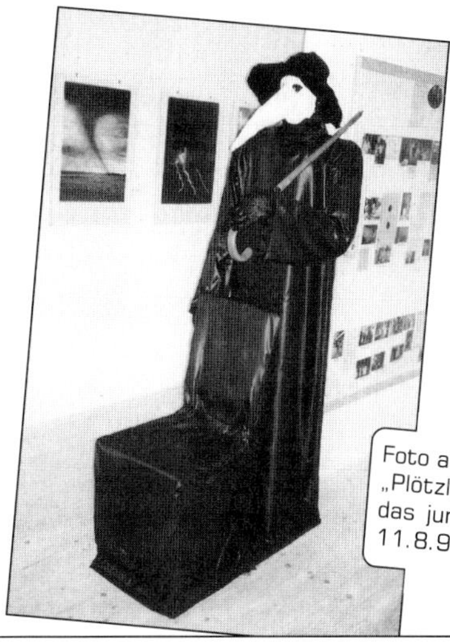

Foto aus der Ausstellung „Plötzlich und unerwartet ...“ das junge Museum Bottrop 11.8.98–31.3.99

Wenn ein großer Dichter „stirbt“

— Thomas Gsella

In Erwägung all der Dinge
und im Angesicht der Lage
führe ich nicht länger Klage,
sondern hole Luft und springe.
Und ich stürze, fliege, falle,
und ich ahne das Gezeter
der Passanten, wie sie alle
voller Panik schreien: „Seht, er
springt vom Turm! Welch ein Verlust:
Der mit Abstand größte Dichter
geht und tritt vor seinen Richter!“
Und mit stolzgeschwellter Brust
seh ich vor mir, wie die Meinen
um den Ihren bitter weinen;
sehe, wie das Heer der Leser
und auch Kumpel wie Herr Greser
ohne mich auf dieser Erden
irgendwie ganz traurig werden!
Im Bewusstsein all der süßen
Tränen um den Dichterrecken
klatsche ich mit beiden Füßen
in das blaue Springerbecken,
gleite jauchzend, todesfroh,
mitten in das H_2O,
werde nass und immer nasser,
aah, ich kriege keine Luft!
Also gut, du dunkles Wasser:
Sei du Grab! Sei meine Gruft!
Um die Unterwelt zu loben,
tauche ich ganz fix nach oben,
und ein letztes Mal durchbreche
– ach, Freund Hein, mach dich bereit! –
ich die Wasseroberfläche,
und dann, endlich! ist's so weit:
Selig und in Gottes Hand
schwimm ich an den Beckenrand,
geh noch kurz unter die Brause
und dann mausetot nach Hause ...

aus: die taz, 23.7.1998

Ich will einen jungen, kräftigen Tod

Ich will einen jungen, kräftigen Tod
und nicht einen zwischen sauber gemachten Laken
geweihten, geölten Tod.

Nicht einen durch trostreiche letzte Worte
so friedlichen letzten Atem-Tod.

Wenn ich dreiundsiebzig bin
mit einem gesunden Gefühl für Tumor,
will ich beim Morgengrauen niedergemäht werden
von einem roten Mercedes,
auf dem Weg nach Hause
von einem Fest,
das die Nacht über dauerte.

Oder, ich bin einundneunzig
mit silbernen Haar
und ich sitze im Stuhl beim Frisör
und dorthin kommen plötzlich verfeindete Mafiosi
mit ihren Maschinengewehren
und machen aus mir ein Sieb.

Oder, ich bin hundertundvier
und aus den meisten Cafés rausgeflogen
und meine letzte Liebe,
die mich bei ihrer Tochter ertappte,
bei der sie ihren Sohn vermutete
schneidet mich in kleine Stücke,
die sie wegwirft,
bis auf ein Stückchen,
aus dem sie einen Tabaksbeutel macht.

Ich will einen jungen, kräftigen Tod.
Keinen auf Socken, bei verlöschender Kerze
und Sünde vergebenden Tod.
Keine verschlossenen Gardinen mit Engelchören
wie ist er friedlich verschieden – Tod

— Herman van Veen

Poetische Gedanken über den Tod

TODESFUGE

— Paul Celan

Schwarze Milch der Frühe wir trinken sie abends
wir trinken sie mittags und morgens wir trinken sie nachts
wir trinken und trinken
wir schaufeln ein Grab in den Lüften da liegt man nicht eng
Ein Mann wohnt im Haus der spielt mit den Schlangen der schreibt
der schreibt wenn es dunkelt nach Deutschland dein goldenes Haar Margarete
er schreibt es und tritt vor das Haus und es blitzen die Sterne er pfeift seine Rüden herbei
er pfeift seine Juden hervor läßt schaufeln ein Grab in der Erde
er befiehlt uns spielt auf nun zum Tanz

Schwarze Milch der Frühe wir trinken dich nachts
wir trinken dich morgens und mittags wir trinken dich abends
wir trinken und trinken
Ein Mann wohnt im Haus und spielt mit den Schlangen der schreibt
der schreibt wenn es dunkelt nach Deutschland dein goldenes Haar Margarete
Dein aschenes Haar Sulamith wir schaufeln ein Grab in den Lüften da liegt man nicht eng
Er ruft stecht tiefer ins Erdreich ihr einen ihr anderen singet und spielt
er greift nach dem Eisen im Gurt er schwingts seine Augen sind blau
stecht tiefer die Spaten ihr einen ihr andern spielt weiter zum Tanz auf

Schwarze Milch der Frühe wir trinken dich nachts
wir trinken dich mittags und morgens wir trinken dich abends
wir trinken und trinken
ein Mann wohnt im Haus dein goldenes Haar Margarete
dein aschenes Haar Sulamith er spielt mit den Schlangen

Er ruft spielt süßer den Tod der Tod ist ein Meister aus Deutschland
er ruft streicht dunkler die Geigen dann steigt ihr als Rauch in die Luft
dann habt ihr ein Grab in den Wolken da liegt man nicht eng

Schwarze Milch der Frühe wir trinken dich nachts
wir trinken dich mittags der Tod ist ein Meister aus Deutschland
wir trinken dich abends und morgens wir trinken und trinken
der Tod ist ein Meister aus Deutschland sein Auge ist blau
er trifft dich mit bleierner Kugel er trifft dich genau
ein Mann wohnt im Haus dein goldenes Haar Margarete
er hetzt seine Rüden auf uns er schenkt uns ein Grab in der Luft
er spielt mit den Schlangen und träumet der Tod ist ein Meister aus Deutschland

dein goldenes Haar Margarete
dein aschenes Haar Sulamith

Paul Celan (1920–1970) wurde als Paul Antschel in Czernowitz (Bukowina) geboren. Er war das einzige Kind jüdischer Eltern, die er durch Deportation und Ermordung 1942 verlor. Er selbst überlebte bei einem rumänischen Straßenbaubataillon. 1944 kehrte er nach Czernowitz zurück. Dort begann er unter dem Künstlernamen Paul Celan (ein Anagramm aus An-tschel) seine Gedichte zu veröffentlichen. Seine Poesie ist stark geprägt durch die Erlebnisse der Kriegsjahre. Die „Todesfuge“ ist sein bekanntestes Werk.

Poetische Gedanken über den Tod

„Kleine Aster“

Ein ersoffener Bierfahrer wurde auf den Tisch gestemmt
Irgendeiner hatte ihm eine dunkelhelllila Aster
zwischen die Zähne geklemmt.
Als ich von der Brust aus
unter der Haut
mit einem langen Messer
Zunge und Gaumen herausschnitt,
muss ich sie angestoßen haben, denn sie glitt
in das nebenliegende Gehirn.
Ich packte sie ihm in die Brusthöhle
Zwischen die Holzwolle,
als man zunähte.
Trinke dich satt in deiner Vase!
Ruhe sanft,
kleine Aster!

— Gottfried Benn

Schöne Jugend

Der Mund eines Mädchens, das lange im Schilf gelegen hatte.
sah so angeknabbert aus.
Als man die Brust aufbrach, war die Speiseröhre so löcherig.
Schließlich in einer Laube unter dem Zwerchfell
fand man ein Nest von jungen Ratten.
Ein kleines Schwesterchen lag tot.
Die andern lebten von Leber und Niere,
tranken das kalte Blut und hatten
hier eine schöne Jugend verlebt.
Und schön und schnell kam auch ihr Tod:
Man warf sie allesamt ins Wasser.
Ach, wie die kleinen Schnauzen quietschten!

— Gottfried Benn

Wennze

wennze meins
du hätts noch Zeit
datte so viel Zeit ver-
tun kanns
bisse bekloppt
dat is nich wahr
du hasset eilig
wennze tot bis
isset vorbei
und vorm sterben
musse leben
und dann musse
au ma fragen
obbe happy … bis

gehse als erste
hasse Pech
bleibste übber
is et irgendwie besser
aber jammer nich rum
geh doch raus
hau auffe Kacke
oft braucht et Zeit
bis datte weiß
watte willst
und wie de hinkommst
bisse dann da
isset klar
isset besser als wie
et war

nur wer vögelt
kann auch fliegen
über Berge, über Täler
über Falten, Bäuche
und die Wechseljahre
geh zum Lachen
nich in Keller und
wennze weinst,
dann aber richtig
lass ma locker
lass ma gehn
sei ma happy

wennze weiß
watte wills
musse machen
datte hinkomms
kommse zu spät
isset vorbei,
hattat Leben dich
bestraft
oft braucht et Zeit,
bis datte weiß
watte wills
und wie de hinkomms
bisse dann da,
isset klar
isset besser als wie
et war

— Missfits, aus dem Programm „Wo niemand wartet“.
Zu dem Programm ist die gleichnamige CD im Handel erhältlich.
Kontakt: Missfits, c/o Büro Jutta Jahnke,
Sternstr. 106, 20357 Hamburg,
Tel. 040-4305192, Fax: 040-4305292
e-mail: Jutta_Jahnke@magicvillage.de

Poetische Gedanken über den Tod

Ich ging in die Wälder,
denn ich wollte wohl überlegt leben,
intensiv leben wollte ich,
das Mark des Lebens in mich aufsaugen,
um alles auszurotten,
was nicht leben war
...
damit ich nicht
in der Todesstunde inne würde,
dass ich gar nicht gelebt habe.

— Thoreau

Im Altwerden

Jung sein und Gutes tun ist leicht
Und von allem Gemeinen entfernt sein;
Aber lächeln, wenn schon der Herzschlag schleicht,
Das will gelernt sein.

Und wem's gelingt, der ist nicht alt,
Der steht noch hell in Flammen
Und biegt mit seiner Faust Gewalt
Die Pole der Welt zusammen

Weil wir den Tod dort warten sehn,
Lass uns nicht stehen bleiben.
Wir wollen ihm entgegengehn,
Wir wollen ihn vertreiben.

Der Tod ist weder dort noch hier,
Er steht auf allen Pfaden.
Er ist in dir und ist in mir,
Sobald wir das Leben verraten.

— Hermann Hesse

Definition

Ein Hund
der stirbt
und der weiß
dass er stirbt
wie ein Hund

und der sagen kann
dass er weiß
dass er stirbt
wie ein Hund
ist ein Mensch.

— Erich Fried

Begräbnis-Blues

Haltet alle Uhren an, lasst
das Telefon abstellen,
Hindert den Hund, den
saftigen Knochen anzubellen,
Klaviere sollen schweigen, und
mit gedämpftem Trommelschlag,
Lasst die Trauernden nun
kommen, tragt heraus den Sarg.

Lasst Flugzeuge kreisen,
klagend im Abendrot,
An den Himmel schreibend die
Botschaft ER IST TOT;
Lasst nun die weißen Hälse der
Tauben Kreppschleifen schlagen,
und Verkehrspolizei schwarze
Baumwollhandschuh' tragen.

Er war mein Nord, mein Süd,
mein Ost und West,
Meine Arbeitswoche und
Mein Sonntagsfest,
mein Gespräch, mein Lied,
mein Tag, meine Nacht,
Ich dachte, Liebe währet ewig:
Falsch gedacht.

Die Stern sind jetzt unerwünscht,
löscht jeden aus davon,
Verhüllt auch den Mond und
nieder reißt die Sonn',
Fegt die Wälder zusammen
und gießt aus den Ozean,
Weil nun nichts mehr je wieder
gut werden kann.

— W. H. Auden

Ideen

- Welche Vorstellungen und welche Wünsche stecken hinter den Gedichten?
- Was wird über das Leben bzw. das Verhältnis von Leben und Tod gesagt?
- Finde weitere Beispiele!
- Bei Hesse und Rilke finden sich noch viele andere Beispiele.
- Schreibe dein eigenes Gedicht! Welche Wünsche hast du an deinen eigenen Tod?
- Verfasse ein Gedicht in deiner Mundart, ähnlich wie „Wennze“.
- Macht eine „Todes-Anthologie“, eine Sammlung von Todesgedichten, die in eurer Klasse entstanden sind. Illustriert die Gedichte wenn möglich. Welches Bild vom Tod entsteht bei der Lektüre eurer Anthologie?

Kapitel: Sterben 1

Todes-ursachen

amnesty international, Sektion der Bundesrepublik Deutschland e.V., Heerstr. 178, 53108 Bonn

Colors – ein magazin über den rest der welt, 24/1998

Colin Evans: **Die Leiche im Kreuzverhör.** Erstaunliche Lösungen spannender Kriminalfälle. Birkhäuser, Basel, Boston, Berlin 1998, ISBN 3-7643-5699-5

Sherwin B. Nuland: **Wie wir sterben.** Ein Ende in Würde. Knaur Taschenbücher, München 1996, ISBN 3-426-77237-X

Filmtipps: **Dead man walking, Philadelphia, Der Club der toten Dichter, Leaving Las Vegas**

Kreisläufe des Lebens

Tod bei:

	Pflanzen	Tieren	Menschen	Dingen und Produkten
I. Aufhören:	Des **Nährstoff-**, des **Blutkreislaufs** und der **Stoffwechselvorgänge,** der **Energieumwandlungsprozesse,** der **Zellteilung,** des **Zellwachstums,** das jedoch noch einige Zeit nach dem Sterben der Organe funktioniert.			• Rosten • Korrosion • Erosion • Verfaulen • Verwesen • Zerfallen • Auflösen
		• Beendigung der Gehirnvorgänge	• medizinischer Tod • Ende der Denkvorgänge	
II. Verfaulen Verwesen Auflösungserscheinungen	• gestorbene pflanzliche Substanzen	• Kadaver • Aas	• Leichnam	• Schrott, Abfall, Erosions- und Korrosionsprodukte
	Für Tier und Mensch nutzbare Nahrung: • Vitamine, Vitalstoffe, Kompost	• Fleisch, Wurst, etc. **Nahrungskette, Nahrungskreislauf**	• Beerdigung • Organverpflanzung • Kannibalismus	• Recycling, Müll, Deponie
	Weitere Auflösungen Umwandeln der komplizierten chemischen Strukturen mit Hilfe von Bakterien und Spaltpilzen zu einfachen organischen und mineralischen Substanzen, Abspalten von Wasser (60–90%) Aufnehmen dieser Substanzen in den Boden (Humus)			• Weiterverarbeitung des Mülls mit technischen Verfahren, z.B. Humusbildung und Rohstoffgewinnung
III. Umwandlung in Neues	• Aufnehmen der umgewandelten Substanzen aus dem Boden durch höhere Pflanzen	Indirektes Aufnehmen der umgewandelten Substanzen durch Essen von Pflanzen		• Einbringen der gewonnenen Materialien in die Produktion
	Umwandlung der abgestorbenen Materialien in neue Stoffe wie z.B. Torf, Erdgas, Braunkohle, Erdöl, Kohle (langandauernde Umwandlungsprozesse)			

Bereiche des Glaubens: Weiterleben nach dem Tod, Auferstehung, Aura etc., Unsterblichkeit

Woran du stirbst, ist kein Zufall

1. Fortschritt

Die medizinische Forschung versucht unheilbare Krankheiten heilbar zu machen. In hundert Jahren wird man vielleicht über AIDS und Krebs nur müde lächeln. Selbst Seuchen wie die Pest haben in unserem Jahrhundert ihren Schrecken verloren. Sie können zwar immer noch tödlich sein, aber wenn sie früh genug erkannt werden, ist schnell ein Gegenmittel gefunden.

Auch der Fortschritt im Bereich der Hygiene beugt bei uns vielen Ansteckungsmöglichkeiten vor. Bei uns gibt es sauberes Wasser und ein funktionierendes Abwassersystem. In anderen Ländern ist dies leider nicht so ...

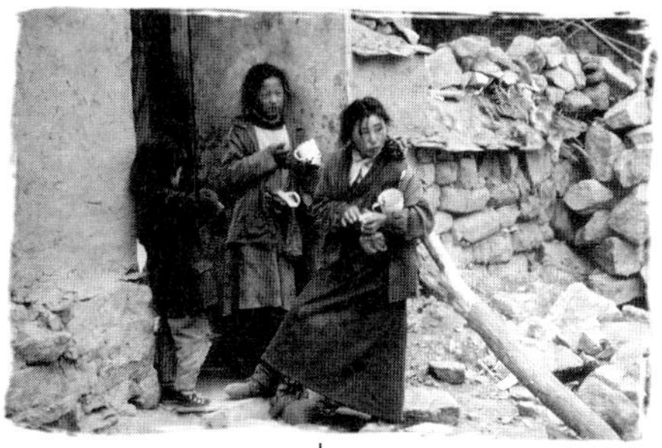

2. Reichtum

„Geld macht nicht glücklich, aber es beruhigt ungemein"

Reichtum spielt eine ganz entscheidende Rolle. Wenn das Land reich ist, in dem du wohnst, genießt du die Vorzüge des staatlich finanzierten Fortschritts (s.o.).

Wenn du selbst reich bist, kannst du dir teure medizinische Behandlungen und Therapien selbst beschaffen. Es gibt einige Menschen, die sich auf illegalen Wegen Organe aus dem Ausland besorgen, was natürlich nicht ganz billig ist.

Mit dem nötigen Kleingeld kannst du auch Erholungsurlaube nach deinem Geschmack machen und dich auf diese Weise von deinem strapaziösen Alltagsleben entspannen.

In einigen Bereichen bietet eine große Summe Geld auch ein gewisses Maß von Sicherheit: z.B. bietet ein großes, teures Auto zwar keine Garantie, einen Unfall glimpflich zu überstehen, aber im Vergleich mit einem „Elefantenrollschuh" ist die Wahrscheinlichkeit relativ hoch.

3. Glückliche Umstände

Als einen glücklichen Umstand könnte man bezeichnen, wenn du in einem reichen Land wie Deutschland lebst. Während hier nur 7 von 1000 Säuglingen sterben (Zahlen aus dem Jahr 1993), sind es in der Westsahara 177, in Afghanistan 164 und in Angola 151. Wenn du dann auch noch genug Geld hast, um privat versichert zu sein, hast du schon fast gewonnen. Doch Geld allein macht bekanntlich auch nicht glücklich ...

Ein ebenfalls glücklicher Umstand ist es, wenn du von Naturkatastrophen verschont bleibst: Beim Ausbruch des Vulkans Mount Tambora in Indonesien 1815 starben 92 000 Menschen. Im November 1970 raste ein Hurrikan über Bangladesh. Im Ganges-Delta sterben etwa 1 Million Menschen.

Zwei Beispiele für unzählige Ereignisse, in denen die Naturgewalten Menschenleben auslöschen. „Ist ja alles weit weg passiert!", könntest du sagen, aber auch in unseren Breiten starben Menschen durch Blitzeinschläge oder durch umstürzende Bäume bei Stürmen ...

Aufgabe

Sammle weitere „glückliche Umstände". Was könnte noch dazu gehören?

Todesursachen und tödliche Krankheiten

Die häufigsten Todesursachen in Deutschland im Jahr 1996:

Wenn man die einzelnen Zahlen aufaddiert und mit der Anzahl der verstorbenen Personen insgesamt vergleicht, ergibt sich eine Differenz von 16 300. Diese Differenz ist in der Pressemitteilung nicht erfasst, es könnte sich aber dabei um andere Krankheiten, Unfälle und Morde handeln.

Anzahl der verstorbenen Personen insgesamt:	**883 000**
Natürliche und altersbedingte Todesursachen:	424 000
Tod durch Erkrankungen des Herz-Kreislaufsystems (unter diesen Sammelbegriff fällt z.B. auch die „Altersschwäche“, Herzschwäche, Arterienverkalkung, Schlaganfälle, etc.)	
Akuter Herzinfarkt:	85 000
Bösartige Neubildungen (Krebs):	212 200
Darunter: - Lungenkrebs: 36 600	
- Brustkrebs (Frauen): 18 800	
Erkrankung der Atmungsorgane:	53 000
Krankheit der Verdauungsorgane:	41 800
Nichtnatürliche Todesursachen:	
Verletzungen und Vergiftungen:	38 500
Suizid (Selbsttötung):	12 200

aus: Pressemitteilung des Statistischen Bundesamtes im Internet: http://www.statistik-bund.de

Meningitis

Im März 1998 tauchte eine sehr ansteckende Form der Gehirnhautentzündung in Bayern auf. Einige Menschen unterschiedlichen Alters starben. In Italien wurde aus Angst vor Ansteckung ein Wagon mit einer bayerischen Schulklasse auf ihrer Rückreise nach Deutschland von einem Zug abgekoppelt.

HIV

Die Immunschwäche-Krankheit Aids ist nach ihrem Ausbruch immer noch tödlich. Menschen, die mit dem HIV-Virus infiziert sind, können mit diesem Virus alt werden, falls die Krankheit nicht ausbricht. Vor allem in Entwicklungsländern breitet sich der Virus auf Grund von mangelnder Aufklärung und geringer Schutzmaßnahmen immer weiter aus.

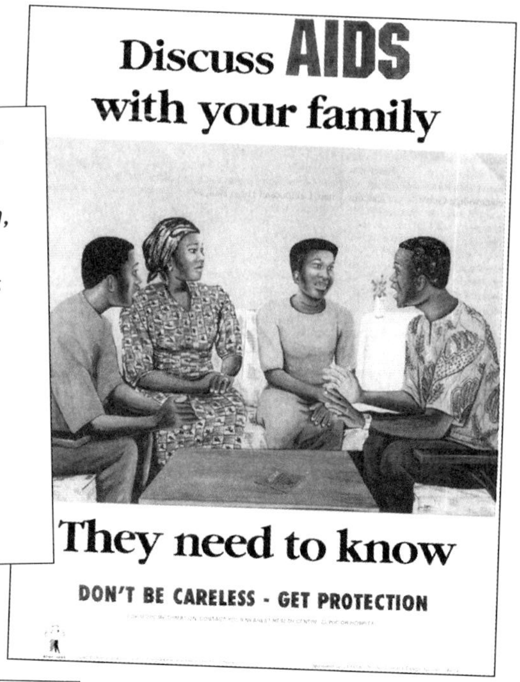
Discuss AIDS
with your family
They need to know
DON'T BE CARELESS - GET PROTECTION

Tuberkulose

Jede Sekunde wird jemand mit Tuberkulose angesteckt. Obwohl Tbc in den Industrieländern als ausgerottet galt, trat die Krankheit in jüngster Zeit vor allem in überbevölkerten Städten, die mit schlechter Ernährung und mangelnder Hygiene zu kämpfen haben, wieder auf. In Korea leiden bereits 500 000 Menschen an Tbc, und jedes Jahr kommen weitere 30 000 neue Fälle hinzu.

aus: Colors – ein magazin über den rest der welt, 24/1998, S. 12

Brustkrebs

Da sie weder trinken noch rauchen, leben Nonnen länger als andere Frauen. Allerdings ist Brustkrebs bei Nonnen 50% häufiger als bei Normalbürgern, wahrscheinlich, weil sie nie schwanger werden und so die Produktion des weiblichen Östrogen gestoppt wird (Dauerproduktion von Östrogen kann zu Brustkrebs führen).

aus: ebd., S. 12

Krebs

In den Niederlanden zu leben, kann dein Leben verkürzen. Das europäische Land weist die höchste Krebsrate der Welt auf – den Grund dafür kennt niemand. 56% der 35 000 jährlich an Krebs Sterbenden sind Männer (es handelt sich meistens um Lungen- oder Prostatakrebs).

aus: ebd., S. 14

Tödliche Krankheiten

Diabetes

Bei Diabetes werden Kohlenhydrate nicht vollkommen verarbeitet, was zu Kollaps, Koma und Tod führen kann. Besonders anfällig sind Übergewichtige mittleren Alters. Im Königreich Tonga wuchs der Anteil der Dicken, als einige Ureinwohner begonnen hatten, wie Westler zu essen (Wissenschaftler glauben, dass die Tongaer durch langes Sitzen im Kanu Fett ansetzten). Seitdem stiegen auch die Diabetesfälle: In Tonga werden jede Woche fünf neue Zuckerkranke diagnostiziert.

aus: ebd., S. 11

Herzattacken

Mehr Menschen sterben an Herzkrankheiten und Infarkt als an Krebs und AIDS zusammen.
Falsche Ernährung und Bewegungsmangel gelten als Hauptrisikofaktoren. Armenier über 40 sollten daher mit dem Schafsfett kürzer treten. Die Aussichten auf einen Infarkt stehen für sie fifty-fifty.

aus: ebd., S. 14

Diarrhö

Mit 17 ist ein Junge nach Sierra-Leone-Standards bereits im mittleren Alter. Dort stirbt jedes fünfte Kind vor seinem sechsten Geburtstag. Kinder unter fünf Jahren sollte aufpassen, was sie trinken: Diarrhö – ausgelöst durch verschmutztes Wasser und mangelnde Hygiene – ist der Kindskiller Nr. 1. Grund dafür: Kinder trocknen schneller aus als Erwachsene.

nach: ebd., S. 15

Hepatitis B

Laut Umfragen würden nur 31% der Zahnärzte in den USA einen HIV-Infizierten behandeln. 73% sind bereit, einen Hepatitis B-Patienten zu behandeln. Dieses Leiden steht auf der Liste der letalen Krankheiten immerhin an neunter Stelle. Die Chance, sich mit Hepatitis B anzustecken, ist groß: Ungleich dem HIV-Virus reicht schon ein gemeinsam mit einem Infektionsträger benutztes Glas. Die Wahrscheinlichkeit für einen Zahnarzt, an Hepatitis B zu erkranken, ist also 1,7-mal größer, als auf AIDS zu treffen.

aus: ebd., S. 9

Atemwegsinfekt

In Jakarta sterben jährlich 80 000 Menschen auf Grund der starken Luftverschmutzung an Atemwegsinfektionen. In der indonesischen Hauptstadt ist die Umweltbelastung durch Smog so hoch, dass die Einwohner an ganz schlimmen Tagen eine Giftmenge einatmen, die 30 Zigarettenpäckchen entspricht.

aus: ebd., S. 12

Tödliche Rückkehr der Infektionen

Gelbfieber und Diphtherie aus Osteuropa in Deutschland

ESSEN (hom/ama/NRZ/dpa). Infektionskrankheiten erleben weltweit ein tödliches Comeback und schwappen seit Öffnung der Grenzen zu Osteuropa auch nach Deutschland über. Die Bonner Bundesvereinigung für Gesundheit bestätigte der NRZ, daß Gelbfieber, Tuberkulose, Diphtherie und HIV aus Osteuropa nach Deutschland eingeschleppt worden seien. Ärztepräsident Karsten Vilmar bemängelte, daß in Deutschland jedes fünfte Kind und jeder zweite Erwachsene nicht ausreichend geimpft seien.

NRZ, 4.4.1997

Aufgabe

- Stelle eine medizinisch-biologische Tabelle auf:
  Beschreibung der Krankheit – Häufigkeit – Ursachen und Ansteckung – Ablauf – Behandlung
  Du kannst die auf dieser Seite genannten Krankheiten in deine Tabelle aufnehmen und sie durch weitere ergänzen.

Ideen

- Sammle weitere tödliche Krankheiten, die dich in deinem Leben und in deiner Umgebung erwischen könnten!
- Bastle dir ein Kartenspiel, welches ihr zu zweit spielen könnt. Finde dabei noch weitere Informationen zu den Krankheiten heraus:

  In diesem Vergleich hätte die Meningitis-Karte gewonnen, da die Überlebenschancen am größten sind.

Name: **Aids**
Heilbar: **Nein**
Impfstoff: **Nein**
Wie viele Menschen gestorben im letzten Jahr?

Name: **Meningitis**
Heilbar: **Ja**
Impfstoff: **Ja**
viele Menschen gestorben im letzten Jahr?

Tödliche Krankheiten

Unter den zuvor angesprochenen Krankheiten befinden sich auch einige, die so ansteckend sind, dass sie eine Gefahr für ganze Bevölkerungen sein können. Solche Krankheiten nennt man auch **Seuchen.**

Steckbrief:

WANTED – DIE PEST

HOCH-ZEIT

Verbreitung im 14. Jahrhundert durch die Kreuzzüge in ganz Europa. Innerhalb von drei Jahren 20–30 Millionen Tote (Ein Drittel bis die Hälfte der Bevölkerung). Rückkehr im 17. Jahrhundert. Ende des 19. Jh. in Japan, China und Indien. In Indien ca. 15 Millionen Tote. Ansteckungsweg: Ansteckung mit der Beulenpest erfolgt über den Biss des Rattenflohs. Die Lungenpest wird durch Tröpfcheninfektion übertragen. Die Pest ist hochgradig ansteckend.

KRANKHEITSVERLAUF

Die Inkubationszeit (Zeit zwischen Ansteckung und Ausbruch der Krankheit) beträgt zwei bis zehn Tage. Die Symptome: Anschwellen der Lymphknoten, geschwollene Zunge, brennender Durst, hohes Fieber (40 bis 42°C), Schüttelfrost, unregelmäßiger Puls, oftmals heftiges Delirium. (Bewusstseinseintrübung, Wahnvorstellungen), Störungen des Nervensystems, heftige Kopfschmerzen, starrer Blick, Erbrechen, trockener Mund, erweiterte Pupillen, plötzlich auftretende Blutungen, psychische Störungen und gänseeigroße schwarz-blaue Beulen.
Wird diese erste Form nicht behandelt, so tritt nach einigen Tagen die Lungenpest ein. Die Pest war früher unheilbar.

SEIT WANN BESIEGT

1894 wurde ein Serum gegen die Pest entdeckt. In Verbindung mit den drastisch verbesserten Hygieneverhältnissen konnte die Pest, zumindest in den reichen Ländern, nahezu ausgerottet werden.

GEGENMITTEL

Wenn die Krankheit bereits ausgebrochen ist, kann sie mit verschiedenen hochdosierten Antibiotika gestoppt werden. Ist mit einer Ansteckung zu rechnen (Reise in ein befallenes Gebiet), schützt eine Impfung mit abgetöteten Pestbakterien fünf Monate lang.
Quarantäne, Isolation und Bekämpfung der Ratten ist die wirksamste Methode zur Pestbekämpfung.

VERBREITUNG HEUTE

Weltweit werden jährlich ca. 140 Pesttote gezählt. Als Pestinfektionsgebiete gelten noch Bolivien, Peru, Brasilien, Uganda, Zaire, Vietnam und die Mongolei.

Unter bestimmten Rahmenbedingungen können Seuchen heutzutage immer noch ausbrechen, sei es eine alte Seuche, wie die Pest, oder eine neuere wie die Ebola-Erkrankung. Es ist auf jeden Fall sinnvoll zu wissen, womit man es zu tun hat ...

Aufgaben

- Schreibt solche Steckbriefe für andere Seuchen, wie z.B. die Cholera, Typhus, Ruhr, Polio (Kinderlähmung), etc. Welche Ähnlichkeiten und Unterschiede gibt es?
- Denkt euch besonders fiese Porträts der „gesuchten" Krankheitserreger aus und illustriert die Steckbriefe damit!

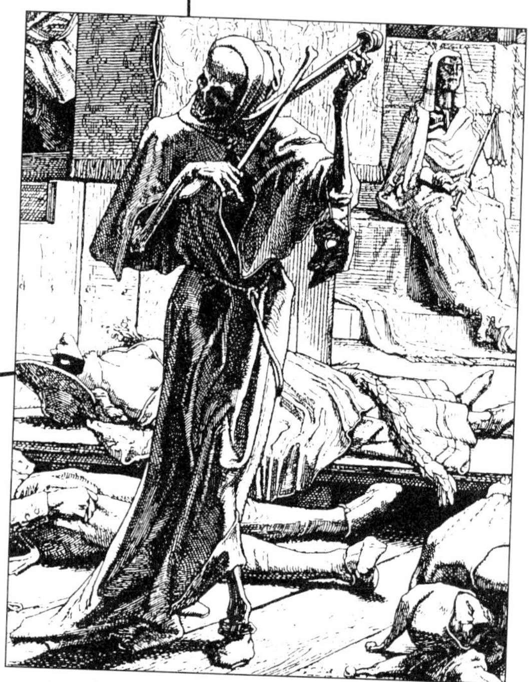

Ausschnitt aus: Der Tod als Erwürger 1847/48. Erster Auftritt der Cholera auf einem Maskenball in Paris 1831. Alfred Rehel, Holzschnitt 1851

Tipps und Informationen dazu findest du (wie immer!) aktuell im Internet!
Reiseinfos zum Thema Impfungen findet ihr z.B. unter http://www.Misemed.com/brochure/infektionen.htm oder http://www.meb.uni-bonn.de/giftzentrale/index.html

Selbsttötung

Wir benutzen in unseren Texten bewusst den neutralen Begriff Selbsttötung statt Selbstmord. Der Begriff „Mord“ umschreibt immer eine kriminelle Handlung, eine Bewertung, über die man sicher kontroverser Ansicht sein kann.

Suizid als letzter Ausweg?

„Wer viel drüber redet, tut's sowieso nicht!“ – Diese Meinung ist zwar weit verbreitet, trifft aber nicht immer zu. Das Gefühl der totalen Ausweglosigkeit führt in Deutschland ca. 13 000 Personen jährlich dazu, ihrem Leben ein Ende zu setzen. Nach Einschätzung von Wissenschaftlern kündigen ungefähr 70 % der Betroffenen ihren Suizid an.
Die Zahl der Selbsttötungsversuche ist ungefähr dreimal so hoch wie die Erfolgsquote. Viele Menschen sind so verzweifelt, dass sie nur nach einer schnellen Möglichkeit suchen, um aus diesem Leben zu scheiden.

Sterbefälle durch Selbsttötung 1996 in Deutschland

(je 100 000 Einwohner)

Land	Insgesamt	Männlich	Weiblich
Baden-Württemberg	15,3	22,8	8,2
Bayern	16,4	23,7	9,5
Berlin	16,8	23,0	11,1
Brandenburg	17,4	26,7	8,5
Bremen	20,3	27,2	13,9
Hamburg	18,5	25,2	12,2
Hessen	12,8	17,4	8,5
Mecklenburg-Vorpommern	14,8	24,1	5,7
Niedersachsen	15,5	22,1	9,2
Nordrhein-Westfalen	10,6	15,9	5,6
Rheinland-Pfalz	14,3	22,1	6,9
Saarland	10,0	16,6	3,8
Sachsen	20,8	30,8	11,6
Sachsen-Anhalt	19,9	30,1	10,4
Schleswig-Holstein	15,5	23,3	8,0
Thüringen	17,5	26,3	9,1
Deutschland (gesamt)	**14,9**	**21,9**	**8,3**

Aufgaben

- Vergleiche die Zahlen der Bundesländer und das Verhältnis Männer und Frauen miteinander. Was fällt dir auf?
- Suche nach Gründen für die unterschiedlichen Zahlen.
- Suche nach Gründen für den Suizid. Unterscheide zwischen gesellschaftlichen Gründen und persönlichem Unglück. Zähle Gründe für den Suizid auf und ordne sie unter diese beiden Rubriken. Oft gibt es auch Mischfälle (z.B. gab es sowohl vor, als auch nach dem zweiten Weltkrieg viele Menschen, die den Suizid wählten. Den einen wurde vor dem Krieg ihr Weltbild zerstört, und die anderen verloren nach dem Krieg ihr gesamtes Vermögen.).

Im europäischen Vergleich liegt die deutsche Suizidrate laut WHO im Mittelfeld. Ein besonders starker Anstieg wurde in den vergangenen Jahren in den Nachfolgestaaten der Sowjetunion registriert.

Suizidraten einiger Auswahlländer (Selbsttötung und Selbstbeschädigung)

(pro Einwohnerzahl von 100 000)

Land	Jahreszahl	Rate
Dänemark	1993	22,4
Deutschland	1996	14,9
Finnland	1994	27,8
Griechenland	1994	3,4
Großbritannien und Nordirland	1994	7,5
Italien	1992	8,0
Luxemburg	1994	18,5
Mexiko	1993	2,6
Niederlande	1994	10,3
Russische Föderation	1994	42,0
Schweden	1993	15,8
Spanien	1992	7,1
Ungarn	1994	35,7

- In welchen Ländern sind hohe Selbsttötungsraten zu finden?
- Mexiko ist ein relativ armes Land. Finde Gründe für die geringe Selbsttötungsquote!
- Welche Umstände bewegen die Menschen dieser Länder deiner Meinung nach zur Selbsttötung?
- Versucht Theorien über den Zusammenhang von Wirtschafts- und Gesellschaftssystemen und Selbsttötungsraten zu entwickeln.

Selbsttötung als „Fanal"

(Fanal = Aufmerksamkeit erregendes Zeichen, das den Aufbruch zu etwas Neuem anzeigt)

Manche Menschen versuchen durch Hungerstreiks ihre politischen Ziele zu erreichen. Doch manche setzen ein Fanal ganz anderer Art:

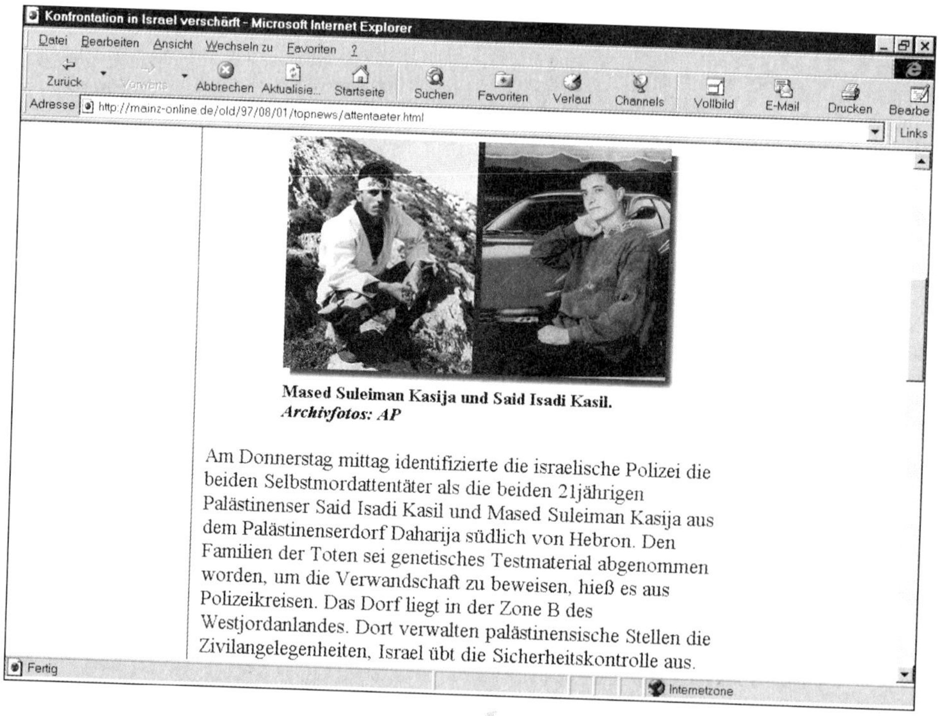

Mased Suleiman Kasija und Said Isadi Kasil.
Archivfotos: AP

Am Donnerstag mittag identifizierte die israelische Polizei die beiden Selbstmordattentäter als die beiden 21jährigen Palästinenser Said Isadi Kasil und Mased Suleiman Kasija aus dem Palästinenserdorf Daharija südlich von Hebron. Den Familien der Toten sei genetisches Testmaterial abgenommen worden, um die Verwandschaft zu beweisen, hieß es aus Polizeikreisen. Das Dorf liegt in der Zone B des Westjordanlandes. Dort verwalten palästinensische Stellen die Zivilangelegenheiten, Israel übt die Sicherheitskontrolle aus.

Nicht umsonst steht das Wort „Fanal" im Duden zwischen „Fan" und „Fanatiker".
In unterschiedlichen Kulturkreisen begegnen uns Menschen, die bereit sind, für ihre politischen Ideale zu sterben. Doch nicht nur das. Sie versuchen, möglichst viele Menschen mit in den Tod zu reißen.
Diese Menschen nennt man auch Kamikaze, abgeleitet von den japanischen Kampffliegern, die sich im 2. Weltkrieg samt ihrem Bomber auf das feindliche Ziel stürzten und dabei ihr Leben verloren. Ursprünglich sind diese todesbereiten „Kamikaze" als „Assassinen (Pl.)" bekannt geworden, die Krieger des „Alten vom Berge", der als Widerstandskämpfer zur Zeit der Kreuzzüge für eine reine Interpretation des Islam kämpfte. Seine Männer fürchteten den Tod nicht – sie waren gefürchtet, weil sie Fürsten und wichtige Persönlichkeiten, die den Islam „verraten" hatten, töteten, bevor sie selbst auseinander geschlagen wurden. Einige der heutigen Selbsttötungsattentäter berufen sich auf die Assassinen.
Aus Israel kommen zur Zeit die meisten Nachrichten von solchen Attentaten. Palästinensische Attentäter haben den Glauben, dass sie direkt zu Allah und ins Paradies gelangen, wenn sie einige Juden durch ihre Aktion töten.
Auf Sri Lanka kämpft eine Rebellentruppe, die „Tamil Tigers", für die Unabhängigkeit der tamilischen Minderheit. Auch diese Truppe besitzt eine Kamikaze-Einheit. Die Rebellen besitzen eine Zyankalikapsel, mit der sie sich umbringen, wenn sie von der Polizei gefangen genommen werden.

„Dann bring ich mich eben um ...!"

Der Gedanke sich umzubringen heißt nicht sofort, dass du es wirklich tust. Die meisten Menschen denken im Laufe ihres Lebens über diese Möglichkeit nach. In einigen Situationen, die dir völlig ausweglos erscheinen, tröstet dich der Gedanke an den Suizid vielleicht sogar. Der Suizid als deine letzte große Freiheit ...

Es ist eine endgültige Entscheidung, die du nicht mehr rückgängig machen kannst!

Aufgaben

- Diskutiert darüber, ob ihr euch vorstellen könnt, was in solchen Menschen vorgeht.
- Selbsttötung, weil etwas anderes mehr zählt als das eigene Leben. Gibt es das für dich? Was könnte das für dich sein? Welche Motive/Ziele/Ideale könnten Menschen höher einschätzen als ihr eigenes Leben?
- Die Selbsttötung als politischer oder als letzter verzweifelter Akt um die Medien auf ein Problem, eine Ungerechtigkeit, ein Verbrechen aufmerksam zu machen, hat eine gewisse Tradition. Sammelt historische Beispiele und berichtet kurz über deren Hintergründe.

Selbsttötung bei Jugendlichen

Zwar zählt die Gruppe der jungen Menschen zwischen 5 und 25 Jahren nicht unbedingt zu den Spitzenreitern der Selbsttötungsstatistiken. Aber 1997 töteten sich in Deutschland laut Statistik knapp 800 Kinder und Jugendliche.

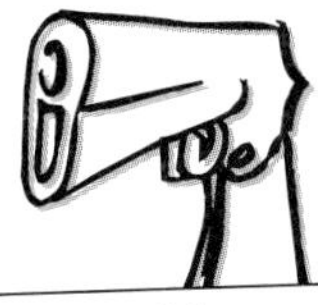

Menschen, die sich umbringen, stehen unter einem unermesslich großen Leidensdruck. Was könnte Menschen in diesem Alter dazu bringen, ihrem Leben ein Ende zu setzen?

Aufteilung in Altersklassen

	5–10 Jahre	10–15 Jahre	15–20 Jahre	20–25 Jahre
Männlich	1	35	224	366
Weiblich	2	11	52	105
Insgesamt	3	46	276	470

Beispiel: Neuseeland

Neuseeland liegt in der Statistik der Selbsttötungen bei Jugendlichen direkt hinter den Ländern der ehemaligen Sowjetunion. Innerhalb der gesamten „westlichen Welt“ ist dieses Land Spitzenreiter. 50% mehr Selbsttötungen von Jugendlichen als der Nachbar Australien. Jungen sind am meisten gefährdet: In jeder Woche setzen drei ihrem Leben ein Ende.
Auf jeden, dem der „Ausstieg“ gelingt, kommen zehn, die es versuchen.
Grund für diese hohe Rate: Perspektivlosigkeit in einem wirtschaftlichen System, das durch Einsparungen an Arbeitsplätzen versucht, seine Marktfähigkeit auf dem Weltmarkt zu erhalten. Aussichten für Jugendliche: Entweder sofort arbeitslos, oder erst einmal studieren und dann nach drei Jahren arbeitslos mit 25 000 Dollar Schulden, weil das Studium so viel kostet. Der Tod als attraktivste Lösung für die Zukunft?

„Wenn ein Mensch aus dem Leben scheidet, ist es, als sagte er den anderen: Seht mal, wie ihr lebt …“

— Swetlana Alexijewitsch

Kennst du selbst nicht auch den Gedanken, dich umzubringen?

„Schon wieder eine fünf in der Mathearbeit, dann werde ich wohl sitzen bleiben – damit komme ich am besten gar nicht mehr nach Hause …“

„Ich glaub, ich bring mich um – der Junge, in den ich verliebt bin, will nichts von mir wissen.“

„Meine Eltern zoffen sich sowieso dauernd untereinander und schreien mich auch nur an. Vielleicht vertragen sie sich wenigstens bei meiner Beerdigung …“

„Mich mag sowieso keiner. Warum soll ich weiterleben?“

„Ich habe solche Angst vor der nächsten Deutscharbeit. Ich wünschte, ich wäre tot!“

Die meisten Selbsttötungen in Deutschland passieren durch *(Rangfolge nach Häufigkeit)*:

1. Erhängen, Erdrosseln, Ersticken
2. Vergiften mit festen oder flüssigen Stoffen
3. Sturz aus der Höhe
4. Feuerwaffen und Explosivstoffen
5. Ertrinken
6. Vergiftung mit Gasen und Dämpfen
7. Schneidende und stechende Gegenstände
8. Vergiftung durch im Haushalt verwendete Gase

Ideen

- Wage eine Zukunftsprognose: Wie wird sich die Wirtschaft in unserem Land weiter entwickeln?
- Haben wir auch einen Anstieg der Selbsttötungsrate von Jugendlichen zu befürchten? Warum?

Aufgaben

- Tauscht euch untereinander aus (wenn ihr könnt und mögt!), in welchen Situationen ihr schon einmal über den Suizid nachgedacht habt.
- Sucht Adjektive, die diesen Gedanken in ausweglosen Situationen beschreiben. Wie war der Gedanke? Z.B.: tröstlich, traurig, ... Erkläre!
- Sammelt zehn gute Gründe sich umzubringen:
  - Helmut Kohl kandidiert für die Bundestagswahl 2002.
  - Die Zahl der Klassenarbeiten wird verdoppelt.
  - Bayern München wird zehn Jahre hintereinander Deutscher Fußballmeister.
  - ...

Reaktionen auf eine Selbsttötung

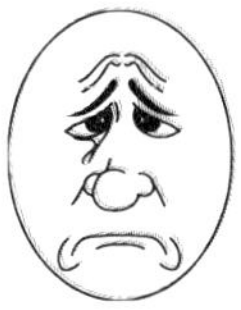

Eltern werden meist von heftigen Schuldgefühlen geplagt. Sie stellen sich immer wieder die Fragen: „Warum haben wir nichts gemerkt? Warum haben wir sie/ihn nicht ernster genommen? Wir hätten doch helfen können ..." Oft können sie an ihren Schuldgefühlen ernsthaft erkranken und sich ebenfalls mit Selbsttötungsabsichten tragen.
Ähnlich ergeht es auch Freunden. Auch sie machen sich in der Regel Vorwürfe, dass sie versteckte Hilferufe nicht richtig gedeutet haben.

Ganz anders, nämlich mit äußerster Härte, reagierten früher die christlichen Kirchen auf einen Suizid. Menschen, die sich selbst töten, greifen nach der Lehre der Kirchen in den Plan Gottes ein. Das gilt als große Sünde. Ihre Leichen wurden früher meist in der Nähe oder in einer Ecke des Friedhofes verscharrt, sie erhielten kein kirchliches Begräbnis und sie wurden nicht in „geweihtem" Boden beerdigt. Auch heute noch gilt die Selbsttötung als Sünde, aber es werden die Umstände und die Vorgeschichte berücksichtigt und niemand wird einfach irgendwo vergraben.

„Bei Selbsttötung wird die Lebensversicherung nicht ausgezahlt." – *Das ist ein Gerücht. Laut allgemeiner Verordnung zahlt die Versicherung nach einer Sperrfrist von drei Jahren, manche Versicherungen zahlen bereits nach zwei Jahren. Wenn du deinen Lieben etwas von deiner hohen Versicherungssumme hinterlassen möchtest, solltest du also lieber erst nach zwei oder drei Jahren von der Brücke springen. Oder willst du das Geld nicht besser selbst verleben?*

Immobilien verlieren an Wert, wenn sich jemand in ihnen umgebracht hat. Jeden beschleicht ein mulmiges Gefühl, wenn er ein Zimmer betritt, in dem der Vormieter sich aufgehängt hat.

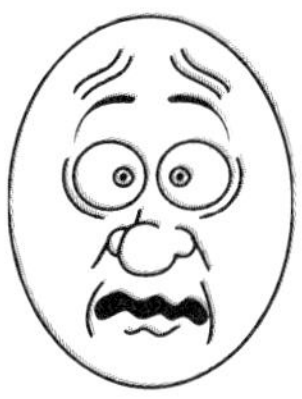

Auch Autos sind nach einer Selbsttötung in ihrem Innern oft nicht mehr zu verkaufen. Ein Autohändler wollte ein Auto sogar verschenken, nachdem sich jemand darin umgebracht hatte. Das Auto und den Besitzer hatte man aber leider erst zehn Tage nach der Tat entdeckt. Der Geruch ging nicht mehr raus ...

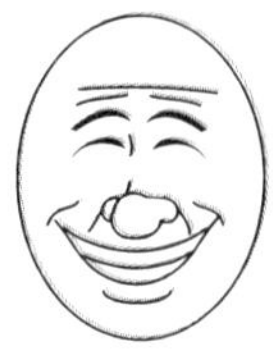

30 gute Gründe, warum es sich zu leben lohnt

1. Bunte Käfer auf grünen Blättern
2. Die Musik des Zufalls
3. Nachts im Zug fahren
4. Pizza und Coke
5. Hydranten
6. Lösungsmittelsortimentskastenschränke
7. Orangene Straßenbeleuchtung (Sodium-Light)
8. U-Bahn fahren (schwarz)
9. Sauteuer Essen gehen
10. Grosse Betten
11. Jalousinenschatten
12. 64 GB Arbeitsspeicher
13. Prag im Herbst
14. Schwarz-weiss Fotos
15. Keine Uhr brauchen
16. Recht behalten
17. Aussteuergeschenke von Oma
18. Die erste Reitstunde
19. Plateauschuhe
20. Zuckerwatte
21. Rad fahren in Gardaseetunneln
22. Der erste Schokokuss
23. Anders sein
24. Lästern im Straßencafé
25. Am Wochenende lange schlafen
26. Spülmaschine
27. auf Trödelmärkten alte Erinnerungen auffrischen
28. Pommes rot/weiß
29. Frische Wäsche
30. Sommerschlussverkauf

Aufgaben

- Stelle für dich eine Hitliste der zehn Gründe auf, die das Leben für dich lebenswert machen. Vergleiche sie mit den anderen. Versucht eine Klassenhitliste zu machen.
- Diskutiert darüber, ob man trotz dieser schönen Dinge immer noch an den Suizid denken kann.
- Was hält einen am Leben? Das können Kleinigkeiten sein, wie Woche für Woche in dem Magazin der Süddeutschen Zeitung nachzulesen ist. Macht (anonym) auch eine solche Zusammenstellung guter Gründe fürs Leben.

Die häufigsten Tötungsarten

Auch wenn der Begriff „Freitod“ heroisch klingt – die unterschiedlichen Tötungsarten sind weder schön, noch einfach. Der Tod ist nicht sauber, schnell und schmerzlos, so wie er uns im Fernsehen gezeigt wird. Sich umbringen ist schmerzhaft und kein bisschen schön für die Menschen, die jemanden finden, der sich selbst getötet hat. Für sie ist es immer ein schwerer Schock:

Tod im Straßen- oder Schienenverkehr

Sich von einem Zug überfahren zu lassen geht schnell, der Schock des Zugführers dauert meist sein Leben lang. Viel bleibt von dir nicht über, denk nur an die Insekten, die dir während einer Fahrt auf der Autobahn vor die Windschutzscheibe fliegen. So ungefähr siehst du dann auch aus. Wenn du dich mit deinem Auto umbringst, reißt du oft Menschen mit in den Tod, die überhaupt nicht sterben wollen. Die Eltern von vier kleinen Kindern umzubringen ist bestimmt keine Heldentat.

Erhängen

Wenn der Knoten des Stricks nicht an der richtigen Stelle sitzt, sodass er einem direkt das Genick bricht, wird man auf den Tod noch ungefähr zehn Minuten warten müssen. Man erstickt qualvoll. Schön ist das nicht ...

Vergiften

Wenn du glaubst, mit mehreren Schlafmittelröhrchen in deinem schönsten Negligee sanft entschweben zu können, hast du dich getäuscht. Einmal bewusstlos, verliert dein Körper die Kontrolle über jeglichen Schließmuskel. Das Ergebnis wird dann diejenigen erfreuen, die dich finden. Solltest du es überleben, wirst du nach einigen Tagen Koma total verkabelt auf der Intensivstation erwachen und dich ziemlich besch... fühlen.

Sturz aus der Höhe

Was passiert wohl, wenn du es dir während des Falls noch einmal anders überlegst?
Das Gleiche gilt für die aufgeschnittenen Pulsadern in der Badewanne. Es dauert eine Weile, bis du das Bewusstsein verlierst. In der Zwischenzeit kannst du nur noch zusehen, wie alles Leben unaufhörlich aus dir herausläuft.

Erschießen

Wenn jemand nicht richtig trifft und überlebt, kann er für sein Leben lang entstellt oder schwerstbehindert sein. Dann wird so gut auf einen aufgepasst, dass man es nicht noch einmal versuchen kann. Das Gleiche gilt für den Fall, dass man versucht, sich mit einem spitzen Gegenstand (wie z.B. einem Messer) umzubringen.

Ertrinken

Früher nannte man es „ins Wasser gehen“. Stell dir vor, wie es manchmal im Schwimmbad ist, wenn du dich mit Wasser verschluckst. Ertrinken ist tausendmal schlimmer, da du das Wasser richtig „einatmest“. Du erstickst unter großer Qual und Panik, weil es eine Zeit lang dauert, bis du das Bewusstsein verlierst, während sich deine Lungen mit Wasser füllen.

Unser Tipp:

Versuche noch ein letztes Mal, dein Problem mit anderen zu besprechen. Ein anderer Blickwinkel hilft manchmal, vor allem wenn er von Leuten kommt, die Erfahrung haben mit Menschen, die sehr verzweifelt sind. Wenn du also nicht mehr weiter weißt und darüber nachdenkst dich umzubringen, hole dir lieber Hilfe und Rat bei professionellen Beratungsstellen, wie z.B. der Telefonseelsorge. Du erreichst sie in Deutschland unter den einheitlichen Rufnummern:

0800–111 0 111
und 0800–111 0 222.

Diese Rufnummern kannst du seit 1997 kostenfrei benutzen.
Weitere Informationen, die dir aus einer Krise helfen können, findest du im Internet unter:
http://members.aol.com/suicidepsy/suiz-info.html
Informationen zu regionalen Beratungsstellen bekommt ihr hier:

Deutsche Gesellschaft für Suchtprävention, Nordring 29, 95445 Bayreuth, Tel. 0921 – 283 300 oder 283 301, Fax: 0921 – 283 777

Und denk dran!
Tot bist du noch lang genug.

Aufgaben und Ideen

- Informiert euch über die Arbeit der Telefonseelsorge. Was wird dort Menschen geraten, die sich umbringen wollen?
- Ihr könnt Interviews mit den Mitarbeitern machen, einen Videofilm drehen oder euch erst einmal auf der homepage der Telefonseelsorge in Köln **http://www.psycholBerat.xnc.com/psycholBerat** umschauen. Dort gibt es auch die Möglichkeit einer online-Beratung.

Spektakuläre Selbsttötungen

Sich auf diese Weise mit dem Tod zu befassen ist sehr bedrückend. Diese beiden Beispiele sollen zur „Erholung“ dienen und zeigen, dass manche Menschen ihren eigenen Tod regelrecht inszenieren.

William Kogut ...

... wartete auf seine Hinrichtung wegen des Mordes an einer Dame von zweifelhaftem Ruf. Er hatte der Frau die Kehle durchgeschnitten, sein Motiv gab er nie preis. Er hielt es für richtig, dass er für sein Verbrechen mit dem Tod bezahlen sollte, wollte dies jedoch selbst erledigen. Die Vorsichtsmaßnahmen der Gefängnisleitung durchkreuzten jedoch alle Selbsttötungspläne, aber er hielt selbst in San Quentin an seinen Plänen fest. Vier Monate brauchte er, um seine Suizidabsicht auszuführen. Er bastelte ein Rohrgeschoss aus einem der Stahlfüße seiner Pritsche. Dann riss er Spielkarten in winzige Stücke und stopfte sie in das Rohr. Das eine Ende verschloss er fest mit einem kurzen Besenstiel, am anderen goss er Wasser hinein, um die Kartenschnipsel aufzuweichen. Anschließend legte er das Rohr auf den kleinen Kerosinofen neben seiner Pritsche, sodass das offene Ende in Stirnhöhe auf seinen Kopf gerichtet war. Durch die Hitze des Ofens verdampfte das Wasser im Stahlrohr. Der dadurch entstandenen Druck entlud sich durch das offene Ende und katapultierte den Pfropf aus zusammengepressten Kartenschnipseln mit solcher Wucht heraus, dass er Koguts Schädel durchdrang.

Lupe Velez ...

... war eine Schauspielerin aus Mexiko, die im Hollywood der Zwanziger und Dreißiger eher durch ihre stürmischen Eskapaden als durch ihre Filme bekannt war. Einige Jahre war sie mit dem Tarzandarsteller Johnny Weissmüller verheiratet. Zur Scheidung kam es 1938 - sie konnte Johnnys Wut nicht verstehen, wenn sie, die Partys von Hollywood belebend, ihr Kleid bis zur Nase hochwirbelte – Unterwäsche trug sie nie. Nach der Scheidung rutschte sie zu Nebenrollen ab. 1944 war sie sechsunddreißig, total verschuldet und von einem flüchtigen Liebhaber schwanger. So beschloss sie, ihre Probleme mit einem Schlag zu lösen. Nach einem reichhaltigen, gut gewürzten Abendmahl schluckte sie fünfundsiebzig Seconal, streckte sich auf ihrem seidenbezogenen Bett aus, faltete die Hände über der Brust, schloss die Augen und stellte sich die Fotos auf den Titelseiten am nächsten Morgen vor. Diese Bilder sollten allerdings nie gemacht werden. Als am nächsten Morgen das Zimmermädchen die Schlafzimmertür öffnete, war das Bett leer. Eine Spur von Erbrochenem zog sich vom Bett bis zum Badezimmer. Dort fand das Mädchen Lupe ertrunken, den Kopf in der Toilettenschüssel. Die Überdosis Seconal war wider Erwarten nicht tödlich gewesen, sondern hatte Brechreiz und Magenkrämpfe ausgelöst. Lupe hatte sich, schwankend vor Übelkeit, ins Badezimmer geschleppt und war auf den Fliesen ausgerutscht, wo sie mit dem Kopf zuerst in die Ägyptische Chartreuse-und-Onyx-Luxusausführung fiel.

aus: http://www.info-media.de/manuela/tekste/schwarz.html

Ideen

- Bei diesen Geschichten denkst du sicher: Inszenierte Selbsttötungen! Das kann doch wohl nicht wahr sein! Aber: vor nicht allzu langer Zeit sorgten die Wiener Aktionisten* für Aufsehen. Finde heraus, warum das so war!
- Pietätlos, aber: sammelt unmögliche Arten, sich selbst aus dem Leben zu befördern. Bindet sie zu einem Buch. Motto: 50 Arten, wie man den Suizid zur Kunst erhebt!

** Mitte unseres Jahrhunderts sorgten die Wiener Aktionisten für Aufsehen. Ihre Auseinandersetzung mit dem Tod gipfelte in der als Kunst bezeichneten Selbsttötung eines Künstlers. Von einer „Selbsttötungsmaschine“ ließ er sich jeden Tag ein Körperteil mehr abhacken, bis er starb. Im Sommer 1998 macht ein weiteres Mitglied dieser Gruppe von sich reden. Hermann Nitsch inszenierte auf Schloß Prinzendorf bei Wien sein „Sechs-Tage-Spiel“. Er feierte eine Orgie aus Schmerz, Lust, Leben und Tod. Dazu schlachtete er drei Stiere, mit deren Blut gemalt und das auch getrunken wurde. Nackte Menschen (Freiwillige!) ließen sich an Kreuze hängen, alles untermalt mit Musik.*

Sterbehilfe = Mord?

„Der moderne Mensch will das Sterben möglichst verdrängen; es beleidigt seinen Machbarkeitswahn. Doch gerade die Machbarkeit konfrontiert ihn erst recht mit seinem Sterben. Wo früher der Tod selbstherrlich dem Leben das Ende setzte, müssen sich Patienten, Ärzte und Angehörige immer öfter der Frage stellen: Wann ist es Zeit zu sterben?"
Robert Leicht **in:** Die Zeit, vom 17.9.1998

Stichwort: Euthanasie

Euthanasie (griech. euthanasia = schöner Tod). Wer einem Menschen das Sterben und den Übergang zum Tod erleichtert, leistet Sterbehilfe. Wenn man es ganz genau nimmt, fällt unter diesen Begriff jegliche Linderung von Leid, sei es die Sterbebegleitung durch mitfühlende Menschen oder die Verabreichung von Schmerzmitteln.
Durch den ideologisch motivierten Massenmord der Nationalsozialisten am so genannten lebensunwerten Leben Behinderter (in der Nazi-Ideologie als „Euthanasie-Programm" bezeichnet), ist der Begriff bis heute schwer belastet. In Deutschland ist dieser Begriff aus diesem Grund kaum wertfrei zu benutzen, in anderen Ländern gehört er zum normalen Sprachgebrauch.

Entwicklungen der Diskussion um die Sterbehilfe im Ausland:

Australien:
Der australische Bundesstaat Northern Territory legalisierte 1996 vorübergehend die Tötung auf Verlangen.
Im Januar 1997 erhielt die 52-jährige Janet Mills aus Darwin als erste Frau in Australien aktive und legale Sterbehilfe. Sie litt an einer sehr seltenen Form des Hautkrebs.

Niederlande:
Das niederländische Parlament beschloss am 9. Februar 1993 ein liberales Sterbehilfe-Gesetz. Das Gesetz lässt aktive Sterbehilfe unter bestimmten Bedingungen zu: Der Patient muss im Sterben liegen, an unerträglichen Schmerzen leiden, mehrmals um Sterbehilfe gebeten haben und bei vollem Verstand sein. Zusätzlich muss der Arzt einen Kollegen zurate ziehen.
Die Regierung will die Gesetzgebung bis Mitte 1998 weiter liberalisieren, damit möglichst viele Fälle von Sterbehilfe gemeldet werden.

Großbritannien:
Die britische Ärztevereinigung BMA hat sich Mitte 1997 auf einem Jahreskongress mit einer Mehrheit gegen Überlegungen ausgesprochen, die Sterbehilfe zu legalisieren.

Schweiz:
Ärzte dürfen chronisch Kranke mit schwersten Hirnschädigungen verhungern oder verdursten lassen, wenn keine Aussicht besteht, dass sie wieder zu Bewusstsein gelangen. Es wird darüber diskutiert, ob Ärzte Patienten aktiv zum Tod verhelfen dürfen, ohne dafür bestraft zu werden.

USA:
Zwei Drittel der US-Amerikaner im Alter von 55 oder mehr Jahren sprachen sich in einer Umfrage dafür aus, die Sterbehilfe für schwer kranke Menschen durch Ärzte auch in den USA zu legalisieren. Das höchste Gericht beschäftigte sich 1997 mit der Frage, ob es mit der Verfassung vereinbar ist, Sterbehilfe für ungesetzlich zu erklären.

Begriffserklärungen:

a. Aktive Sterbehilfe. Bei dieser Form der Sterbehilfe ist z.B. an Menschen zu denken, die unfall- oder altersbedingt als unheilbar krank angesehen werden müssen und die nicht mehr in der Lage sind, ihren Tod durch eigene Handlung herbeizuführen.

b. Von Sterbehilfe (Tötung) auf Verlangen spricht man, wenn Kranke den Arzt oder die Angehörigen um einen raschen Tod bitten, weil sie ihre Schmerzen nicht mehr ertragen und sowieso nicht mehr geheilt werden können.

c. Die passive Sterbehilfe umfasst die Unterlassung oder Nichtfortsetzung von lebensverlängernden Maßnahmen durch den Arzt: z.B. das Absetzen von lebenswichtigen Medikamenten oder den Verzicht auf künstliche Ernährung.

aus: http://ilsebill.biologie.uni-freiburg.de/schule/Faecher/evR/Vorrath/ruwum/tod/Sterbehilfe

Richtlinien zur Sterbehilfe der Bundesärztekammer bis 1993:
Leben muss um jeden Preis erhalten werden. Ärzte und Mediziner sind verpflichtet, den technischen Fortschritt dazu zu nutzen, Leben zu verlängern und zu erhalten.

Richtlinien zur Sterbehilfe der Bundesärztekammer ab 1993:
Ärzte sind nicht mehr verpflichtet, alles zu tun, um das Leben von Patienten im Endstadium ihrer Krankheit zu verlängern. Vielmehr dürfen sie Behandlungen abbrechen, wenn sie lediglich den Todeseintritt verzögern und keine Heilung mehr möglich ist. Unnötige Qualen durch intensiv-medizinische Behandlungen sollen den Patienten erspart bleiben.

Sterbehilfe = Mord?

„Entwurf zur ärztlichen Sterbebegleitung“

„Behandle deine Patienten stets so, wie du deinen besten Freund behandeln würdest – und wie du selbst behandelt werden möchtest, auch im Angesicht des Todes.“

— Julius Hackethal

Ideen

- Sprich mit anderen über den Begriff des „mutmaßlichen Willens“. Was verstehst du darunter?
- Stell dir vor, du müsstest nach dem „mutmaßlichen“ Willen eines Patienten (eines Verwandten/einer Freundin/eines Freundes) handeln. Würdest du dir eine Entscheidung zutrauen? Begründe!
- Welche Ausbildung müssen Ärzte haben für solch eine Entscheidung?

Im August 1998 veröffentlichte die Bundesärztekammer ihren Entwurf zu der „Richtlinie zur ärztlichen Sterbebegleitung“. Der Vorstand plant, die Richtlinie am 11.09.98 endgültig zu beschließen und für die Ärzteschaft verbindlich zu machen.

Inhalt:

- Die medizinische Versorgung muss auf jeden Fall gewährleistet sein und darf nicht von wirtschaftlichen Erwägungen abhängig gemacht werden.
- Aktive Sterbehilfe ist unzulässig und mit Strafe bedroht, auch dann, wenn sie auf Verlangen des Patienten geschieht. Die Mitwirkung des Arztes bei der Selbsttötung widerspricht dem ärztlichen Ethos und kann strafbar sein. Der Arzt trägt die Verantwortung in der konkreten Situation.
- Bei unheilbar Kranken im fortgeschrittenen Stadium kann sich das Therapieziel ändern: An Stelle von Lebensverlängerung und -erhaltung, wird der Schwerpunkt auf Schmerzlinderung (Palliativ-Medizin) und auf pflegerische Maßnahmen verlagert. Die Änderung des Therapieziels hängt vom Willen des jeweiligen Patienten ab.
- Bei Früh- und Neugeborenen mit schwersten Fehlbildungen können die lebenserhaltenden Maßnahmen eingestellt werden. Ein schon begonnener Sterbeprozess soll nicht künstlich verlängert werden.
- Menschen mit lebensbedrohenden Krankheiten, die aber nicht in absehbarer Zeit sterben werden, z.B. Wachkoma-Patienten und andere komatöse Patienten haben wie alle anderen Patienten auch das Recht auf angemessene medizinische Betreuung, die die Lebenserhaltung als Therapieziel hat. Der unwiderrufliche Ausfall weiterer vitaler Organfunktionen kann die Entscheidung rechtfertigen, das Therapieziel zu ändern. Auf lebenserhaltende Maßnahmen kann verzichtet werden, wenn es der erklärte oder der mutmaßliche Willen des Patienten ist. Bei bewusstlosen Patienten wird zur Ermittlung des mutmaßlichen Willens die Bestellung eines Betreuers erforderlich sein.
- Der Arzt hat den mutmaßlichen Willen des Patienten aus den Gesamtumständen zu ermitteln.
- Patientenverfügungen sind verbindlich, falls sie sich auf die konkrete Behandlungssituation beziehen und keine Umstände zu erkennen sind, dass der Patient sie nicht mehr gelten lassen würde.

Die neuen Richtlinien zur Sterbebegleitung stoßen nicht bei allen Medizinern auf Begeisterung. Für viele Mediziner steht der Wille des Patienten zu sehr im Vordergrund, der durch Schmerzen und andere belastende Umstände ihrer Meinung nach stark beeinflusst ist. „Autonom“ sind Patienten und Angehörige nicht in ihrer Entscheidung: Sie sind abhängig von ärztlichen Erläuterungen und Hilfen. Aus diesem Grund möchten die Kritiker der neuen Richtlinien ganz allein bestimmen wollen, wann sie lebenserhaltende Behandlungen abbrechen und wann nicht.

Werden junge Ärzte in ihrer Ausbildung auf solche Situationen vorbereitet?

Leider muss die Antwort heute noch „Nein“ lauten. Ethik-Seminare innerhalb des Studiums sind freiwillig. Dem Tod begegnen die meisten angehenden Mediziner nur auf dem Seziertisch. Die Grauzonen der Entscheidungen in der Intensivmedizin und ihrer lebensverlängernden Maßnahmen, werden ausgespart. Die Wissenschaft geht (noch) vor. Aber die Weiterentwicklungen in der Medizin und Gentechnologie erfordern auch eine Auseinandersetzung mit ethischen Fragen. In einem neuen Entwurf zur Ausbildungsordnung für Mediziner ist erstmalig ein Pflichtfach Ethik vorgesehen. Die Frage ist nur, wann es in Kraft tritt ...

Sterbehilfe per Gerichtsentscheid?

Der Fall:

Seit Dezember 1997 liegt eine 85-jährige Seniorin nach einem Hirnschlag im Koma. Eine Besserung ihres Zustandes ist nicht zu erwarten. Die vom Vormundschaftsgericht als Betreuerin eingesetzte Tochter beantragt die Einstellung der künstlichen Ernährung. Ihre Mutter habe während ihres bewussten Lebens immer wieder gesagt, dass sie kein langes Sterben ertragen wolle.
Amts- und Landgericht wiesen den Fall mit der Begründung ab, dass es im Betreuungsrecht keine Vorschrift gibt, die auf die gezielte Herbeiführung des Todes anwendbar sei.
Die Tochter wandte sich an das Oberlandesgericht Frankfurt.

Urteil des Oberlandesgerichts (OLG) Frankfurt:

Das OLG verweist den Fall zurück ans Amtsgericht, damit dort der mutmaßliche Wille der Patientin geklärt und entschieden wird, ob die künstliche Ernährung eingestellt wird oder nicht.

Begründung:

Das Urteil des OLG stützt sich auf folgenden Paragraphen des Bürgerlichen Gesetzbuches:
§ 1904: „Die Einwilligung des Betreuers in eine Untersuchung des Gesundheitszustandes, eine Heilbehandlung oder einen ärztlichen Eingriff bedarf der Genehmigung des Vormundschaftsgerichts, wenn die begründete Gefahr besteht, dass der Betreute auf Grund der Maßnahme stirbt oder einen schweren gesundheitlichen Schaden erleidet."

Stimmen zum Urteil:

„Richter reißen in der Grauzone zwischen Leben und Tod eine neue Tür auf."

„Es gehört nicht zur ärztlichen Praxis, Geräte abzuschalten. Der Arzt ist doch kein Henker."

„Dieser Beschluss öffnet der aktiven Sterbehilfe Tor und Tür."

„Jetzt kann ein vom Vormundschaftsgericht bestellter Betreuer eines Schwerstkranken nicht mehr allein entscheiden, ob eine Behandlung abzubrechen ist. Er braucht dafür den Beschluss des Vormundschaftsgerichts, das den tatsächlichen oder mutmaßlichen Willen des Patienten prüfen soll. Dieser Beschluss fördert also nicht die freie Euthanasie, sondert hindert sie."

„Hier wird in Lebensprozesse eingegriffen. Im Grunde ist das eine Tötung."

„Behinderte müssen nun Angst um ihr Leben haben."

„Ein mutiges Urteil und Signal an den Gesetzgeber, sich dieser Frage anzunehmen."

Aufgaben

- Wie siehst du dieses Urteil? Nimm die Begründung genau „unter die Lupe".
- Wie würdest du es empfinden, wenn ein Gericht über Leben und Tod deiner Eltern entscheiden würde?

Der Fall:

Ein 32-jähriger Künstler verunglückt unverschuldet mit dem Auto auf der Fahrt zu seiner ersten großen Ausstellung.
Nach seinem Unfall ist er vom Kinn abwärts gelähmt. Er ist bei vollem Verstand, als er seine Ärzte um Sterbehilfe bittet.

Rollenspiel

- Spielt die Situation im Rollenspiel nach. Sammelt Argumente für den Standpunkt des Künstlers und für den des Arztes.
- **Variante:** Der Künstler liegt im Koma und ist an lebenserhaltenen Maschinen angeschlossen. Du als sein Angehöriger kennst seinen mutmaßlichen Willen. Spielt das Gespräch mit dem Arzt. Wie fühlst du dich dabei, Entscheidungen über Leben und Tod treffen zu müssen?

Sterbehilfe in der Diskussion

Umfrage

„Sollte ein Arzt passive Sterbehilfe leisten dürfen?"

Nach neuen Richtlinien zur passiven Sterbehilfe dürfen Ärzte bei Sterbenden und unheilbar Kranken – nach sorgfältiger Prüfung des Einzelfalls – aufwändige Therapieformen beenden und nur noch Basisbehandlungen wie Flüssigkeitszufuhr und natürliche Ernährung aufrechterhalten.

76 %	**JA,** wenn Patient und Angehörige einverstanden sind.
11 %	**Nur** bei älteren Patienten
9 %	**NEIN**

„Sollte aktive Sterbehilfe vom Gesetzgeber erlaubt werden?"

Das würde etwa bedeuten, dass Ärzte tödliche Medikamente geben, wenn schmerzgeplagte Patienten danach verlangen.

39 %	**JA** im Sinne der Betroffenen
24 %	**JA** auf Wunsch der Angehörigen
29 %	**NEIN**
	An 100 fehlende = weiß nicht

Mehr als drei Viertel der Befragten sind dafür, dass Ärzte Leben nicht unter allen Umständen erhalten müssen und in speziellen Fällen das Sterben erleichtern dürfen.

aus: Die Woche, 16.1.1998, S.2

Unterschiedliche Standpunkte zur Sterbehilfe:

„Der Kranke ist ein Parasit der Gesellschaft. In einem gewissen Zustande ist es unanständig, noch länger zu leben."
F. Nietzsche

„Ob viel Bewusstsein oder wenig Bewusstsein – Mensch bleibt Mensch."
D. B. Linke, Neurophysiologe und Philosoph

„Manche Notärzte sollte man erschießen, wenn sie 83-jährige Omas, die Krebs bis zur Halskrause haben, wieder beleben!"
Michael S., Sprachtherapeut

W. Ullmer, Ehemann einer Wachkoma-Patientin: „Auch dieser Zustand ist Leben – wenn auch ein ganz anderes. Ich spüre, dass meine Frau leben will, dass sie, in ihrer äußerst zurückgenommenen Weise, nach einem Dialog, nach Nähe sucht."
aus: DieWoche, 16.1.98, S. 25

Sag NEIN zur Euthanasie ! Say NO to Euthanasia...
Zitat aus: Zeit-Fragen – Zeitung für Meinungsbildung, Ethik und Verantwortung

Papst Johannes Paul II. führt aus:
„Das Recht auf Leben ist das fundamentale Recht des Menschen ... es gibt kein anderes Recht, das die Existenz des Menschen näher berührt! Recht auf Leben heißt, das Recht zu haben, auf die Welt zu kommen und bis zum natürlichen Tod sein Dasein zu bewahren: ‚Solange ich lebe, habe ich das Recht zu leben.'"
aus: http://user03.blue.aol.com/wegesch/hopa1.html

Sterbehilfe in der Diskussion

Hat man mit dem Recht auf Leben nicht gleichzeitig das Recht auf Sterben?

In den neuen Richtlinien zur „ärztlichen Sterbebegleitung" (September 1998), soll die Selbstbestimmung des Patienten nach dessen erklärtem oder mutmaßlichen Willen mehr Gewicht erhalten (s.S. 58). Bereits im Januar 1998 wurde der Entwurf zu diesen Richtlinien bekanntgegeben und es wurden unterschiedliche Meinungen diskutiert:

Tatsache ist: Es gibt kein Recht auf den eigenen Tod. Wer immer die Todesspritze setzt, der begeht die Tötung eines Mitmenschen. Hingegen lassen Schmerztherapie, Pflege und menschliche Anteilnahme jeden ausweglos erscheinenden Zustand noch als Lebensqualität immer wieder neu gestalten.

aus://http:user03.blue.aol.com/wegesch/hopa1.html

Den Ärzten wird der manipulierbare Sterbeprozess zunehmend unheimlicher.
Menschen sollte nicht durch Apparate und Experimente und unter unwürdigen Umständen ein verlängertes Leben „geschenkt" werden, wenn sie es gar nicht wollen.

Antje Vollmer, Vizepräsidentin des deutschen Bundestages, Bündnis 90/Die Grünen

Entscheidungen bei der Sterbebegleitung sollten nie von Einzelnen allein getragen werden. Eine Ethikkommission, bestehend aus Ärzten, Schwestern, Hebammen und Pflegern, sollte im Konsens entscheiden. Auf keinen Fall durch Abstimmung.

Joachim Hackelöer, Spezialist für Risikoschwangerschaften und Therapien im Mutterleib

Die neuen Richtlinien versuchen einen Weg zu finden zwischen der Angst vor Überbehandlung und der Angst vor einem vorzeitigen Abbruch der Lebenserhaltung. Nach einigen Änderungen zur künstlichen Ernährung, zu den Wachkoma-Patienten und zur Patientenverfügung sollten die neuen Richtlinien verabschiedet werden.

Hans Ludwig Schreiber, Jura-Professor; Spezialist für Medizinrecht

Die Ärzte werden durch die neuen Richtlinien von Ihrer Verantwortung in Entscheidungskonfliktsituationen entbunden. Das allgemeine Tötungsverbot wird enttabuisiert. Die Richtlinie macht bleibende Behinderung zum Kriterium für lebensverkürzenden Behandlungsabbruch – was gegen das Diskriminierungsverbot des Grundgesetzes verstößt.

Therese Neuer-Miebach, Mitglied der Geschäftsführung der Bundesvereinigung Lebenshilfe für Menschen mit geistiger Behinderung

Der Patient übernimmt zu gesunden Zeiten durch ein Patienten-Testament Mitverantwortung für die Umstände seines Lebensendes. Ein Großteil der Bevölkerung ist bereit, diese Mitverantwortung zu tragen.

Günther Jonitz, Vizepräsident der Ärztekammer Berlin

Die Kirche begrüßt, dass die Richtlinie an der Ablehnung aktiver Euthanasie durch den Arzt festhält und sich gegen jede Erwägung der Wirtschaftlichkeit abgrenzen will. Die unantastbare Würde des Menschen soll aber mit der reifen Annahme seiner Endlichkeit verknüpft werden. Das Recht auf Selbstbestimmung im Sterben müsste, abgegrenzt vom manchmal geforderten „Recht auf Suizid", in die Richtlinien aufgenommen werden.

Joachim Wanke, katholischer Bischof in Erfurt

Aufgaben

- Untersucht die einzelnen Aussagen. Wer meint was? Wer ist für die neuen Richtlinien, wer dagegen?
- Führt eine Diskussion über das Thema „Euthanasie". Die unterschiedlichen Aussagen liefern euch erste Argumente – recherchiert aber weiter. Wie lautet deine persönliche Meinung?

Sterbehilfe in der Diskussion

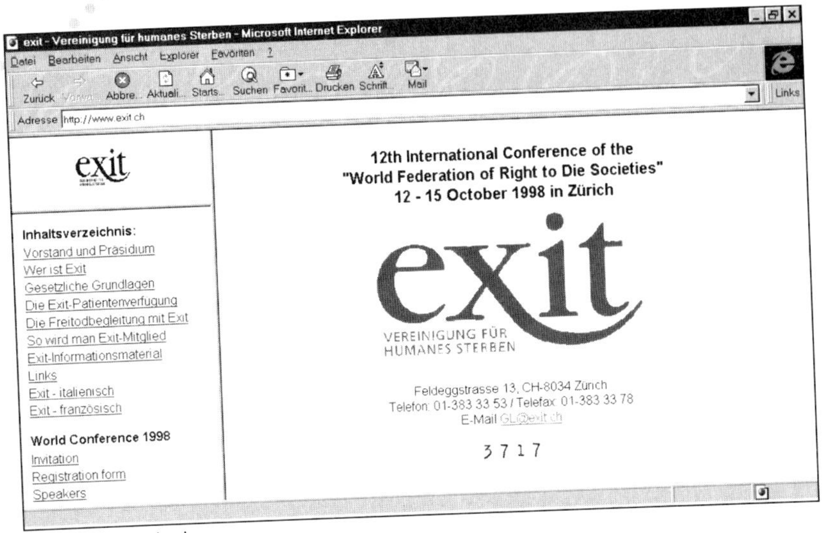

http://www.exit.ch

Sowie natürlich die Gefahr besteht, dass Leben nur deshalb verlängert wird, weil dadurch teure Apparaturen im Krankenhaus finanziert werden, so besteht andererseits die Gefahr, dass das Verlangen nach Euthanasie zu einem ziemlich üblen Geschäft wird.

Ein Beispiel für „Sterbehilfe" wird in dem Folgenden (stark gekürzten) Artikel aus dem „Spiegel" beschrieben.

Ein kalter Abgang

Herbert Breda hatte Wasser in den Lungen und manchmal Atemnot, aber er war noch rüstig. Sein Leben fand er trotzdem nicht mehr erträglich. „Exit", die Schweizer Vereinigung für humanes Sterben, half ihm beim Suizid.

Von Marianne Wellershoff

(...) Donnerstag 24. Juli. Die Wetterstation Konstanz misst eine Temperatur von 26 Grad und eine relative Luftfeuchtigkeit von 82 Prozent. Ein solches Klima verstärkt Herz- und Atembeschwerden.

Am späten Nachmittag trinken Herr Breda und seine Frau Tee und essen Kuchen. Breda sagt: „Ich will nicht mehr. Ich bin 89 Jahre alt. Ich habe mein Leben gelebt." Im November werde er sich umbringen, mithilfe von Exit. Seine Frau weint: „Geh doch nicht von Zahlen aus, sondern von deinem körperlichen Zustand."

(...) Freitag, 8. August. Gegen sieben Uhr morgens sitzt der Mann in seinem Fernsehsessel. „Ich bekomme keine Luft", sagt er zu seiner Frau, und in seinen Augen sieht sie zum ersten Mal Panik. Eine Stunde später geht es ihm besser. Der Arzt von der Herzklinik sagt am Telefon: „Ihre Befunde sind so gut, dass wir die Klappenverengung operieren sollten."

(...) Die objektiven Befunde und das subjektive Erleben stimmen in ihrer Dramatik nicht überein. Breda ist in seinem ganzen Leben niemals ernsthaft krank gewesen. Der Körper, der ihm langsam entgleitet, wird ihm fremd. „Er hatte Angst davor, bettlägerig zu werden", sagt seine Frau. Ihr Mann will lieber in Würde sterben als in Unwürde leben. Über Angst vor dem Tod spricht er nie. Er ist kein religiöser Mensch: An ein Leben nach dem Tod glaubt er nicht.

Mittwoch, 13. August. Herr Breda schreibt an Exit: „Es ist mein Wunsch, mein Leben zu beenden." Er weist auf die Herzklappenverengung hin und auf „eine Lungenerkrankung", die irreparabel sei. Als Beleg fügt er einen anderthalb Jahre alten Brief des Herz-Zentrums Kreuzlingen an, in dem „Atemnot auf niedriger bis mittlerer Belastungsstufe" diagnostiziert wird.

(...) Dienstag, 19. August. Der Geschäftsführer von Exit, Peter Holenstein, ruft den Sterbebegleiter Hans Strasser vom Zürcher Büro aus an und bittet ihn, sich mit Herrn Breda in Verbindung zu setzen.

Strasser, 74, hat schon 40 Menschen in den Tod begleitet. Das sei jedes Mal „ein wundervolles Erlebnis", sagt er. Er hat als zwölfjähriger Junge mit ansehen müssen, wie sein Vater elend an Dickdarmkrebs starb. Dieses Trauma habe ihn für sein Leben geprägt.

(...) Donnerstag, 21. August. Frau Breda-Betting kauft Reisetabletten gegen Erbrechen. Ihr Mann muss sie einnehmen, bevor er das Gift trinkt. Mitten im Supermarkt fängt sie wieder an zu weinen. Eine fremde Dame tröstet sie. Breda sagt zu seiner Frau: „Ich verstehe nicht, warum du es so schwer nimmst."

(...) Eine Freundin besucht die Bredas. Das Ehepaar verschweigt den bevorstehenden Selbstmord. Herr Breda zwingt seine Frau, für den Sonntag einen Termin zum Segeln mit der Freundin auszumachen.

(...) Montag, 25. August. „Herbert fühlt sich gut, ja sogar wie in den besten Tagen", schreibt Frau Breda-Betting verzweifelt, weil dies nichts an seinem Entschluss ändert. Am folgenden Tag will er sterben.

(...) Dienstag, 26. August. Der Arzt Meinrad Schär ist Präsident von Exit. Er war früher mal Professor für Präventivmedizin, ein Wissenschaftler also, kein Praktiker. Er stellt das Rezept für die tödliche Dosis Natrium-Pentobarbital aus. Herrn Breda hat er nie gesehen.

(...) Freitag, 29. August. Frau Breda-Betting wacht vom Geräusch der Gegenstromanlage auf. Ihr Mann ist in den Pool gegangen. Als sie hochkommt, ist er rasiert und angezogen: weißes Hemd, weiße Hose, weiße Socken, schwarzer Gürtel, Hausschuhe. Er trägt oft weiß, aber diesmal hat er die etwas bessere Garnitur aus dem Schrank geholt.

Um 9.01 Uhr trifft Strasser am Bahnhof Kreuzlingen ein. In einem dunkelbraunen Leder-Aktenkoffer transportiert er das Gift. Frau Breda-Betting holt ihn am Bahnhof ab.

(...) Sein Freitod ist nicht die Befreiung von einem unerträglichen Leiden, sondern ein Präventivschlag. Die innere Freiheit zu haben, selbst über Leben und Tod zu entscheiden und den Tod zu wählen, muss ihm das Gefühl der Grandiosität gegeben haben.

(...) Um 9.50 Uhr kommt Strasser mit dem Glas herein, in dem er das dreifach tödlich wirkende Medikament aufgelöst hat. Breda bittet seine Frau, das Zimmer zu verlassen. Das Gift trinkt er wie vorgeschrieben in einem Zug. Sie hört, wie Herr Strasser sagt: „Das haben Sie prima gemacht."

(...) Breda stirbt den Tod, den er gefürchtet hatte: Er erstickt.

(...) Die Witwe bringt es nicht über sich, das Wasserglas anzufassen, aus dem ihr Mann das Gift getrunken hat. Immer wieder starrt sie es an. Zwei Wochen später nimmt eine Freundin das Glas mit und wirft es weg.

Stark gekürzter Artikel aus:
Der Spiegel, 6/1998, S. 102-108

Die Todesstrafe

amnesty international
FÜR DIE MENSCHENRECHTE

Im Grundgesetz steht:
Artikel 102 Todesstrafe:
Die Todesstrafe ist abgeschafft.

... „Die öffentliche Hinrichtung ist kein Vorrecht der Revolution. Sie ist das sichtbarste Insignium jeder Herrschaft." ...
... „Bis heute ist die Abschaffung der Todesstrafe, so es denn überhaupt dazu kommt, meist nur eine befristete Episode, kein Anzeichen für einen Fortschritt der Zivilisation." ...
Wolfgang Sofsky, Traktat über die Gewalt, S. 121

(Insignium = Zeichen staatl. Macht)

In der BRD wurde die Todesstrafe 1949 abgeschafft, in Österreich 1968 und in der Schweiz 1937.
In den USA wurde die Todesstrafe 1972 abgeschafft und 1976 von 38 Staaten wieder eingeführt.
Seitdem wurden 474 Menschen mit der Giftspritze oder auf dem elektrischen Stuhl hingerichtet. Bis Ende September 1998 starben in diesem Jahr bereits 42 Menschen, darunter zwei Frauen. Die Todesstrafe hat keineswegs eine abschreckende Wirkung: Im Verhältnis zu Ländern ohne Todesstrafe werden in den USA doppelt so viele Gewaltverbrechen verübt.
Die meisten Todeskandidaten sind Latinos oder Afroamerikaner. 90% aller Todeskandidaten können sich keinen Anwalt leisten. Eine Menschenrechtsorganisation zählte neun Fälle, in denen der Pflichtverteidiger bei der Urteilsverkündung schlief.
76% der Amerikaner befürworten die Todesstrafe, obwohl 54% glauben, dass sie keine Lösung ist.
54% der Deutschen sprechen sich für eine Wiedereinführung der Todesstrafe aus.
1997 wurden in China 1644 Menschen zum Tode verurteilt und exekutiert. Weltweit gab es 1997: 2375 Hinrichtungen und 3707 Todesurteile. Die Dunkelziffer wird um ein vielfaches höher liegen.

Die Tötungsmethoden

Der elektrische Stuhl

Der „38-Sekunden-Tod": 23 Sekunden 1850 Volt, sieben Sekunden 900 Volt, danach acht Sekunden 1850 Volt. Zum Vergleich: unser normale Steckdosen-Strom fließt mit 220 Volt und kann ebenfalls lebensgefährlich sein. Der Mensch stirbt auf dem elektrischen Stuhl, weil sein Gehirn „gekocht" wird. Die Hersteller versichern, dass der Mensch innerhalb einer tausendstel Sekunde tot ist und keine Schmerzen spürt.

Die Giftspritze

Eine computergesteuerte Maschinerie, bei der unterschiedliche Injektionen hintereinander verabreicht werden. Durch die erste Injektion verliert der Todeskandidat das Bewusstsein, die weiteren bringen sämtliche Körperfunktionen zum Stillstand. Diese Hinrichtungsart ist nur scheinbar human: Der Todeskandidat erleidet acht Sekunden Höllenqualen, während die Funktionen seiner inneren Organe zusammenbrechen.

Tod durch Erschießen

Ein Erschießungskommando: Mehrere Menschen schießen auf einen „an die Wand gestellten" Menschen. In manchen Fällen bekommt der Delinquent eine Zielscheibe auf die Brust geklebt, die den Ort des Herzens bestimmt.

Die Gaskammer

Unterhalb des Stuhls, auf dem der Delinquent sitzt, werden chemische Substanzen gemischt, die miteinander reagieren. Die Gase, die bei der Reaktion entstehen, sind sofort tödlich. Probleme ergeben sich bei nicht ganz dichten Gaskammern, durch die Rückstände, die in der Kammer bleiben oder durch die Rückstände des Gases, die von dem Toten ausgehen. Das Personal, dass die Kammer reinigen muss und die Leiche herausholen muss, lebt nicht ganz ungefährlich.

Der Strang

Auch heute gibt es ihn noch – den Galgen. Der Hersteller, der die Holzkonstruktionen baut, liefert eine Tabelle mit, an der man genau ablesen kann, wie lang der Strick im Verhältnis zum Körpergewicht des Kandidaten sein muss. Man gewährleistet so einen schnellen Tod durch den Bruch des Genicks.

Während diese Tötungsmethoden angeblich darauf angelegt sind, das Leben der Delinquenten möglichst schnell und schmerzfrei zu beenden, gibt es in anderen Ländern auch andere Hinrichtungsarten.

Steinigung

Ein Mensch wird von einer Gruppe anderer Menschen solange mit Steinen beworfen bis er tot zusammenbricht.

Lebendig begraben

Im März 1998 wurden zwei Männer in Afghanistan hingerichtet, in dem sie in ein Erdloch geführt und von einem Bagger mit Erde zugeschüttet wurden. Der Grund: Die beiden Männer standen unter Verdacht, homosexuell zu sein.

Aufgabe

- Diskutiert darüber, ob der zivilisatorische Fortschritt an der Art der Vollstreckung der Todesstrafe ablesbar ist.

Die Todesstrafe

Seit 1976 sind in den USA 23 Unschuldige hingerichtet worden. Auf sechs Hingerichtete käme also ein nachweislich Unschuldiger. Bei einigen Fällen ist die Schuld des Angeklagten nicht eindeutig zu beweisen.
So der Fall der Amerikanerin Debbie Milke. Ihr wird vorgeworfen, dass sie zwei Männer dazu angestiftet haben soll, ihren vierjährigen Sohn Christopher zu töten. Als Beweis gibt es nur die Vermutungen ihres Stiefvaters und ihrer Schwester und die Aussage eines Kommissars. Diesem Kommissar soll sie gestanden haben, dass sie ihren Sohn getötet hat. Für dieses Geständnis gibt es keine Zeugen und keine Bandaufzeichnungen.
Debbie Milke wurde zum Tod durch die Giftspritze verurteilt.

Podiumsdiskussion zum Thema Todesstrafe mit:

- *Moderator:* **Herr N. Thaltung**
- *Pro Todesstrafe: Vorsitzende des Gremiums „Moral und Gewissen“,* **Frau G. Algen.**
- *Vertreter der Bürgerinitiative zur Wiedereinführung der Todesstrafe,* **Herr E. Stuhl.**
- *Kontra Todesstrafe: Vertreterin amnesty international,* **Frau L. Eben.**
- *Vertreter der christlich-ökumenischen Bewegung gegen die Todesstrafe,* **Herr H. Eilig.**
- *Abgeordnete des Bundestages, Mitglied der Arbeitsgruppe „Abschaffung der Todesstrafe weltweit“,* **Frau S. Achlich.**

Positionen und Argumente der Teilnehmer

Pro

Frau G. Algen:

- Wir müssen den Abschreckungscharakter der Todesstrafe nutzen! In einer Zeit, in der man sich nicht traut, nachts alleine über die Straße zu gehen, müssen klare Signale für unsere Sicherheit gesetzt werden. Vor allem aber Kindermörder und Kinderschänder verdienen nichts anderes als die Todesstrafe.
- Wenn man die angespannte finanzielle Situation unseres Landes betrachtet, ist es eigentlich ein Unding, dass Mörder und andere kriminelle Elemente auf Staatskosten lebenslänglich versorgt werden.

Herr E. Stuhl:

- Vieler dieser Verbrecher sind geistig unheilbar krank. Sie werden diese Verbrechen immer wieder begehen, da nützt auch kein Wegsperren und keine teure Therapie, die der kleine Mann von seinen Steuerabgaben finanziert.
- Denken sie nur daran, dass Rauschgiftdealer die Jugend dezimieren und dadurch das Rückgrat der Nation zerstören. Zudem überfluten diese Leute die Gesellschaft mit ihrem schmutzigen Geld.

Kontra

Frau L. Eben:

- Die Würde des Menschen ist unantastbar. Das gilt nicht nur für Deutschland, sondern auch weltweit. Kein Mensch darf einem anderem Menschen das Recht auf ein menschenwürdiges Leben absprechen.
- Todesstrafe ist endgültig und unwiderruflich. Justizirrtümer sind auch schon vorgekommen.
- Todesstrafe ist kaltblütig geplanter Mord. Sie ist keine Strafe, sondern Vernichtung einer menschlichen Existenz. Wir haben nicht das Recht, ein Leben für lebensunwert zu erklären.
- Kranke Menschen darf man nicht einfach töten, sondern man muss ihnen beistehen und durch Therapien versuchen, sie wieder in die normale Gesellschaft zu integrieren.

Herr H. Eilig:

- Der Mensch darf sich nicht anmaßen Gott zu spielen. Nur Gott allein hat das Recht, Leben zu geben und zu nehmen.
- Schon in den zehn Geboten steht „du sollst nicht töten!“. Das ist für uns noch genauso aktuell wie vor tausenden von Jahren.
- Der Mensch ist das Abbild Gottes und keiner hat das Recht, jemanden anderen zu töten. Denken sie nur an Kain und Abel...
- Wir haben eine Bewahrungsauftrag für unsere Schöpfung bekommen und der Mensch ist eindeutig ein Teil der Schöpfung, den man nicht töten darf.

Frau S. Achlich:

- Der Staat, der die Todesstrafe befürwortet ist auch nicht besser als die Menschen, die morden. Ob ich nun jemanden töte, um z.B. sein Geld zu bekommen, oder ob ich im Namen der „Gerechtigkeit“ töte – Mord ist Mord und dadurch höchst verachtenswert.
- Wir können uns nur für eine weltweite Achtung der Menschenwürde einsetzen, wenn wir selbst mit gutem Beispiel voran gehen.

Aufgaben und Ideen

- Diskutiert kontrovers die Streitfrage der Todesstrafe. Ergänzt die Argumentationen der einzelnen Beteiligten durch weitere Argumente. Die folgenden Pressetexte können euch dabei helfen.
- Seht euch gemeinsam den Film „Dead man walking“ an. Sprecht anschließend über den Film.

Noch mehr Hinrichtungen als im Vorjahr

„Rekordjahr" für die Todesstrafe: 3500 Opfer in China – In USA 3150 in der Todeszelle

Genf (afp/ap). Die Zahl der Hinrichtungen ist im vergangenen Jahr weltweit weiter gestiegen. 1996 sei ein neues „Rekordjahr" für die Todesstrafe, erklärte die internationale Menschenrechtsorganisation Amnesty International gestern in Genf. Für den Anstieg verantwortlich sei vor allem die Verbrechensbekämpfungscampagne in China, wo 1996 allein 3500 Menschen hingerichtet worden seien. 1996 zählte Amnesty in 39 Ländern insgesamt 4272 Hinrichtungen, 1995 waren es 3276. Gerade in den Ländern, in denen die Todesstrafe am häufigsten angewandt werde, hätten die meisten Angeklagten keine Chancen auf einen fairen Prozess, erklärte Amnesty.

Auf China folgt nach den ai-Angaben die Ukraine mit 169 Hinrichtungen, Russland mit 140 und Iran mit über 110. 7012 Menschen wurden 1996 in 76 Ländern zum Tode verurteilt. In den USA warteten Ende September mindestens 3150 Gefangene in Todeszellen auf ihre Hinrichtung. Die UN-Menschenrechtskommission der Vereinten Nationen hat gestern eine Resolution gegen die Todesstrafe verabschiedet. USA, China und neun weitere Länder stimmten gegen die Resolution.

aus: NRZ, 5.4.1997

Zwei Mörder in den USA mit Giftspritze getötet

Kinder der Opfer schauten dem Henker zu

Little Rock (ap). In den USA sind gestern zwei als Mörder verurteilte Männer hingerichtet worden. In Little Rock im US-Staat Arkansas wurde ein Mann mit einer Giftspritze getötet, weil er nach Erkenntnissen des Gerichts seine Schwiegereltern umgebracht hatte.

Ebenfalls mit einer Giftspritze wurde ein Mann in Oklahoma hingerichtet. Er war 1979 als 16-Jähriger an der Ermordung eines Pastors und seiner Frau beteiligt. Deren Sohn Brooks Douglas, der heute US-Senator ist, war zusammen mit seiner Schwester bei der Hinrichtung anwesend. Beide hatten damals die Schüsse des Täters überlebt, der außerdem versucht hatte, das Mädchen zu vergewaltigen. Douglas initiierte ein Gesetz, dass es Angehörigen von Opfern ermöglicht, die Exekution von Mördern zu beobachten.

aus: NRZ, 10.8.1996

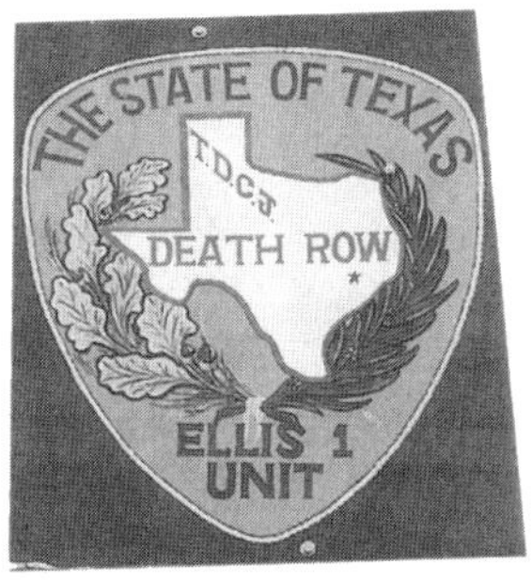

Texanischer Politiker:

Todesstrafe bereits für Elfjährige

Fort Worth/Austin(dpa) – Auf scharfe Kritik ist der Vorschlag eines texanischen Politikers gestoßen, das Mindestalter für die Verhängung der Todesstrafe in diesem US-Bundesstaat auf elf Jahre senken.

Zwei elf und 13 Jahre alten Jungen, die fünf Schülerinnen und eine Lehrerin erschossen hatten, kommen dort vor ein Jugendgericht und müssen auch bei einer Verurteilung nach Erreichen ihres 18. Lebensjahres freigelassen werden.

In Texas sollen nach den Vorstellungen von Pitts Elfjährige für besonders schwere Verbrechen zum Tode Verurteilt werden können. Die Strafe soll jedoch erst nach Erreichen des 17. Lebensjahres vollstreckt werden, der jetzigen Altersgrenze.

dpa-Meldung vom 8. April 1998

Behinderter hingerichtet

Huntsville (ap). In Huntsville (US-Staat Texas) ist ein geistig zurückgebliebener Mann mit einer Giftspritze hingerichtet worden, der vor zehn Jahren bei einem Raubüberfall eine Restaurantangestellte gefoltert und ermordet hatte.

Die Anwälte des 33-Jährigen hatten vergeblich versucht, die Hinrichtung wegen des Geisteszustandes ihres Mandanten zu verhindern.

aus: NRZ, 8.6.1997

Texanische Bischöfe fordern Abschaffung der Todesstrafe

Houston (dpa/eu) – Die katholischen Bischöfe von Texas haben die Abschaffung der Todesstrafe gefordert. In einer gemeinsamen Stellungnahme kritisierten alle 21 Bischöfe des US-Bundesstaates gestern (Ortszeit), der Staat „maße sich Gottes uneingeschränkte Herrschaft über das menschliche Leben an" und trage zu einem „Klima der Gewalt" bei. Die Kirchenmänner riefen die Bürger auf, ihre Abgeordneten zur Abschaffung der Todesstrafe zu drängen.

In diesem Jahr sind in Texas bereits 31 Menschen hingerichtet worden, mehr als in jedem anderen US-Bundesstaat. Insgesamt wurden in den USA in diesem Jahr bislang fast 60 Menschen exekutiert, die höchste Zahl seit 1957. Ein Sprecher des texanischen Gouverneurs George W. Bush sagte, das Gesetz werde korrekt angewendet.

aus: http://paperboy.germany-live.de/gl/Artikel/Ausland/1997-10/877442395.html

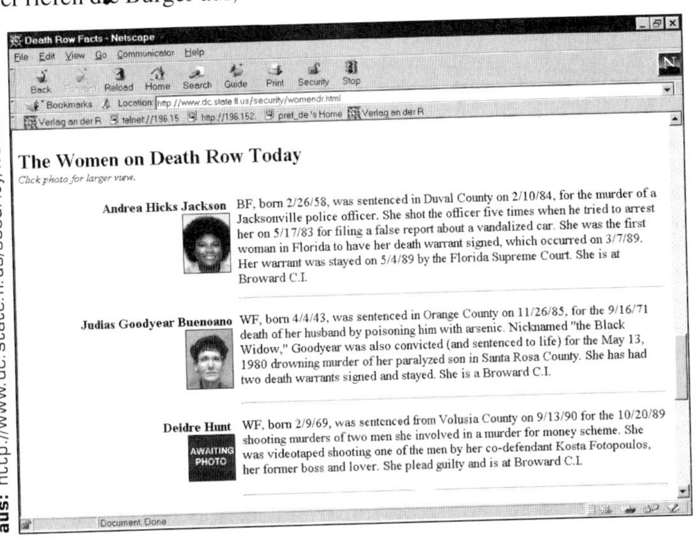
Death Row Facts - Netscape

File Edit View Go Communicator Help

Back Forward Reload Home Search Guide Print Security Stop

Bookmarks Location: http://www.dc.state.fl.us/security/womendr.html

Verlag an der R telnet://196.15 http://196.152 pret_de's Home Verlag an der R

The Women on Death Row Today

Click photo for larger view.

Andrea Hicks Jackson BF, born 2/26/58, was sentenced in Duval County on 2/10/84, for the murder of a Jacksonville police officer. She shot the officer five times when he tried to arrest her on 5/17/83 for filing a false report about a vandalized car. She was the first woman in Florida to have her death warrant signed, which occurred on 3/7/89. Her warrant was stayed on 5/4/89 by the Florida Supreme Court. She is at Broward C.I.

Judias Goodyear Buenoano WF, born 4/4/43, was sentenced in Orange County on 11/26/85, for the 9/16/71 death of her husband by poisoning him with arsenic. Nicknamed "the Black Widow," Goodyear was also convicted (and sentenced to life) for the May 13, 1980 drowning murder of her paralyzed son in Santa Rosa County. She has had two death warrants signed and stayed. She is a Broward C.I.

Deidre Hunt AWAITING PHOTO WF, born 2/9/69, was sentenced from Volusia County on 9/13/90 for the 10/20/89 shooting murders of two men she involved in a murder for money scheme. She was videotaped shooting one of the men by her co-defendant Kosta Fotopoulos, her former boss and lover. She plead guilty and is at Broward C.I.

Document: Done

aus: http://www.dc.state.fl.us/security/womendr.html

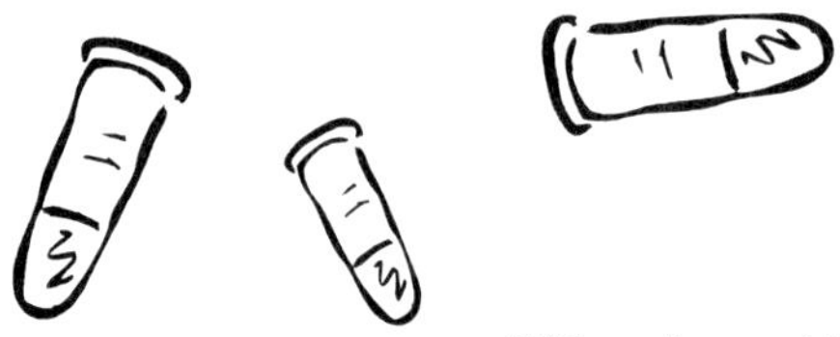

Was ist Mord?

Tiere verteidigen sich, wenn sie angegriffen werden. Je nach Heftigkeit des Angriffs/der Verteidigung kann eines der kämpfenden Tiere getötet werden. Tiere greifen auch andere Tiere an, um sie zu fressen. Ist das Mord?

Töte einen Menschen, und du bist ein Mörder.
Töte Millionen, und du bist ein Eroberer.
Töte alle, und du bist Gott.
— Edmond Rostand, 1868–1918

In Kolumbien, einer der gewalttätigsten Nationen der Welt, wird alle 20 Minuten ein Mensch getötet. Kolumbianer wissen, dass sie am Wochenende und am Zahltag besser zu Hause bleiben, da Mordraten und Alkoholkonsum an diesen Tagen drastisch ansteigen.

aus: Colors – ein magazin über den rest der welt, 24/1998, S.10

Wenn Menschen andere Menschen angreifen, um sie zu töten, geht es meist nicht um Verteidigung oder Hunger. Motive eines Mordes können sein: Neid, Eifersucht, Hass, Liebe, Gehorsam, Krankheit, Triebe, Fanatismus, etc.

Tötungen, wie sie das Strafgesetzbuch sieht

Vor dem Gesetz werden Tötungen nach dem Tatablauf und dem Grad der Beabsichtigung bewertet. Im Strafgesetzbuch (StGB) steht:

§ 211 Mord

§ 211 (1) Lebenslange Freiheitsstrafe für Mörder

(1) Der Mörder wird mir lebenslanger Freiheitsstrafe bestraft.

§ 211 (2) Begriff: Mörder

(2) Mörder ist, wer aus Mordlust, zur Befriedigung des Geschlechtstriebs, aus Habgier oder sonst aus niederen Beweggründen, heimtückisch oder grausam oder mit gemeingefährlichen Mitteln oder um eine andere Straftat zu ermöglichen oder zu verdecken, einen Menschen tötet.

§ 212 Totschlag

§ 212 (1) Freiheitsstrafe für Totschlag

(1) Wer einen Menschen tötet, ohne Mörder zu sein, wird als Totschläger mit Freiheitsstrafe nicht unter fünf Jahren bestraft.

§ 212 (2) Besonders schwerer Fall von Totschlag

(2) In besonders schweren Fällen ist auf lebenslange Freiheitsstrafe zu erkennen.

§ 213 Minder schwerer Fall des Totschlags

War der Totschläger ohne eigene Schuld durch eine ihm oder einem Angehörigen zugefügte Misshandlung oder schwere Beleidigung von dem Getöteten zum Zorn gereizt und hierdurch auf der Stelle zur Tat hingerissen worden oder liegt sonst ein minder schwerer Fall vor, so ist die Strafe Freiheitsstrafe von sechs Monaten bis zu fünf Jahren.

§ 222 Fahrlässige Tötung

Wer durch Fahrlässigkeit den Tod eines Menschen verursacht, wird mit Freiheitsstrafe bis zu fünf Jahren oder mit Geldstrafe bestraft.

§ 32 Notwehr

§ 32 (1) Tat durch Handeln in Notwehr

(1) Wer eine Tat begeht, die durch Notwehr geboten ist, handelt nicht rechtswidrig.

§ 32 (2) Begriff: Notwehr

(2) Notwehr ist die Verteidigung, die erforderlich ist, um einen gegenwärtigen rechtswidrigen Angriff von sich oder einem anderen abzuwenden.

§ 33 Überschreitung der Notwehr

Überschreitet der Täter die Grenzen der Notwehr aus Verwirrung, Furcht oder Schrecken, so wird er nicht bestraft.

Doch nicht nur diese Unterscheidungen werden getroffen, sondern auch nach der Menge der Getöteten (Massaker, Massenmord) und nach legalem und illegalem Mord (Tötungen im Krieg – Völkermord).

- Wie würdest du die Tötungen in der Situation Krieg oder die Verhängung der Todesstrafe beurteilen?

Aufgabe

- Wer zählt die meisten Morde im Fernsehen? Erarbeitet einen genauen Sendeplan und teilt ihn untereinander auf. (Bittet eure/n LehrerIn einen Elternbrief zu schreiben, der euren erhöhten Fernseh-Konsum rechtfertigt.)

Polizeiliche Ermittlungen

Jeden Sonntagabend gehen die „Tatortkommissare“ mal mehr, mal weniger erfolgreich auf Verbrecherjagd. Die Wirklichkeit ist zwar auch sehr interessant und spannend, aber ist doch eher durch routinemäßige Abläufe geprägt. Die Mordkommission München (K111) war so freundlich, uns den Ablauf ihrer Arbeitsprozesse zu schildern:

1. Ausgangslage

Im Vorfeld ist zunächst zu klären, ob es sich um ein Tötungsdelikt handelt. Das ist häufig eine sehr einfach zu beantwortende Frage. Im Einzelfall ist es ein sehr aufwändiger, komplizierter Ermittlungsprozess, der ohne Unterstützung der Rechtsmedizin u.a. zu keinem befriedigenden Ergebnis führen würde.

2. Grundüberlegung

Wenn ein Tötungsdelikt vorliegt, werden erst einmal folgende Überlegungen angestellt:

- Handelt es sich um eine Tat mit bekanntem oder unbekanntem Täter?
- Bei bekanntem Täter: Ist der Täter festgenommen oder flüchtig?
- Bei unbekanntem Täter: Lassen sich aus der Wahl des Tatortes, des Opfers, des Tatzeitpunktes, aus der Tatortsituation, der Spurenlage, des rekonstruierten Tatablaufes, etc. Rückschlüsse auf die Motivation des Täters und daraufhin Hinweise zur Ermittlung des Täters finden?

3. Arbeitsabläufe

a) Spurensuche und -sicherung mit Auswertung
b) Tatort-, Befunds- und Spurenbericht mit fotografischer Darstellung
   - als Grundlage für die weiteren Ermittlungen
   - als Orientierungshilfe für die Prozessbeteiligten bei der späteren Verhandlung
c) Auswertung des Tatorts in Hinblick auf den vermutlichen Tatablauf und die Täterermittlung.

Parallel dazu:

d) Vernehmung von Tatzeugen
e) Vernehmung von Entdeckungszeugen
f) Erstellen eines so genannten Opferbildes durch das Vernehmen von Verwandten/Bekannten des Opfers (das Opferbild ist neben dem Tatort Ausgangspunkt für die Täterermittlung)
g) Vernehmung von Zeugen, die über das Opfer-Täter-Verhältnis Auskunft geben können
h) gerichtliche Leichenöffnung, um auch vom Zustand der Leiche und dem Verletzungsbild Rückschlüsse auf das Tatgeschehen erhalten zu können, u.a.m.

4. Ergebnis und Auswertung

Der so geschaffene vorläufige Erkenntnisstand ist Ausgangspunkt für die weiterführenden Ermittlungen. Die Schwerpunkte sind von Fall zu Fall unterschiedlich.

Als Grundsatz kann gelten: Die richtigen Schlüsse können nur gezogen werden, wenn durch eine genaue Tatort- und Ermittlungsarbeit ein verlässliches Gesamtbild erarbeitet wurde.

Am Ende sollte ein Ermittlungsergebnis stehen, das gesicherte Erkenntnisse über den Tatablauf, das Motiv der Tat und den Täter zulässt. Dann kann auch gesagt werden, ob die Tat als Mord, Totschlag, Körperverletzung mit Todesfolge oder fahrlässiger Tötung einzuordnen ist, oder ob der Rechtfertigungsgrund Notwehr vorliegt.

Ideen

- Vergleiche diese Vorgehensweise mit denen eines Fernseh-Krimis. Wo kannst du Gemeinsamkeiten, wo Unterschiede feststellen?
- Kannst du dir vorstellen, warum Menschen morden? Liegen die Gründe des Mordens vielleicht in der Kindheit begründet? Liegt es vielleicht am Klima innerhalb unserer Gesellschaft? ...
- Hast du auch schon einmal Mordgedanken gehabt? Wann und warum?
- Würdest du diese Möglichkeit wirklich in Betracht ziehen? Begründe deine Antwort!

Fallanalyse – Täterprofilerstellung

Die Methode der Täterprofilerstellung wurde in den USA vom Federal Bureau of Investigation (FBI) entwickelt. Grund dafür war ein rasanter Anstieg der Tötungsdelikte in den 70er-Jahren. Meist fehlte bei diesen Delikten die Opfer-Täter-Beziehung, was die Aufklärung des Falles erschwerte.
Auf Grund dieser Problematik hat man die Abteilung für Verhaltensforschung an der FBI-Akademie gegründet, die sich mit der Erforschung der Persönlichkeit von Verbrechern befasst. Beamte des FBI haben in Interviews mit hundert verurteilten Mördern und Vergewaltigern ihr Wissen gewonnen. Denn wer sollte besser über das Verhalten und die Motive für die Taten Bescheid wissen als die Mörder selbst. Die gewonnenen Erkenntnisse aus den Gefangeneninterviews bildeten später die Grundlage für die Fallanalyse und die Täterprofilerstellung.
Die genaue Untersuchung des Tatortes bildet die Hauptgrundlage. Der Täter lässt meistens Spuren zurück, die Rückschlüsse auf seinen Geisteszustand zulassen. Erfahrene Psychologen können dann wie in einem Puzzle die vielen kleinen Hinweise zusammensetzen und in ein grobes Bild des Charakters des Täters umreißen.
Fallanalyse bzw. Täterprofilerstellung werden bei Delikten angewendet, bei denen der Täter ein bestimmtes Verhalten zeigt, das zur Tatbegehung nicht notwendig gewesen wäre z.B. sadistische Handlungen. Dies ist meist bei Serienmorden und sexuell motivierten Tötungsdelikten der Fall.
Bei Mehrfachmördern unterscheidet man: Serienmörder, Massenmörder und Streumörder.

- ☛ *Serienmörder töten Opfer in mehreren Situationen und haben Phasen der „Abkühlung" zwischen den einzelnen Morden. Auslöser für die Morde sind meist so genannte Schlüsselreize (bestimmter Reiz, der über einen Auslösemechanismus wirkt und eine Instinkthandlung auslöst.*
- ☛ *Massenmörder töten mehrere Menschen in einer einzigen Situation.*
- ☛ *Streumörder (Amokläufer) töten mehrere Menschen in der gleichen Situation, im Gegensatz zum Massenmörder aber an unterschiedlichen Orten. Sie haben keine Phasen der Abkühlung zwischen den Morden wie der Serienmörder.*

Die Polizei in München arbeitet seit 1995 erfolgreich mit den Fahndungsmethoden des FBI. Bundesweit wird in naher Zukunft ein Datenbanksystem, in dem alle aufgeklärten und unaufgeklärten Mordfälle und Sexualdelikte registriert sind, helfen, Verbrechensserien von Tätern zu erkennen und gezielter nach ihnen zu fahnden.

Fallbeispiele zum erfolgreichen Einsatz von Täterprofilen findet ihr in dem Buch:
Colin Evans: **Die Leiche im Kreuzverhör.** Erstaunliche Lösungen spannender Kriminalfälle. Birkhäuser, Berlin 1998.

Broschüre gegen Mord am Arbeitsplatz

Metalldetektoren sollen Sicherheit schaffen

SAD New York – Mord ist die zweithäufigste Todesursache am Arbeitsplatz in den USA. 1994 wurden 1071 Amerikaner am Arbeitsplatz ermordet, 6588 starben durch Unfälle. Bei Frauen liegt Mord auf der Liste der Todesursachen am Arbeitsplatz sogar auf Platz eins. Das US-Arbeitsministerium hat jetzt Richtlinien herausgegeben, wie Arbeitgeber ihre Angestellten vor mutmaßlichen Mördern am Arbeitsplatz schützen sollen. In den freiwilligen Richtlinien für Unternehmer empfiehlt Arbeitsminister Robert Reich:

- Metalldetektoren am Betriebstor aufzustellen,
- Arbeitsplätze mit „Panikknöpfen" auszurüsten oder für Arbeitnehmer ein Alarmsystem zu installieren,
- Arbeitsräume hell auszuleuchten,
- Hohlspiegel zu installieren, um Korridore und tote Winkel einsichtig zu machen,
- In Arbeitsräumen einen zweiten Ausgang einzurichten,
- Möbel so aufzustellen, dass sie den Fluchtweg nicht versperren.

Als besonders mordgefährdet gelten in den USA Sanitäter, Ärzte, Krankenschwestern, Apotheker und Sozialarbeiter.

aus: http://www.welt.de/archiv/1996/03/16/0316vm03.html

Ideen

- Schau dir mit einem Freund oder einer Freundin dein Zimmer an. Sammelt Indizien, die etwas über dich aussagen: Alter, Gewohnheiten, Lebenstil, körperliche Besonderheiten (z.B. Bett in Überlänge?), etc.
- Entwickelt gegenseitig ein „Bewohnerprofil" des Zimmers.

Ist Abtreibung Mord?

Thema: Abtreibung

Die Gesetzeslage in Deutschland:
Neben den Paragrafen 218 und 219 des StGB, ist das Schwangerschaftskonfliktgesetz die Rechtsgrundlage. Danach muss eine Frau, die abtreiben möchte, sich von einer staatlich anerkannten Schwangerschafts-Konfliktberatungsstelle wie z.B. pro familia beraten lassen. Die Beratung ist kostenlos und muss mindestens drei Tage vor der Abtreibung erfolgen. In diesem Gespräch sollen Auswege aus Notlagen aufgezeigt werden, es soll ermutigen, aber nicht bevormunden. Der Arzt, der den Abbruch vornehmen soll, darf nicht beraten.
Am Ende des Gesprächs erhält die Schwangere einen Beratungsschein, auf dem ihr Name und das Datum der Beratung steht.
Die Fristenlösung besagt, dass eine Abtreibung nach der Konfliktberatung für Frauen bis zur zwölften Schwangerschaftswoche straffrei möglich ist. Der Beratungsschein schützt die Schwangere zwar noch bis zur 22. Woche vor Strafverfolgung, der Arzt oder die Ärztin, die den Abbruch vornehmen, machen sich aber strafbar.

Die Indikationen:

1. **Medizinische Indikation:**
   Wenn eine Gefahr für das Leben der Mutter und ihre Gesundheit besteht, bleibt die Abtreibung während der gesamten Schwangerschaft straffrei.
2. **Kriminologische Indikation:**
   Eine Abtreibung bis zur zwölften Woche bleibt generell straffrei, wenn die Frau nach einer Vergewaltigung schwanger geworden ist.
3. **Embryopathische Indikation:**
   Abtreibungen wegen einer zu erwartenden Behinderung des Kindes.

Neben diesem gesetzlichen Prozedere ergeben sich noch ethische Fragen.
Wann beginnt eigentlich das Leben?
Hier gehen die Meinungen auseinander: Die einen sagen: „Wenn das Herz zu schlagen beginnt." Die anderen sagen: „Mit der Befruchtung der Eizelle, da genetisch der Mensch jetzt festgelegt ist."
Auf diese Frage wird man also keine eindeutige Antwort erhalten, sie ist genauso schwierig zu beantworten wie die Frage: „Wann ist ein Mensch tot?"

Im Internet findet man unter dem Suchbegriff „Abtreibung" *jede Menge zu diesem Thema. Interessanterweise fühlen sich viele Abtreibungsgegner und auch viele Abtreibungsbefürworter wegen ihrer Meinung unverstanden und „ausgebuht". Das verbindet sie anscheinend miteinander ...*

1. Tag: Bei der Verschmelzung von Ei und Samenzelle wird das Geschlecht und das Aussehen eines Menschen festgelegt.
7. Tag: Der Embryo nistet sich in der Gebärmutter ein.
18. Tag: Das Gehirn wird angelegt.
21. Tag: Das Herz beginnt zu schlagen.
30. Tag: Es bilden sich Arme und Beine
5. Woche: Alle Organe, Augen, Nase und Ohren bilden sich.
7. Woche: Die Gehirnströme sind messbar.
12. Woche: Alle Organe sind vollständig ausgeprägt.
Bis zum 9. Monat wird das Kind weiter wachsen.

Aufgaben

- Sammelt eure Meinungen zu folgenden Fragen:
  - **a.** Wann beginnt deiner Meinung nach das Leben?
  - **b.** Ist Abtreibung Mord?
  - **c.** Wer kann bestimmen, ob man dieses Kind will oder nicht?
  - **d.** Gehört mein Bauch mir?
  - **e.** Ist die Abtreibung von behinderten Kindern eine Abwertung des Lebens von Behinderten?
  - **f.** Unter welchen Umständen würdest du eine Abtreibung akzeptieren und wann nicht?
- Diskutiert folgende Aussage: Abtreibung ist in unserer Gesellschaft etwas „Unmoralisches", eine Entscheidung gegen die vorgeschriebene Frauenrolle (= Mutterrolle).
- Führe ein Interview mit einer Beraterin aus einer Beratungsstelle. Was sind die Hauptgründe, die eine Frau zur Abtreibung bewegen? Gibt es Frauen, die sich umentscheiden? Die psychischen Folgen von Frauen, die abgetrieben haben, sind häufig sehr negativ. Oft tragen sie Schuldgefühle mit sich herum, die ihnen die Außenwelt einredet und oft fühlen sie sich als Mörderinnen. Hilft hier eine Beratungsstelle auch weiter?

Meat is murder – oder?!

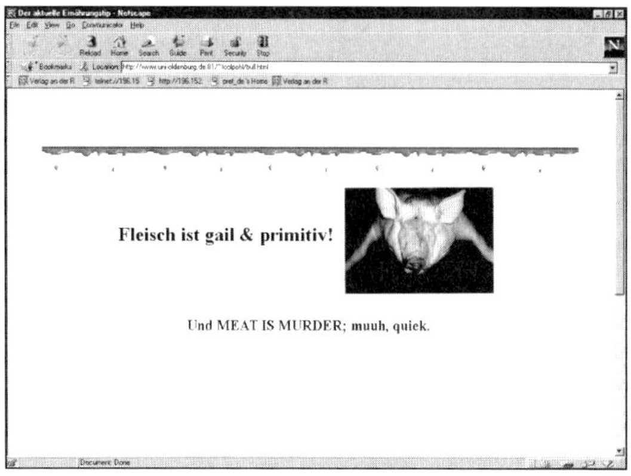

aus: http://www.uni-oldenburg.de:81/~foolpohl/bull.html

Simone (17):
„Als ich im Urlaub zum Reiterhof ging, vermisste ich dort mein Lieblingspferd. Auf die Frage, wo Lucy denn sei, erhielt ich die Antwort: „Die ist in der Wurst." Seitdem kann ich kein Fleisch mehr essen, ich müsste immer denken, dass es Lucy ist, die auf meinem Teller liegt."

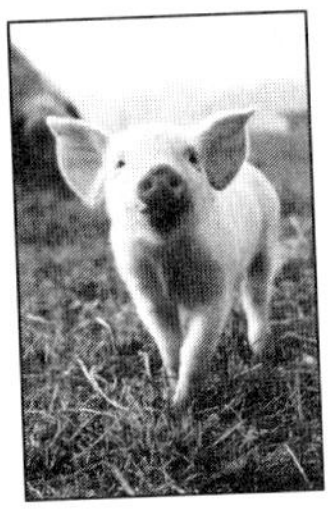

Markus (18):
„Ich kann mir nicht mehr vorstellen, Tiere zu essen. Es sind doch empfindsame Geschöpfe. Schweine z. B. müssen zum Teil mit Medikamenten voll gestopft werden, damit sie auf dem Weg zum Schlachthof nicht ausrasten. Wie viele Kühe müssen in dunklen Ställen stehen für unseren schwachsinnigen Fleisch- und Milchkonsum? Die Milch ist für ihre Kälber und nicht für irgendwelche Menschenkinder. Diese Tiere werden von den Menschen doch nur ausgenutzt, aber da will ich nichts mit zu tun haben."

„Tiere sind meine Freunde – und meine Freunde esse ich nicht!"

Claudia (16):
„Einmal im Jahr schlachtet Vater unsere Hühner. Anschließend kommen sie erst einmal für eine Zeit in die Tiefkühltruhe, damit wir nicht sofort wissen, ob es Elvira oder Elsa ist, die auf unseren Tellern liegt. Ich esse sie schon, man darf nur nicht so genau drüber nachdenken."

Wir lieben Tiere und wir essen sie. Scheinbar haben wir keine Schwierigkeiten, das zu töten, was wir lieben, oder doch? Jedenfalls finden wir Schweine, Kühe oder kleine Lämmer niedlich. Gleichzeitig aber packen wir an schönen Sommertagen den Grill aus und lassen uns das Schweinekotelett ebenso schmecken wie den sonntäglichen Rinderbraten oder das köstliche Lammfilet beim „Griechen" um die Ecke.

Viel Fleisch zu essen, ist nicht gut, so viel wissen die Ernährungswissenschaftler mittlerweile. Das Ernährungsverhalten vieler Menschen hat sich auch dementsprechend bereits geändert. Es muss heutzutage nicht mehr jeden Tag ein Stück Fleisch im Topf sein, auch ohne Fleisch kann man satt werden.

Manche Menschen verzichten vollständig auf Fleisch – Stichwort: Vegetarier.

Doch gibt es auch bei den Vegetariern Unterschiede. Manche essen aus ethischer, ökologischer und ökonomischer Überzeugung kein Fleisch, manche, weil sie es schlichtweg eklig finden.

Die Ovo-Lacto-Vegetarier:
Sie verzichten auf Fleisch, essen aber andere tierische Produkte wie Milch, Eier, Käse und Honig. Manche essen auch ab und zu mal Fisch.

Die Veganer
Sie lehnen alles ab, was mit Hilfe von Tieren produziert wird, also auch Honig oder Lederprodukte und verzichten vollständig auf tierisches Eiweiß. Sie kleiden und ernähren sich mit rein pflanzlichen Produkten. Es gibt auch einige „militante" Veganer, die alle anderen, die nicht so leben, angreifen.

Die Rohköstler
Sie essen Sachen nur unverarbeitet und roh, also nichts Gekochtes oder Gebratenes.

Ideen

- Ist jeder, der Fleisch isst, ein Mörder? Denkst du bei jedem Stück Fleisch, was du isst, darüber nach, dass es einmal Teil eines lebenden Tieres war? Würdest du noch Fleisch essen, wenn du selbst schlachten müsstest?
- Was machen Vegetarier, die aus ethischen Gründen kein Fleisch essen, wenn sie erfahren, dass Pflanzen ebenfalls ein Bewusstsein haben?
- Stellt euch vor, was passieren würde, wenn sich Pflanzen äußern könnten. Was gäbe es vor dem Rasenmähen für eine Diskussion? In welche unmögliche Situationen könnte man noch geraten?
- Vergleich folgende Lieder miteinander: „Ich mag Tiere", Creme 21; „Die Würde des Schweins ist unantastbar", Reinhard Mey; „Meat is murder", The Smiths; „Ich ess Blumen", Die Ärzte. Was für Einstellungen stecken hinter diesen Liedern?
- Schreibe einen kurzen Text zu dem Thema: Wie ist deine Einstellung zum Thema „fleischlos leben?"

Bei dem Stichwort „Krieg“ direkt an den zweiten Weltkrieg zu denken, ist sicher gerade für uns Deutsche, die wir diese Massenschlächterei angefangen haben, nicht falsch.
Aber Kriege sind nicht immer gleich Weltkriege und Kriege sind leider keine geschichtlichen Ereignisse, sondern passieren auch jetzt und noch nicht einmal weit weg.

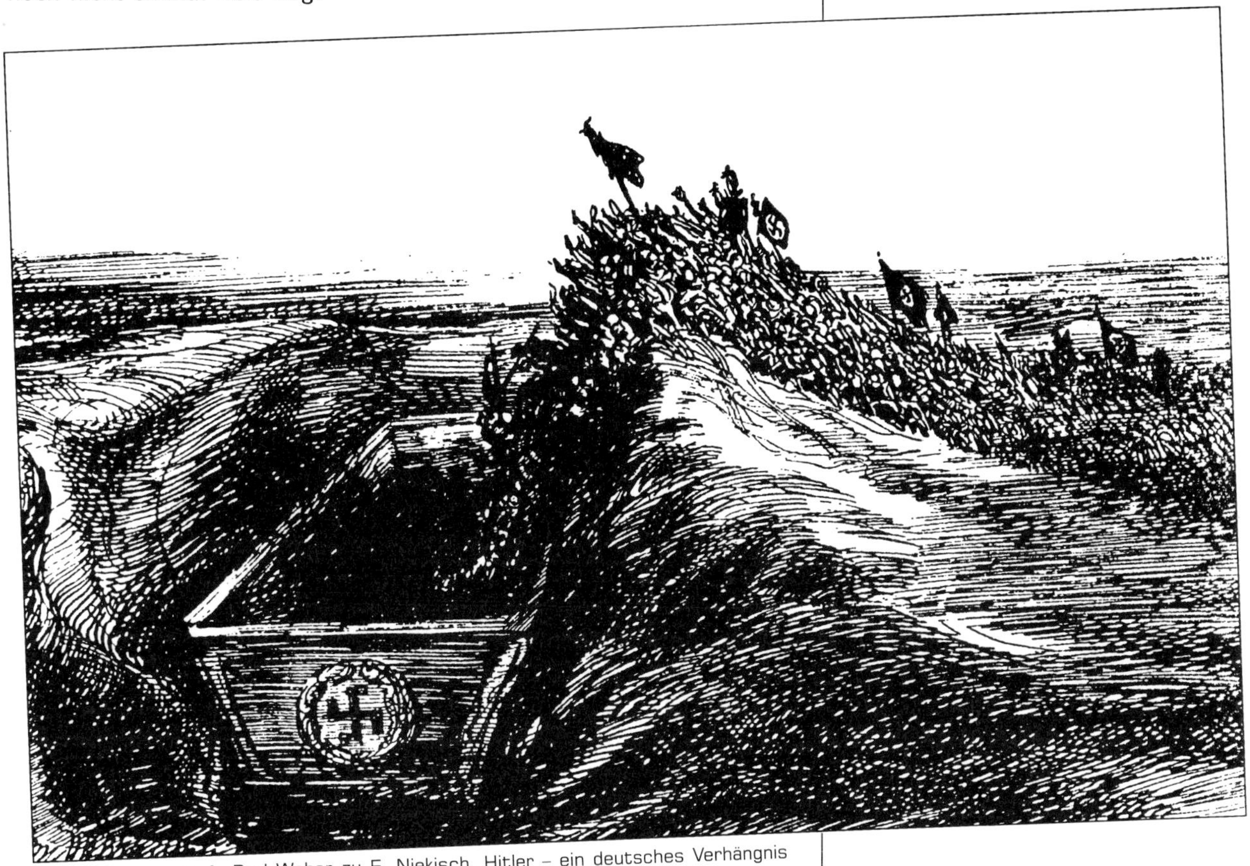

Zeichnung von A. Paul Weber zu E. Niekisch, Hitler – ein deutsches Verhängnis

Kriegsdefinition

Krieg ist ein gewaltsam ausgetragener Massenkonflikt, der alle folgenden Merkmale aufweist:

- an den Kämpfen sind zwei oder mehr bewaffnete Streitkräfte beteiligt, bei denen es sich mindestens auf einer Seite um reguläre Streitkräfte (Militär, paramilitärische Verbände, Polizeieinheiten, o.Ä.) der Regierung handelt
- auf beiden (!) Seiten muss ein Mindestmaß an zentralgelenkter Organisation der Kriegführenden und des Kampfes gegeben sein, selbst wenn dies nicht mehr bedeutet als organisierte bewaffnete Verteidigung oder planmäßige Überfälle (Guerillaoperationen, Partisanenkrieg, usw.)
- die bewaffneten Operationen ereignen sich mit einer gewissen Kontinuität und nicht nur als gelegentliche, spontane Zusammenstöße, d.h. beide Seiten operieren nach einer planmäßigen Strategie, gleichgültig ob die Kämpfe auf dem Gebiet einer oder mehrerer Gesellschaften stattfinden und wie lange sie dauern.

Bewaffnete Konflikte

Im Unterschied zum Krieg handelt es sich bei bewaffneten Konflikten um gewaltsame Auseinandersetzungen, bei denen die Kriterien der Kriegsdefinition, insbesondere die Kontinuität der bewaffneten Operationen, nicht in vollem Umfang erfüllt sind bzw. die Informationslage eine zweifelsfreie Einordnung als Krieg nicht zulässt.

1997 geführte Kriege und bewaffnete Konflikte

Kriege	Beginn (–Ende)[1]	Opfer[2]
AFRIKA		
Algerien	1992	>80.000
Burundi	1993	>150.000
Kongo-Brazzaville	6/1997–10/1997?[1]	>5.000
Ruanda	1990	>500.000
Senegal	1995	>2.500
Sierra Leone	1991	>20.000
Somalia	1988	>300.000
Sudan	1983	1.300.000
Tschad	1966-4/1997?[1]	>20.000
Uganda	1995	>2.000
Zaire (Demokr. Rep. Kongo)	1996-5/1997?1	>50.000
Bewaffnete Konflikte: Ägypten, Äthiopien, Angola (Cabanida), Angola (Unita), Kongo-Kinshasa (Kivu), Niger (FDR), Niger (Tuareg), Zentralafrika		
ASIEN		
Birma (Myanmar)	1948	>100.000
Indien (Kashmir)	1990	>20.000
Kambodscha	1975	>1.000.000
Papua Neuguinea (Bougainville)	1989	12.000
Philippinen (Mindanao)	1970	>50.000
Sri Lanka	1983	>70.000
Bewaffnete Konflikte: Indien (Assam), Indien (Bodos), Indien (Nagas), Indien (Naxaliten), Indonesien (West-Papua), Pakistan, Philippinen (NPA)		
VORDERER UND MITTLERER ORIENT		
Afghanistan	1978	1.500.000
Irak (Kurden)	1976	>40.000
Libanon	1975	>150.000
Tadschikistan	1992	>50.000
Türkei (Kurden)	1984	>18.000
Bewaffnete Konflikte: Irak (Schiiten), Iran (Kurden), Israel		
LATEINAMERIKA		
Kolumbien (FARC)	1964	>20.000
Kolumbien (ELN)	1965	k.A.
Peru (Sendero Luminoso)	1980	>30.000
Bewaffnete Konflikte: Mexiko (Chiapas), Mexiko (EPR), Peru (MRTA)		
EUROPA		
Bewaffneter Konflikt: Nordirland		

[1] Kriege werden als beendet angesehen, wenn mindestens ein Jahr keine Kampfhandlungen entsprechend der Kriegsdefinition mehr zu verzeichnen waren.

[2] Gesamtzahl der Todesopfer seit Kriegsbeginn. Bei den Angaben handelt es sich häufig um Schätzungen, die mit großen Unsicherheiten behaftet sind.

Quelle: Universität Hamburg – Forschungsstelle Kriege, Rüstung und Entwicklung www.sozialwiss.uni-hamburg.de/lpw/Akut/home_text.html

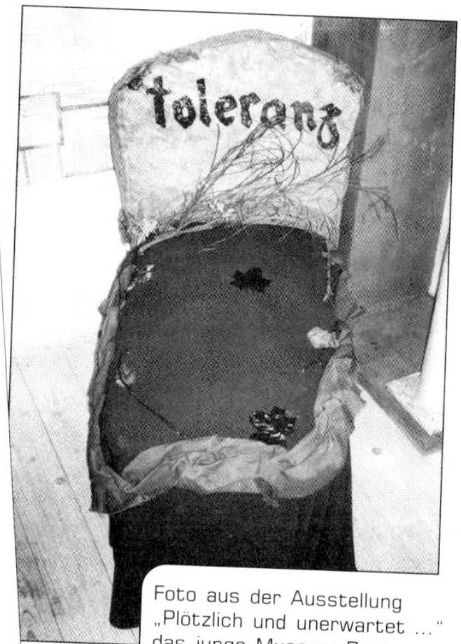

Foto aus der Ausstellung „Plötzlich und unerwartet …" das junge Museum Bottrop 11.8.98–31.3.99

Ideen

- Markiere auf einer Weltkarte alle Kriegsschauplätze. Gibt es mittlerweile schon wieder neue Kriege?
- Wie viele Tote gab es weltweit laut dieser Liste?
- Die hier aufgeführten Opfer sind „direkte" Opfer. Recherchiert, wie viele Opfer durch Kriegsfolgen, wie z.B. Hungersnöte, Verelendung und Krankheiten hinzukommen.
- Gibt es Menschen in deiner Klasse oder Schule, die einen Krieg miterlebt haben? Frage sie behutsam nach ihren Erfahrungen. Akzeptiere aber auch, wenn sie nicht über ihre schrecklichen Erlebnisse sprechen wollen.

Massenvernichtung

Massenvernichtung im stalinistischen System der UdSSR

Das stalinistische Regime handelte nach dem Konzept des „Klassenfeindes“ oder „Volksfeindes“. Dieses Konzept erlaubte die Ermordung und Verfolgung jeder Person, die als „antisowjetisches Element“, also als politischer Feind, verdächtigt wurde. Beweise wurden nicht benötigt, da der Staat sich mit der Partei identifizierte. Die Vorstellung der allwissenden und allmächtigen Partei entstand aus dem Glauben an geschichtliche Kräfte, die im Namen des Fortschritts und der Freiheit Opfer an Menschenleben erforderten. Stalin war zu allem bereit, um die Macht an sich zu reißen und sie zu behalten. Er schreckte vor keiner Lüge und vor keinem Verbrechen zurück. In den Jahren 1937–1953 starben etwa 20 Millionen Menschen durch Hinrichtungen oder in Arbeitslagern.

Massenvernichtung geht nicht unbedingt mit Kriegen einher. Unabhängig von ihnen wurden und werden Menschen wegen ihrer Religion, ihres Wissens, ihrer sozialen Position oder als wirklich heraus gegriffene Sündenböcke verfolgt und getötet.

Massenvernichtung der Juden im Dritten Reich

Zwischen 1933 und 1945 wurden schätzungsweise 5.200.000 Menschen ermordet, die die Nationalsozialisten als Juden und somit als Gefahr für die arische Rasse betrachteten. Diese Zahl entsprach zwei Dritteln der jüdischen Bevölkerung Europas und etwa einem Drittel des gesamten jüdischen Volkes.

15% starben in Gettos oder bei Transporten, 25% wurden von der SS, der Wehrmacht oder von lokalen Milizverbänden ermordet. 60% starben in Vernichtungslagern wie Auschwitz, Majdanek und Treblinka. Sie wurden erschossen, vergast oder verhungerten. In den Vernichtungs- und Arbeitslagern wurden drei Ziele verfolgt:

1. Sklavenarbeit
2. Beseitigung von politischen Gegnern
3. Vernichtung einer minderwertigen Rasse

Während die ersten beiden Ziele auch in den Arbeitslagern der UdSSR unter Stalin verfolgt wurden (s.o.), unterstreicht das dritte Ziel die grauenvollen Vorgänge unter der Herrschaft der Nationalsozialisten.

Ausführliche Informationen zu diesem Thema bietet die Internetseite „HaShOAH“ **http://www.hagalil.com/shoa/links.htm** sowie das Buch **„In Auschwitz wurde niemand vergast“ – 60 rechtsradikale Lügen und wie man sie widerlegt,** Markus Tiedemann, Verlag an der Ruhr, Mülheim, 1996.

Hexenverfolgung und -verbrennung im Mittelalter

Genaue Zahlen gibt es nicht, aber der Hexenverfolgung fielen zwischen einigen Hunderttausend bis zu einigen Millionen Frauen, Männer und Kinder zum Opfer. Die Kirche nutzte die Chance, um Kritiker und Gegner loszuwerden. Jeder konnte jeden denunzieren, so konnte man sich bequem unliebsamer Mitmenschen entledigen. Hauptzielgruppe dieser Verfolgungen waren keine verrückten Frauen, die auf einem Besen ritten, sondern Hebammen, weise und heilkundige Frauen. Mit der Ermordung dieser Frauen ging ein großes Wissen verloren, vor allem im Bereich der Frauenheilkunde (Verhütungsmethoden, Methoden der behutsamen Geburt).

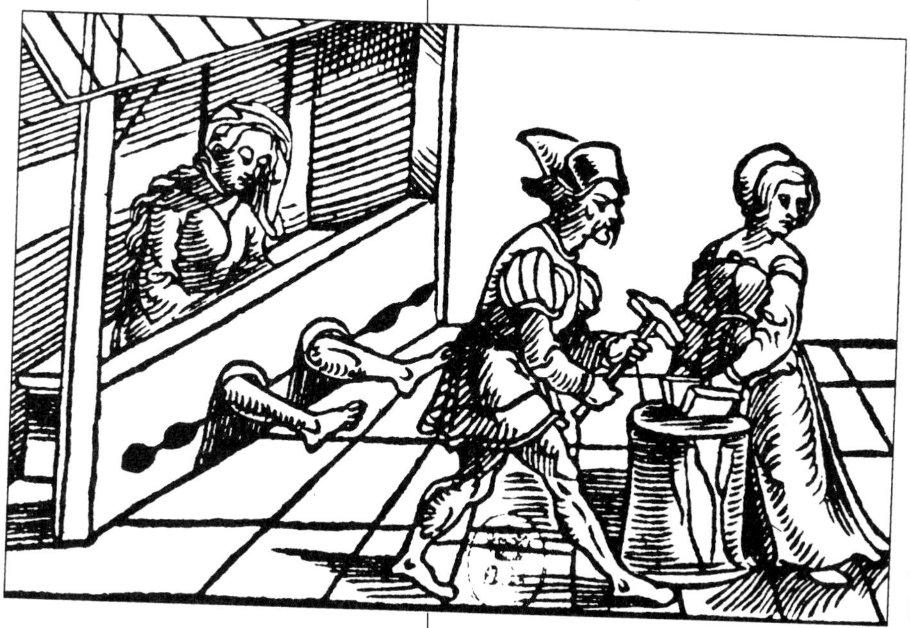

Die Beschuldigten wurden oft durch grausame Folter zu falschen Geständnissen gezwungen und anschließend verbrannt. Als Gnade galt es, den Verurteilten vor dem Verbrennen das Genick zu brechen.

Massenvernichtung

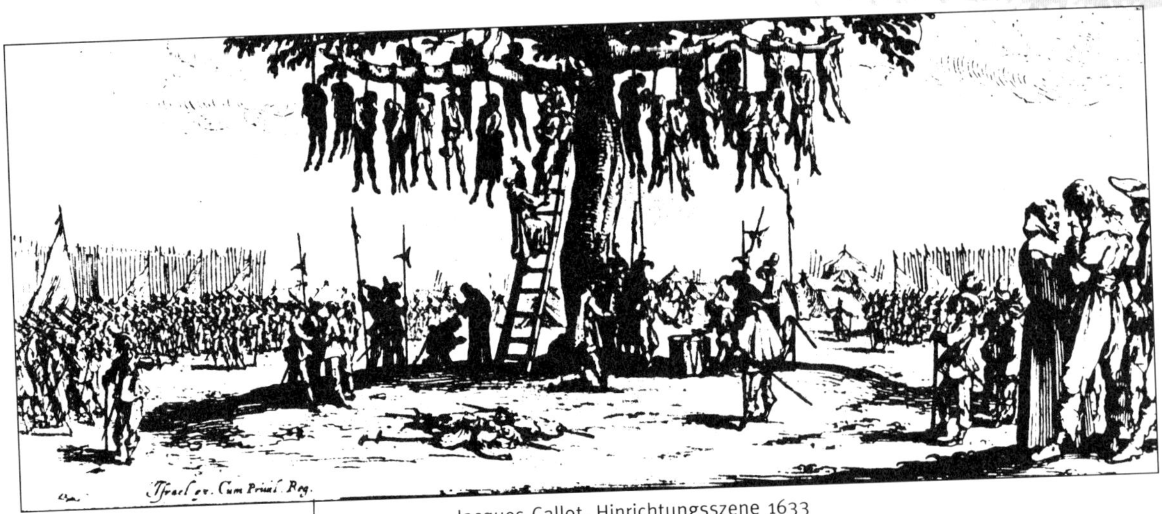

Jacques Callot, Hinrichtungsszene 1633

„Das Massaker ist kollektive Gewalt an Wehrlosen. Sie können weder fliehen, noch Widerstand leisten. Die Gewalt genießt absolute Freiheit. Keine Gegenwehr muss sie überwinden. Von äußeren Zwecken ist sie entbunden."

aus: Wolfgang Sofsky, Traktat über die Gewalt, S. Fischer Verlag, Frankfurt am Main 1996, S. 176

Massenvernichtung in Zeitlupe

110 Millionen Anti-Personen-Minen bedrohen heute in 68 Ländern das Leben von Zivilisten. Ist eine Mine erst einmal gelegt, kann sie bis zu 50 Jahre lang aktiv bleiben. So wird den nächsten Generationen ein explosives Erbe hinterlassen. Wenn man alle Minen entschärfen wollte, wäre man 400 Jahre beschäftigt. Ein General der Roten Khmer sagte einmal, dass eine Mine der beste Soldat ist: „immer mutig, sie schläft nie, und sie verfehlt nie ihr Ziel." Das Verminen von Ackerland kann zu Hungersnöten und Unterernährung führen. Der wirtschaftliche Aufschwung wird somit auch maßgeblich verhindert.

Spiel

Spielregeln zum Spielplan auf Seite 75

- Du brauchst: 2–6 (oder mehr) Spieler, die entsprechende Anzahl von Spielfiguren und einen Würfel.
- Bevor ihr mit dem Würfeln beginnt, schneidet die drei Minen unten aus und verteilt sie auf beliebigen Plätzen im Spielplan. Bedingung: Sie dürfen nicht direkt hintereinander stehen.
- Ziel des Spieles ist, die Farm mit dem Ackerland zu erreichen und ein neues Leben beginnen zu können.
- Es wird reihum gewürfelt. Der-/diejenige, die auf ein Feld mit einer Mine tritt, ist sofort tot und scheidet aus dem Spiel aus.
- Der Gewinner des Spiels hat großes Glück gehabt und es geschafft, sich nach dem Krieg eine neue Existenz aufzubauen.
- Sprecht anschließend über das Spiel. Wie habt ihr euch auf eurem Weg gefühlt? Denkt daran, es ist nur ein Spiel, das aber einen sehr ernsten Bezug zur Wirklichkeit hat.

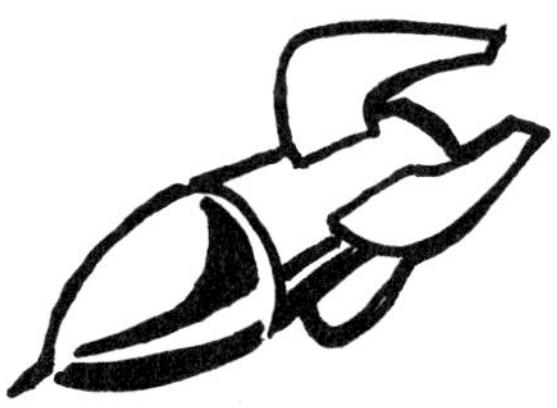

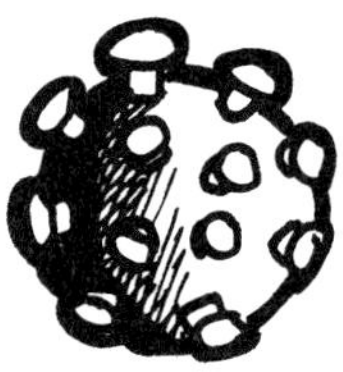

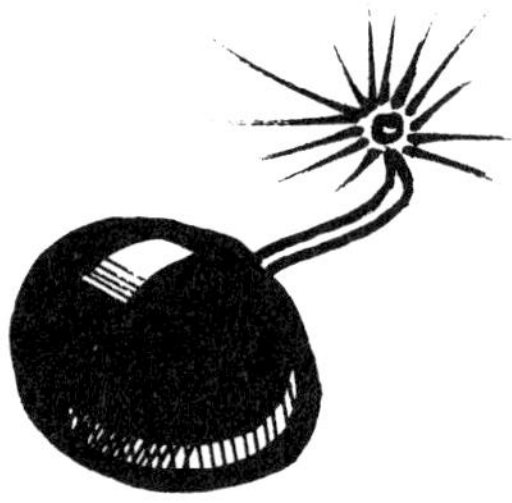

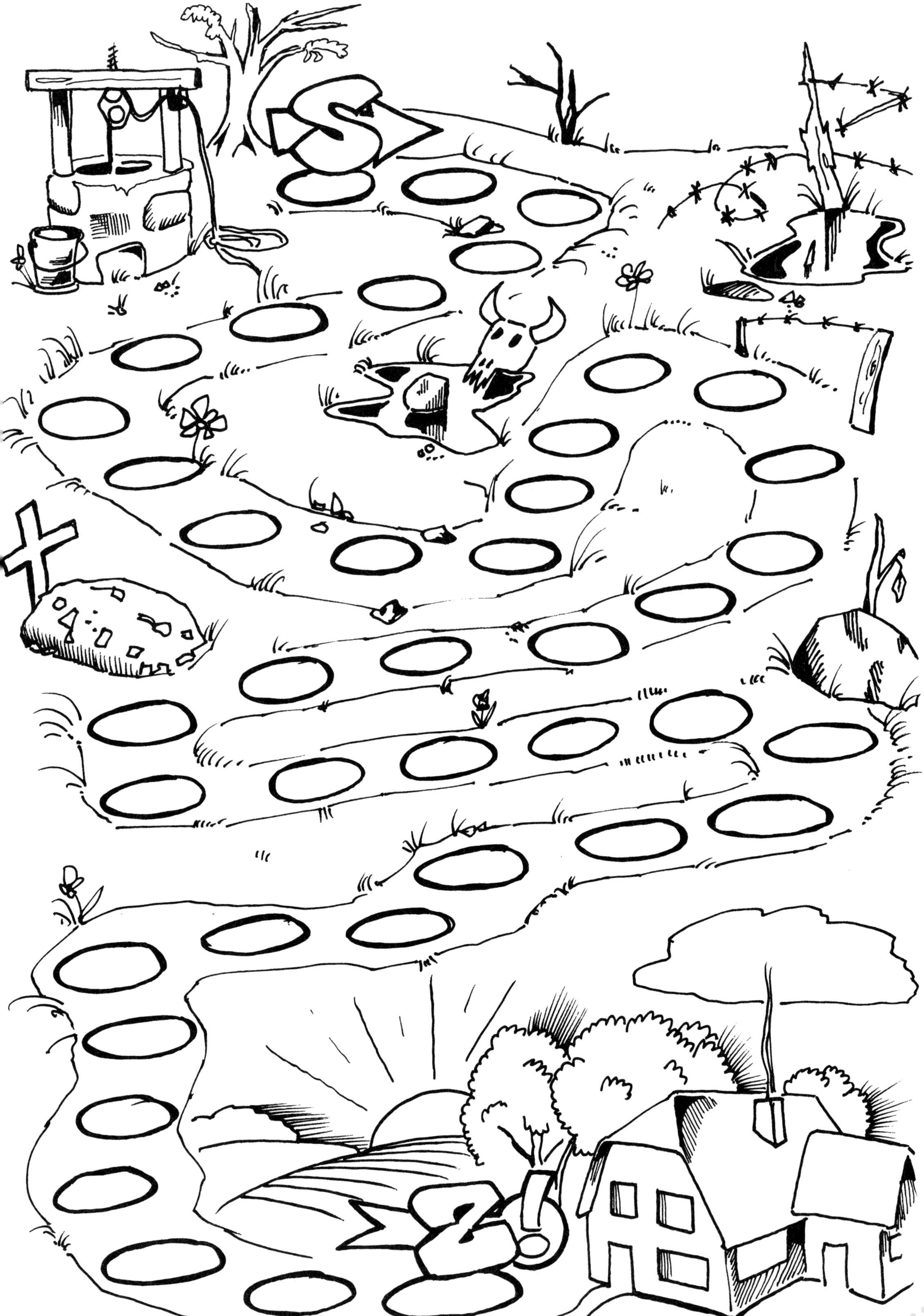

Zur Erholung – Dumm gelaufen ...

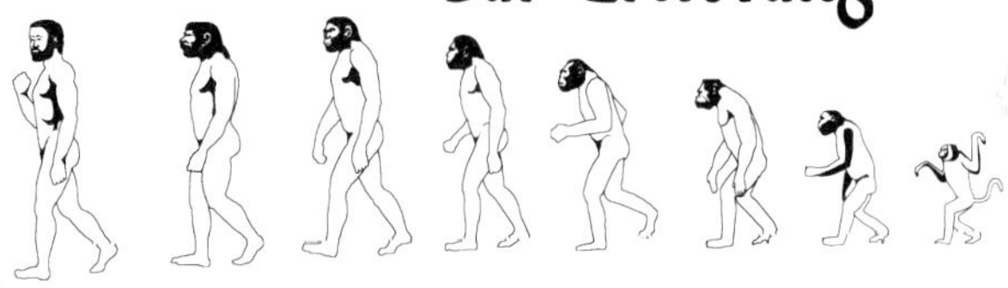

Der Gewinner von 1995 wurde von einem Cola-Automaten erschlagen. Er hatte versucht ohne zu bezahlen ein Getränk zu bekommen. Der Automat begrub ihn unter sich.

1996 gewann ein Air-Force Sergeant, der ein Triebwerk eines Jets an seinem Auto befestigte. Er raste in eine Felswand, die sich ca. 30m über der Straße befand.

Selbst der Tod hat seine lustigen Seiten

Viele Menschen kommen auf tragische Weise ums Leben. Diese Tatsache kann uns oft traurig stimmen.
Aber dann gibt es noch die Todesfälle, deren Umstände uns eher zum Lachen reizen als zum Weinen ...

Der Darwin-Award

Ein Schwein mit Flügeln (Pigasus) bekommt der Gewinner des Darwin-Preises. Dieser Preis wird meist posthum an die-/denjenige/n verliehen, der/die es schafft, den menschlichen Genpool möglichst originell von seiner/ihrer Genmasse zu befreien.

Hier der Gewinner des Jahres 1997: Larry Waters aus Los Angeles

Larry gehört zu den wenigen Menschen, die diesen Preis lebend in Empfang nehmen konnten. Er ist um Haaresbreite noch einmal davon gekommen.
Der Traum vom Fliegen begleitete ihn seit seiner frühesten Kindheit. Nachdem er die Schule abgeschlossen hatte, bewarb er sich bei der Armee, um Pilot zu werden. Ein kleiner Augenfehler machte seinen Traum zunichte: er wurde abgelehnt. Er musste sich also damit zufrieden geben, den Flugzeugen, die über seinen Garten flogen, nachzuschauen.
Eines Tages hatte Larry eine Idee. Er ging in einen Navy-Shop und kaufte sich 45 Wetter-Ballons und einige Gasflaschen mit Helium. In aufgeblasenem Zustand hat ein Wetter-Ballon einen Durchmesser von ca. 1 m.
Als er wieder zu Hause war, band Larry ein paar Ballons an seinen Lehnstuhl, befestigte den Stuhl an der Stoßstange seines Jeeps und machte einen Test. Er schwebte ungefähr einen Meter über dem Boden. Zufrieden mit seiner Arbeit, befestigte Larry die restlichen Ballons an seinem Stuhl, nahm ein paar Butterbrote, einen Six-Pack Bier und seine Schrotflinte. Er wollte mit der Schrotflinte nach einiger Zeit ein paar Ballons abschießen, um langsam zum Boden zurückzukehren.
Larry stellte sich vor, ungefähr 10m gemütlich über dem Boden zu schweben und den veränderten Blickwinkel zu genießen.
Doch erstens kommt es anders und zweitens als man denkt ...
Als Larry die Verbindung zu seinem Jeep kappte, schoss er wie eine Kanonenkugel in den Himmel. Statt einer Höhe von 10 m, erreichte er eine Höhe von 3350 m. Er traute sich nicht mehr, einige Ballons abzuschießen, da er um die Balance seines Stuhls fürchtete.
So driftete er frierend und voller Angst mehr als 14 Stunden durch die Luft.
Doch dann geriet er in ernsthafte Schwierigkeiten. Er geriet mit seinem Lehnstuhl in die Einflugschneise des internationalen Flughafens von Los Angeles.
Ein Pilot meldete dem Tower, dass er gerade an einem Mann mit Gewehr in einem Lehnstuhl vorbeigeflogen wäre. Auf den Radarschirmen machte der Tower ein Objekt aus, das sich 3350 m über dem Flughafen befand. Es versetzte die Sicherheitsabteilung in höchste Alarmbereitschaft. Ein Helikopter startete, um Larry aus der Gefahrenzone zu vertreiben und ihn aus seiner misslichen Lage zu befreien. Doch die Rotoren des Hubschraubers trieben Larry immer weiter auf das Meer hinaus. In der Zwischenzeit war es Nacht geworden und die allabendliche Brise wehte Larry immer weiter hinaus, natürlich verfolgt von dem Hubschrauber.
Nachdem die Crew des Hubschraubers sich davon überzeugt hatte, dass Larry nicht gefährlich war, ließen sie von einigen hundert Metern über ihm ein Seil zu ihm herunter und schleppten ihn so zum Festland zurück. Seine Rettung hat Larry nur dem großartigen Einsatz der Hubschrauber-Crew zu verdanken.
Als er gerade wieder festen Boden unter den Füßen hatte, wurde er direkt wegen Verletzung des Luftraumes verhaftet. Als man ihn in Handschellen abführte, fragte ihn ein Reporter, warum er das getan hätte. Larry antwortete: „Ein Mann kann doch nicht nur herumsitzen."

Weiteres zum Darwin Award findet ihr im Internet unter:
http://www.darwinawards.com

Ideen

- Trage weitere kuriose tödliche Dummheiten zusammen.
- Gründet in der Klasse eine Jury und zeichnet den originellsten Tod mit einem selbst erfundenen Preis aus.

Sterben 2

Kapitel:

Der Zeitpunkt des Todes

Materialien zur Organspende (kostenlos): Bundeszentrale für gesundheitliche Aufklärung, Ostmerheimer Str. 220, 51109 Köln, Tel.: 0221-8992-0, Fax: 0221-8992-300

Raymond A. Moody: **Leben nach dem Tod.** rororo, Rowohlt Taschenbuch-Verlag GmbH, Hamburg 1997 (1. Auflage 1977), ISBN 3-499-60385-3

Filmtipp: **Knockin' on heaven's door**

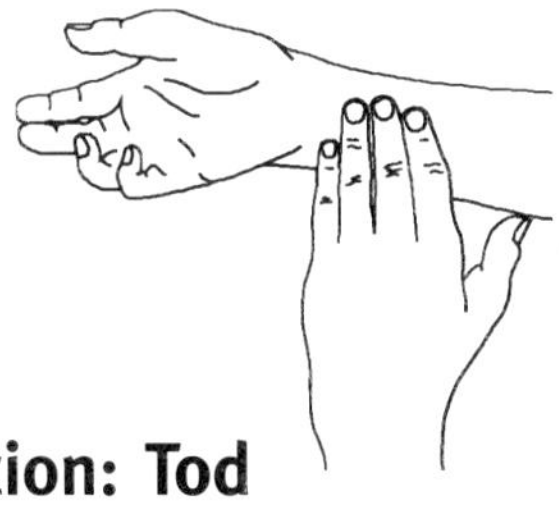

Wann ist man tot?

Nach dem Tod steht nicht alles still. Chemische Reaktionen innerhalb des Körpers können den Eindruck erwecken, dass eine Leiche noch lebendig wäre.

Definition: Tod

Im medizinischen Bereich werden zwei Arten des Todes unterschieden:

a) Der klinische Tod
b) Der biologische Tod

Zu a) *Vom klinischen Tod spricht man bei: Bewusstlosigkeit, Atemstillstand, Kreislaufstillstand (kein Puls), weiten lichtstarren Pupillen und einer eventuellen grau-blauen oder zyanotischen Verfärbung der Haut und Schleimhäute.*

Zu b) *Der biologische Tod ist gleichzusetzen mit dem Hirntod. Die Sauerstoffzufuhr des Organismus wird unterbrochen. Das Herz hört auf zu arbeiten und das Gehirn wird nicht mehr durchblutet. Schon nach wenigen Minuten treten nicht rückgängig zu machende (irreversible) Schäden auf.*

„Unheimliche“ Laute

Menschen (wie z.B. Krankenschwestern), die sich um die Körper der toten Menschen kümmern, erleben oft, dass die Toten noch Geräusche und Laute von sich geben. Die Rachenmuskulatur und die Kehlkopfmuskulatur kann sich durch Säuren im Blut zusammenziehen. Dadurch können Laute bis hin zu Schreien entstehen.

Austritt von Körperflüssigkeiten

Körperflüssigkeiten können viele Stunden nach dem Tod austreten. Besonders nach einer Chemotherapie kann es vorkommen, dass aus dem Augapfel des Toten Flüssigkeit austritt. Es hat den Anschein, als würde er „weinen“.

Gasbildung

In unserem Leben machen wir mehrere hundert Millionen Atemzüge. Doch Gase sind auch nach dem Tod eines Menschen in seinem Körper enthalten oder bilden sich. Z.B. Fäulnisgase, die aus den Darmbakterien entstehen. Zu unseren Lebzeiten brauchen wir diese Bakterien für unsere Verdauung. Die Bakterien beginnen nach dem Tod mit der Zersetzung des Körpers. Der Bauch und Unterleib eines Toten schwillt an und ab, sodass es so aussieht, als würde er atmen. Es kann sogar der Eindruck entstehen, als würde der Tote Ausatmen oder Seufzen.

Wiederbelebungszeiten:

Wenn man es schafft, innerhalb der ersten 4–6 Minuten bei einem Patienten für eine ausreichende Sauerstoffzufuhr zu sorgen, hat er Chancen zu überleben. Nach dieser Zeitspanne ist das Gehirn tot und kann nicht wieder belebt werden.
Das Herz kann dem gegenüber noch 15–30 Minuten später wieder belebt werden. Das Gehirn ist allerdings abgestorben, während der Kreislauf seine Arbeit wieder aufnehmen kann.
Nach jedem Schlag legt das Herz, wenn es in „Betrieb“ ist, für kurze Zeit eine Pause ein. Über die Hälfte unseres Lebens steht es still. Ein längerer Herzstillstand und das Aussetzen der Atmung galt über lange Zeit hinweg als das sichere Anzeichen des Todes.
Der Tod ist also kein klar unterscheidbares Ereignis, sondern auch ein Prozess. Die Gesellschaft definiert also, wann ein Mensch tot ist. Dies ist je nach geschichtlicher Epoche und Kultur unterschiedlich.

Der Puls

Den Puls an der Halsvene zu ertasten ist eine halbwegs sichere Methode, um den Herzstillstand eines Menschen festzustellen, da man so die Herztätigkeit überprüft. Aber eine absolut sichere Methode ist es nicht. Bei der Unterkühlung eines Körpers unter 27°C, kann man keinen Pulsschlag mehr feststellen, obwohl der Körper noch lebt.

Bilde dir selbst dein Urteil!

Körperbewegungen

Auch nach ihrem Tod können sich Menschen noch bewegen. Das liegt z.B. an der Gasbildung im Körper. Nach zwei Wochen schwellen Unterleib, Hodensack, Brüste, Augen und Zunge an. Durch diese Vorgänge innerhalb des Körpers kann es so aussehen, als ob der Körper sich aus eigener Kraft bewegt und den Anschein erwecken, dass er noch leben würde. In Italien werden die Toten in Leichenhallen laut Gesetz an ein elektrisches Alarmsystem angeschlossen. Wenn also der Tote nur scheintot war, kann er an einer Schnur ziehen und sich so bemerkbar machen.

Einige Wissenschaftler versuchen, die Existenz einer „Seele“ im Menschen physikalisch zu beweisen:

„Seelenwanderung“

Einige Wissenschaftler geben sich große Mühe um nachzuweisen, dass die Seele den Körper verlässt. Empfindliche Messgeräte werden eingesetzt, um Geschwindigkeit und Richtung zu erfassen. Mit einer hoch empfindlichen Waage fand sogar ein Wissenschaftler heraus, dass die Seele 21 Gramm wiegen muss.

Der Moment des Sterbens

Es gibt nur sehr unbestimmte Definitionen, wann das Sterben tatsächlich beginnt. Biologisches Sterben beginnt zum Beispiel mit der Geburt, da die Gehirnzellen mit dem Zeitpunkt der Geburt festgelegt und nicht mehr regenerierbar sind.

Menschen, die eine lebensbedrohliche Situation erlebt haben, erzählen oft davon, wie ihr ganzes Leben noch einmal wie in einem Film vor ihrem geistigen Auge abläuft. Darüber hinaus gibt es die Berichte von Menschen, die bereits klinisch tot waren.

In den letzten Jahren ist es durch ärztliche Kunst öfter gelungen, klinisch Tote, d.h. Kranke, deren Herz zum Stillstand gekommen war, wieder ins Leben zurückzurufen. Diese Wiederbelebung wird mit einem Fachausdruck als „Reanimation" bezeichnet; das heißt wörtlich „Wiederbeseelung". Manche Menschen, die so ins Leben zurückgeholt wurden, berichten von tief gehenden Erlebnissen, die sie eben gehabt haben, von Eindrücken von Schönheit und von tiefem Frieden. In solchen Berichten heißt es beispielsweise:

„Ich hatte meinen Leib verlassen. Nun wusste ich, ohne dass ich darüber nachdenken musste: Dieser Zustand ist das, was Menschen tot nennen. Ich bewegte mich sehr schnell auf ein strahlend helles Netz zu. Es war wie ein Sperrgitter, das ich nicht durchbrechen wollte … Als ich mit ihm in Berührung kam, entstand ein Lichtgeflimmer von großer Intensität. Ich empfand keinen Schmerz, und was ich fühlte, war angenehm und beruhigend, und es füllte mich ganz aus."

„Und nun kam das große Licht, ein strahlend weißes Licht, blendend in seiner nichtirdischen Stärke. Es durchflutete mein ganzes Wesen … Als das Licht verblasste, kehrte ich langsam zur Welt und zu meinem leblosen Leib zurück. Aber das Licht blieb vorerst bei mir …"

„Ich war sehr weit fort. Haben Sie mich gerufen? … Wie es eigentlich gekommen ist, weiß ich nicht mehr. Auf einmal hörte ich ein ganz feines, hohes Sausen. Oder waren es die Farben um mich herum, die diese Töne ausstrahlten? … Jede Farbe hatte einen Ton. Und alle diese Farben und Töne zusammen ergaben eine wundervolle Musik, die mich erfüllte und mich vorwärts zog."

aus: http://ilsebill.biologie.uni-freiburg.de/schule/Faecher/evR/Vorrath/ruwum/Tod/Sterben1.html

Solche Berichte sagen nichts darüber aus, was uns nach unserem Tod erwartet. Sie können auch nicht als Beweis für eine jenseitige, „himmlische" Welt angesehen werden. Sie geben höchstens Aufschluss darüber, was auf der Schwelle zwischen Leben und Tod im Kopf geschehen kann.

In anderen Kulturen wird der nahe Tod ganz anders erlebt. Den Japanern tritt er beispielsweise in Visionen von melancholischen Teichen und düsteren Flüssen entgegen. Diese Tatsache führt uns zu der traurigen Feststellung, dass nicht einmal im Angesicht des Todes eine unvermittelte Realitätserfahrung stattfindet.
Es gibt keine Zeugen für das Jenseits.

vgl. Nigel Barley: Tanz ums Grab

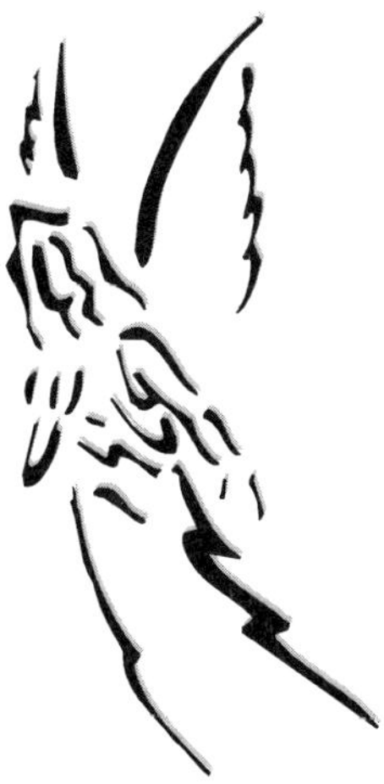

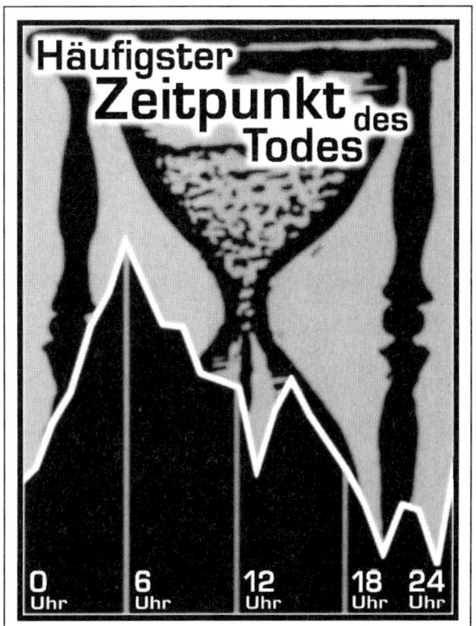

nach: Focus 50/93

Die natürliche Erklärung für diese Phänomene könnte sein, dass im Moment des Sterbens in hohem Maße körpereigene Morphine freigesetzt werden, die Halluzinationen hervorrufen können.

An der Grenze

Rod Herd, 51, führte für die Polizei in Wellington/ Neuseeland Such- und Rettungsaktionen durch. Am 2. Juli 1986 wäre er bei einem Unglück, bei dem zwei Menschen umkamen, fast ertrunken.

„Der Seegang war nicht gerade ideal für eine Vergnügungsfahrt, aber wir waren daran gewöhnt. Um 11 Uhr 38 saß ich rechts vom Ruderhaus am Radar. Jemand sagte, dass uns eine besonders hohe Welle bevorstehe, und ich erinnere mich noch, dass ich aufsah und antwortete, dass wir wahrscheinlich ein bisschen Wasser schlucken würden. Dann kam die Welle. Ich wurde gegen das Bullauge geschleudert, es zerbarst und flog mir ins Gesicht, zusammen mit ungeheuer viel Wasser. Mir kam es vor, als hätte es keine Luft gegeben, nur pechschwarze Dunkelheit, Lärm und Chaos. Ich merkte nicht, dass das Boot gekentert war. In mir war Trauer, Furcht und Verzweiflung, und die Angst vorm Ertrinken war unerträglich:

Ich konnte nicht länger die Luft anhalten und begann zu würgen.

Und plötzlich war alles ruhig und friedlich. Die Angst war vorbei, und eine innere Stimme sagte mir, ich solle mir keine Sorgen machen. Ich hatte eine Vision: meine Frau und meine beiden Söhne winkten mir vom Strand aus zum Abschied zu. Ich war völlig gelassen und friedvoll (dazu möchte ich klarstellen, dass ich nie gläubig war und es auch nach dieser Erfahrung nicht geworden bin). Aber dann kriegte ich ein Treppengeländer zu fassen, und das muss irgendetwas ausgelöst haben, was mich wieder zur Realität zurückbrachte: Ich war dabei zu ertrinken. Ich bekam schreckliche Angst. Es gelang mir, an die Oberfläche zu kommen – ich weiß nicht wie. Ich war ungefähr eineinhalb Minuten lang unter Wasser gewesen. Dann hatte ich mit dem Schock, meinen Verletzungen und der Unterkühlung zu kämpfen. Mir wurde eiskalt, erst waren es Schauer, und dann tat es richtig weh. Mein Hauptgedanke war, mich über Wasser zu halten. Dabei vergaß ich fast die Kälte. Ich sagte mir, soweit ist alles gut gegangen, und jetzt schaffe ich auch den Rest. Aber dann setzte mir die Unterkühlung immer mehr zu, und ich musste gegen den Instinkt ankämpfen, nicht einfach einzuschlafen. Der Rettungshubschrauber tauchte kurz danach über mir auf und holte mich hoch. Meine Körpertemperatur war auf 30,1°C gesunken, und in den Monaten danach wurde mir nie richtig warm. Wenn Erinnerungen an den Unfall hochkamen, bekam ich regelrechte Kälteschauer. Die emotionalen Nachwirkungen kann ich immer noch nicht ganz ausloten. Schuldgefühle sind sicher dabei – warum habe ausgerechnet ich überlebt, und die anderen beiden nicht? Hatten sie auch solche Angst, bevor sie starben? Ich möchte erst sterben, wenn ich das Gefühl habe, mein Leben tatsächlich gelebt zu haben. Wenn ich dann sterben muss, werde ich vor dem Tod keine Angst haben. In meinen Fall war die Begegnung mit dem Tod gewaltsam, das heißt, dramatisch und schmerzhaft. So zu sterben, kann ich niemandem empfehlen."

aus: Colors – ein magazin über den rest der welt, 24/1998, S. 26

„Man sieht es dem Menschen an, dass er nicht schläft. Das, was einen Menschen für einen selbst geprägt hat, ist am toten Körper nicht mehr wieder zu finden."

Ideen

- Hast du schon einmal einen Toten gesehen?
- Wenn ja, erzähle von deinen Erfahrungen!
- Wenn nein, was stellst du dir vor? Gruselt es dich? Erkläre!

Die Angst vor dem Einschlafen

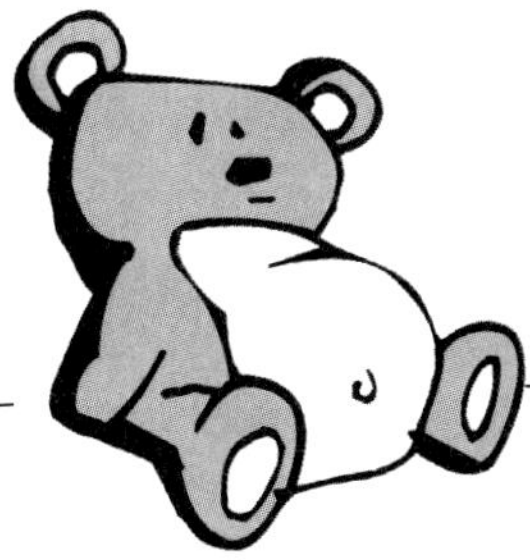

Andrea (18):
Als ich 16 Jahre alt war, starb die 5-jährige Tochter meines Patenonkels nachts am „Plötzlichen Kindstod". Sie ist fast so etwas wie eine kleine Schwester für mich gewesen. Ich war mit der Situation damals völlig überfordert. Meine Eltern waren in Urlaub und mein Patenonkel wollte eigentlich seinen Sohn bei uns unterbringen, um alle „Formalitäten" in Ruhe erledigen zu können. Meine Trauer war riesengroß. Dazu kam noch diese schreckliche Angst vor dem Einschlafen. Eine Woche lang dachte ich, dass ich auch sterben müsste, wenn ich einschlafen würde ...

Felix (17):
Als ich etwa 10 Jahre alt war, fragte ich, wie es wohl sei, wenn man tot wäre. Meine Oma gab mir die Antwort: „Der Schlaf ist der kleine Bruder des Todes." Das soll ein gewisser Homer gesagt haben. Da war es erst einmal vorbei mit dem Einschlafen, ich hatte immer Angst am nächsten Morgen nicht mehr aufzuwachen.

Der Schlaf scheint etwas Unberechenbares, Unkontrollierbares zu sein. Die Vorstellung, dass er dem Tod ähnlich ist, liegt nahe: Scheinbar unbeweglich liegt man da, Atmung und Puls verlangsamen sich, der Blutdruck sinkt. Die Wahrnehmung der Sinne reduziert sich und das Nervensystem ist im Schlaf vermindert erregbar. Doch dieses Leben auf „Sparflamme" ist meist genau das Gegenteil vom Sterben: Neue Energien werden getankt, der Körper erholt sich und füllt Reserven auf.

Das Phänomen „Schlaf" hat stets die Phantasien der Menschen beflügelt. Interessant ist hierbei die unterschiedliche Sichtweise der Dichter und Philosophen. Das Spektrum reicht von einer positiven Betrachtungsweise wie „Der Schlaf ist doch die köstlichste Erfindung" **(Heine)** *oder* „Das Beste, was wir haben, ist der Schlaf" **(Saroyen)** *bis hin zu einem eher düsteren, todesnahen Bild des Schlafes wie* „Der Schlaf ist der kleine Bruder des Todes" **(Homer)**.

In der Literatur überwiegt jedoch die positive Betrachtungsweise des Schlafes, die auch seine Bedeutung für die geistige und körperliche Gesundheit herausstreicht, was in nachfolgenden Zitaten seinen Ausdruck findet: „Der Schlaf ist für den ganzen Menschen, was das Aufziehen für die Uhr" **(Schopenhauer)**, „Der Schlaf heilt mir vieles" **(Goethe)** *oder* „Gebt den Leuten mehr Schlaf – und sie werden wacher sein, wenn sie wach sind" **(Tucholsky)**.

Im Alter zwischen drei und sechs Jahren glauben Kinder verstärkt, dass der Tod etwas mit Dunkelheit, Schlaf, Strafe und dem „Bösen" zu tun hat. Aus dieser Angst können Probleme mit dem Einschlafen entstehen. Offene Gespräche und ein ernsthafter Umgang mit den Fragen der Kinder nach dem Tod können die Ängste nehmen.

Fragen

- Erinnerst du dich an Ängste, die du vor dem Einschlafen hattest oder hast?
- Wie war die Reaktion deiner Eltern?
- Hast du über solche Ängste gesprochen oder wurden sie beiseite geschoben?

Sterben in Würde – Die Hospiz-Bewegung

Heute sieht es ganz anders aus: In anonymen Krankenzimmern siechen alte Menschen dem Jenseits entgegen. Allein gelassen, abgeschoben in den letzten Stunden ihres Lebens. Wir verbannen den Tod aus dem Leben – er wird totgeschwiegen. Dieses Schweigen wird nur gestört, wenn es direkt neben einem einschlägt.

„Noch Anfang dieses Jahrhunderts waren Tod und Sterben nahezu selbstverständlicher Teil des Alltags. Gestorben wurde zu Hause, Familienmitglieder wuschen die Leiche, kleideten sie und bahrten sie auf. Schon Kinder gewöhnten sich an den Anblick und lernten, dass der Tod zum Leben gehört."

aus: Der Spiegel, 6/1995, S. 115

Die Hospiz-Bewegung versucht seit einigen Jahren, das Sterben aus seiner Anonymität zu befreien. Die Zielsetzung ist, mit optimaler medizinischer Versorgung und Pflege, sozialer und psychologischer Betreuung sowie seelsorgerischen Angeboten die letzte Zeit eines Sterbenden für ihn und seine Angehörigen lebenswert zu gestalten.

„Bemitleiden gibt es nicht"

Eines der ältesten deutschen Hospize steht in Halle. Gegründet hat es ein Priester, getragen wird es von ehrenamtlichen Helfern, die wenig davon halten, den Weg zum Tod zu verklären

von Daniela Weingärtner

... Der 28-jährige Thomas, der die Pflegedienste koordiniert (...), gehört zur Sargdeckel-Brigade. So heißen die Leute vom Hospiz im Krankenhaus-Jargon. Und wenn jemand den schlaksigen Thomas aus der Sargdeckel-Brigade fragen würde, was ihm ein Gräuel ist, würde er vielleicht antworten: „Apfelmilchreis." Weil Frau G. sich aus der Küche des Elisabeth-Krankenhauses gerade Apfelmilchreis bestellt hat. Dann würde er nachdenken und sagen: Noch schlimmer als Apfelmilchreis sind die vielen guten Menschen in der Hospiz-Bewegung. (...) Im Seminar in Köln also hat Thomas auch wieder ein paar Hospiz-Bewegte getroffen. Weiße Blätter wurden ausgeteilt. Jeder sollte malen, was er sich unter Sterben vorstellt. Bei der Erinnerung verzieht Thomas angewidert das blasse Gesicht und fährt sich müde durch die Locken. „Da malen die Sonnenuntergänge! Wenn einem Patienten der Tumor zum Gesicht rauswächst, das ist nicht friedlich und still – das ist Scheiße! Sterben ist Scheiße!"

Thomas fordert, dass es für Hospiz-Mitarbeiter eine einheitliche Ausbildung geben sollte. Vielleicht wird Halle nach Kölner Vorbild bald eigene Seminare in Palliativ-Pflege anbieten. „Da muss ein Standard her. Wenn mein Freund der Sozialromantiker gerade Dienst hat, malt der sonst mit den Patienten Sonnenuntergänge." Nichts gegen Sonnenuntergänge. Wenn im Hospiz Halle die Abendsonne durch das milchige Bogenfenster in den Meditationsraum fällt, sieht das wunderschön aus. Wer frei ist von Schmerzen und von Todespanik, kann es richtig genießen.

aus: taz, 25.3.1997

Jeder Zweite fürchtet einsamen Tod

Umfrage: 62 Prozent der Deutschen wünschen sich schnelles und schmerzloses Ende

— Von Theo Schuhmacher —

Düsseldorf (NRZ). Nahezu jeder zweite Deutsche glaubt, dass ihm ein unwürdiger Tod bevorsteht. 41 Prozent der Bevölkerung meinen, dass Sterbende ihre letzten Stunden in Einsamkeit und Anonymität verbringen. Das geht aus einer Befragung des Bielefelder Emnid-Instituts für die Deutsche Hospiz-Stiftung hervor. Dagegen vertraten 50 Prozent die Ansicht, in Deutschland würde „human, natürlich und würdig" gestorben.

In der Umfrage zur „Sterbesituation in Deutschland" gaben nur 14 Prozent an, dass sie vorbereitet, also bewusst und nicht allein sterben wollten. 23 Prozent hatten sich über ihren eigenen Tod noch keine Gedanken gemacht. Die große Mehrheit mit 62 Prozent wünschte sich einen unerwarteten, schnellen und schmerzlosen Tod.

Nach Angaben der Hospiz-Stiftung, die sich die Begleitung schwerstkranker Menschen zur Aufgabe gemacht hat, steht dieser Wunsch im völligen Widerspruch zur Realität. „Die meisten Menschen erleben den Tod als schmerzhaften und qualvollen Prozess", sagte Friedhelm Farthmann, Vorsitzender des Stiftungsrats.

aus: NRZ, 30.10.1997

Sterben in Würde – Die Hospiz-Bewegung

Stationäre Hospize, anfangs von Kirchen und Gesundheitspolitikern als „Stätten des organisierten Sterbens" bekämpft, werden inzwischen von der Bevölkerung angenommen. 32 dieser Einrichtungen gibt es in Deutschland, viermal mehr als noch 1990. Die Hälfte aller SPIEGEL-Befragten können sich vorstellen, in einem solchen Haus, von professionellen Sterbebegleitern unterstützt, ihre letzten Wochen zu verbringen.

aus: Der Spiegel, 6/1995, S. 120

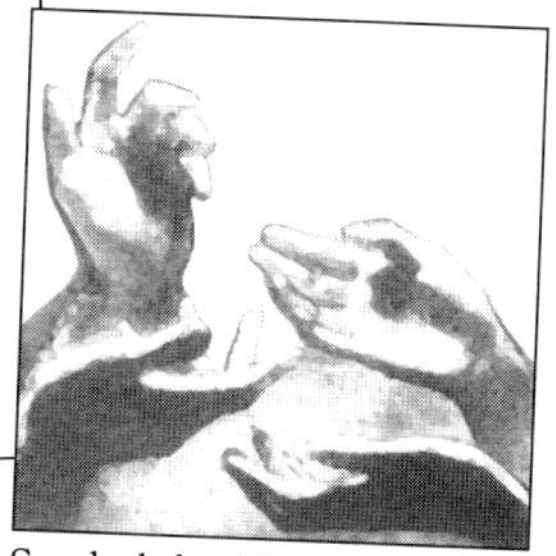

Symbol des Malteser Hospizes St. Raphael, Duisburg

Es gibt zwar Lebensgefährten, aber kaum Sterbensgefährten ...

Die Hospizbewegung ist auch eine Protestbewegung: Sie lehnt sich auf gegen das „Wir können nichts mehr für sie tun" der Krankenhäuser. In Hospizen wird sich um so genannte „ausbehandelte" Patienten gekümmert, dort wird gefragt: „Was können wir für sie tun?"

Da Sterbende für Ärzte und Krankenhäuser Misserfolge dokumentieren, weil an ihnen die fortschrittliche Medizin versagt hat, sind sie dort nicht gern gesehen. Abgeschoben und völlig isoliert sterben manche Menschen einen unwürdigen und angstvollen Tod.

Leben bis zuletzt – das erfordert in vielen Fällen eine auf den jeweiligen Patienten zugeschnittene Palliativmedizin, um starke Schmerzen zu lindern. Viele Ärzte scheuen sich, die starken Morphine zu verschreiben, die viele Krebspatienten brauchen, um halbwegs schmerzfrei ihre letzten Wochen zu verbringen. Wichtig sind jedoch nicht nur Schmerzmittel. Das Wichtigste gegen die Angst vor dem Tod ist, dass es jemanden gibt, der die Hand hält, einfach nur da ist und zuhört.

Die Begleiter begegnen im ständigen Umgang mit dem Tod ihren eigenen Grenzen. Die Lebensqualität verändert sich und Prioritäten des eigenen Lebens verschieben sich. Wer den Tod ausgrenzt, der verpasst ein Stück Leben.

Die Hospiz-Bewegung nimmt sich diesem Stück Leben an. Sie bietet ambulante und stationäre Hilfe bei der Begleitung von Sterbenden. Hauptsächlich wird die Begleitung von ehrenamtlichen Helfern übernommen. Die Hospiz-Bewegung kann nur durch Spenden überleben, die staatliche Förderung ist mehr als gering.

Das stationäre Hospiz

Über die Angebote des Hausbetreuungsdienstes hinaus gewährleistet das stationäre Hospiz eine umfassende medizinisch-pflegerische und psychosoziale Betreuung rund um die Uhr.

Die Aufnahme ins Hospiz erfolgt freiwillig und auf Wunsch des Patienten. Bei Bedarf können die Angehörigen im Hospiz übernachten.

Bei der medizinischen Versorgung steht eine individuell auf den Patienten abgestimmte Schmerztherapie im Mittelpunkt.

Der Hospiz-Hausbetreuungsdienst

Die meisten schwerkranken Menschen möchten zu Hause leben. Der Hospiz-Hausbetreuungsdienst wurde eingerichtet, um unheilbar kranke Menschen, ihre Angehörigen und Freunde in ihrer vertrauten Umgebung zu unterstützen und zu begleiten. So erhalten auch die Angehörigen Hilfe und eine stationäre Aufnahme kann möglicherweise vermieden werden.

aus: Faltblatt des Malteser Hospizes St. Raphael, Duisburg

Ideen

- Hast du schon einmal den Tod „hautnah" erlebt und einen Sterbenden begleitet? Erzähle von deinen Erfahrungen!
- Wie möchtest du sterben?
- Könntest du dir vorstellen, einen Sterbenden zu begleiten? Begründe deine Antwort!
- Führe ein Interview mit einem Sterbebegleiter. Stelle die Ergebnisse deiner Klasse vor.
- Startet eine Umfrage in eurer Klasse: Wie möchtest du sterben?
- Wünsche einen schönen Tod ...
  Manche Menschen reagieren empfindlich, wenn man ihnen nach einem gewaltigen Niesen einen „schönen Tod!" statt „Gesundheit!" wünscht. Starte einen Feldversuch. Wünsche Menschen außerhalb deiner Klasse einen „schönen Tod". Welche Reaktionen bekommst du? Versuche die Reaktionen zu begründen!

Hirntod – Startschuss zur Organentnahme?

Sterben 2

Die Definition des Todes ist eine wissenschaftliche Verabredung, die man auch ändern kann ...
Am 1.12.1997 trat in Deutschland ein neues Transplantationsgesetz in Kraft. Hier die wichtigsten Punkte:

Eine Organentnahme ist nur dann erlaubt, wenn der Spender in einem Organspendeausweis oder in einer anderen Erklärung dazu seine Zustimmung gegeben hat. Liegt keine Erklärung vor, können auch die nächsten Angehörigen oder eine Person, die der mögliche Organspender dazu bestimmt hat, den mutmaßlichen oder erklärten Willen des Patienten mitteilen (erweiterte Zustimmungslösung). Voraussetzung ist, dass dabei der mutmaßliche Wille des Spenders beachtet wird.

Der Tod des Organspenders muss nach dem Erkenntnisstand der medizinischen Wissenschaft festgestellt werden. Organe können erst dann entnommen werden, wenn der Hirntod, also der endgültige Ausfall aller Hirnfunktionen, eingetreten ist. Er muss von zwei Ärzten diagnostiziert werden, die den Organspender unabhängig voneinander untersucht haben und die an der Transplantation nicht beteiligt sind. Die Untersuchungsergebnisse müssen genau dokumentiert werden. Angehörige dürfen Einsicht nehmen.

aus: http://w2.siemens.de/sbk/news/report/artikel2.html

Jedes Jahr benötigen in Deutschland tausende von Menschen ein neues Organ. Fast 50 000 Menschen leben mithilfe der künstlichen Niere. Mehr als 2 000 Menschen, darunter Kinder und Jugendliche, befinden sich jährlich im Endstadium schwerster Herz-, Leber- oder Lungen-Erkrankungen. Bei ihnen geht es buchstäblich um Leben oder Tod, da bei diesen Erkrankungen eine Ersatztherapie wie die „künstliche Niere" nicht möglich ist.
Im vergangenen Jahr wurden in Deutschland etwa 3 800 Organe verpflanzt. Das reicht bei weitem nicht aus, um alle Patienten zu versorgen. So ist es nicht verwunderlich, dass beispielsweise bei jährlich 4 000 benötigten Spendernieren und etwas über 20 000 durchgeführten Transplantationen inzwischen mehr als 10 000 Patienten auf einer Warteliste für die Übernahme eines Organs von einem verstorbenen Menschen stehen. Die Wartezeiten ziehen sich über mehrere Jahre hin.

aus: http://w2.siemens.de/sbk/news/report/artikel2.html

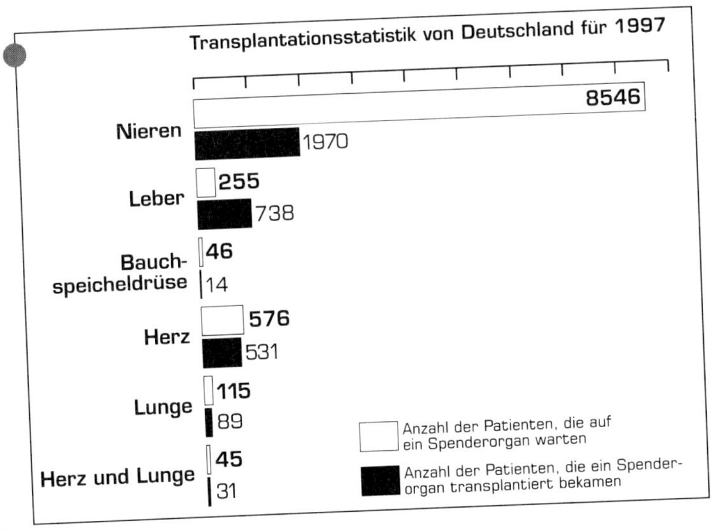

11-jähriger Organspender hilft nach seinem Tod 40 Menschen

Die Leber des Jungen rettete Mutter von drei Kindern das Leben

Bristol (afp). Mit seiner frühzeitigen Einverständniserklärung zur Organspende hat ein elfjähriger Junge in Großbritannien dafür gesorgt, dass nach seinem Tod 40 Menschen geholfen und einigen sogar das Leben gerettet werden konnte. Matthew Howard trug immer seinen Spenderausweis in der Tasche. Auch, als er auf dem Fahrrad nahe der elterlichen Wohnung in der südenglischen Grafschaft Essex von einem Auto überrollt und getötet wurde. „Er hat uns immer erzählt, dass er anderen Menschen helfen will, wenn er stirbt", sagte Matthews Vater Philip Howard. Ärzte und Krankenschwestern seien zu Tränen gerührt gewesen, als sie den Spenderausweis in den Kleidern des Jungen gefunden hätten. Zwei Mädchen erhielten die Nieren des Elfjährigen, eine dreifache Mutter, die im Sterben lag, seine Leber. Haut, Knochen, Sehnen, Blutgefäße und andere Körperteile des so jung Verstorbenen wurden für Organtransplantationen entnommen. Insgesamt werden nach Angaben des Vaters die Organe etwa vierzig Menschen eingepflanzt. Ein Sprecher des Transplantationszentrums in Bristol sagte, die Anzahl der Organe, die nach dem Unfall noch funktionstüchtig gewesen seien, sei „überraschend hoch" gewesen.

aus: NRZ, 11.6.1997

Hirntod – Startschuss zur Organentnahme?

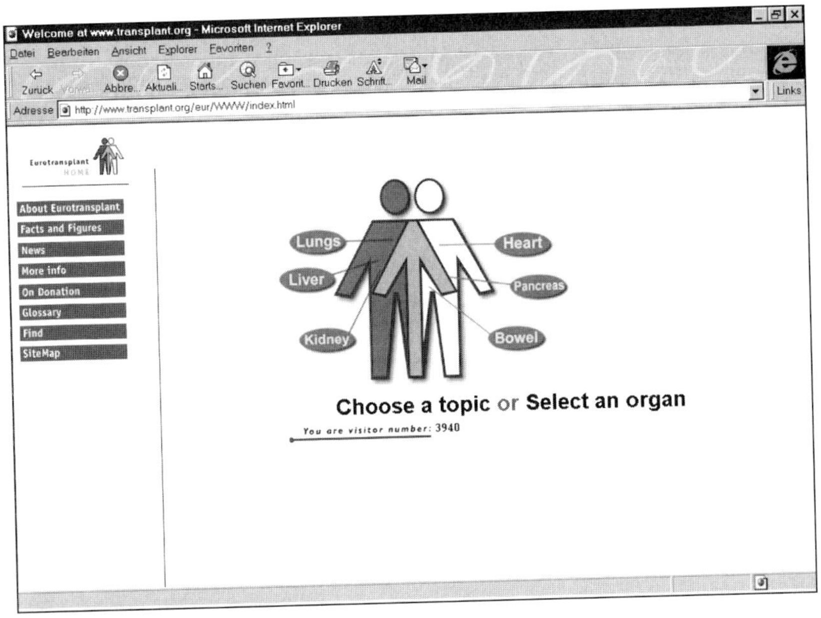

Eigentlich scheint alles klar. Doch ist ein hirntoter Mensch wirklich tot? Die Gegner dieser Bestimmung argumentieren, dass 97% des Körpers nach dem Hirntod noch lebt. Ein Hirntoter gehört noch zu den Lebenden, er ist ein Sterbender. Er zeigt Reaktionen, die nur lebende Menschen zeigen können. Sein Herz schlägt, der Stoffwechsel funktioniert, er bewegt sich spontan und reagiert auf Schmerzreize (z.B. durch Anstieg des Blutdrucks). Bedeutet diese Argumentation nicht das Ende der Transplantationsmedizin?

Unter dieser Internetadresse **(http://www.transplant.org/eur/WWW/index.html)** könnt ihr euch bei Eurotransplant über Einzelheiten von bestimmten Organtransplantationen erkundigen. Die Webseiten sind auf Englisch.

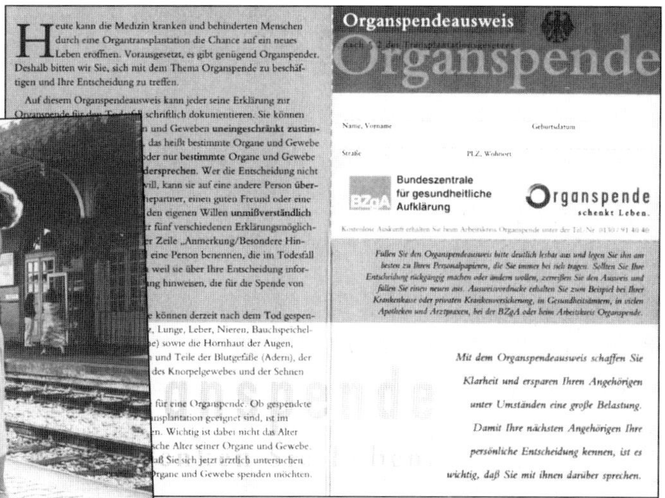

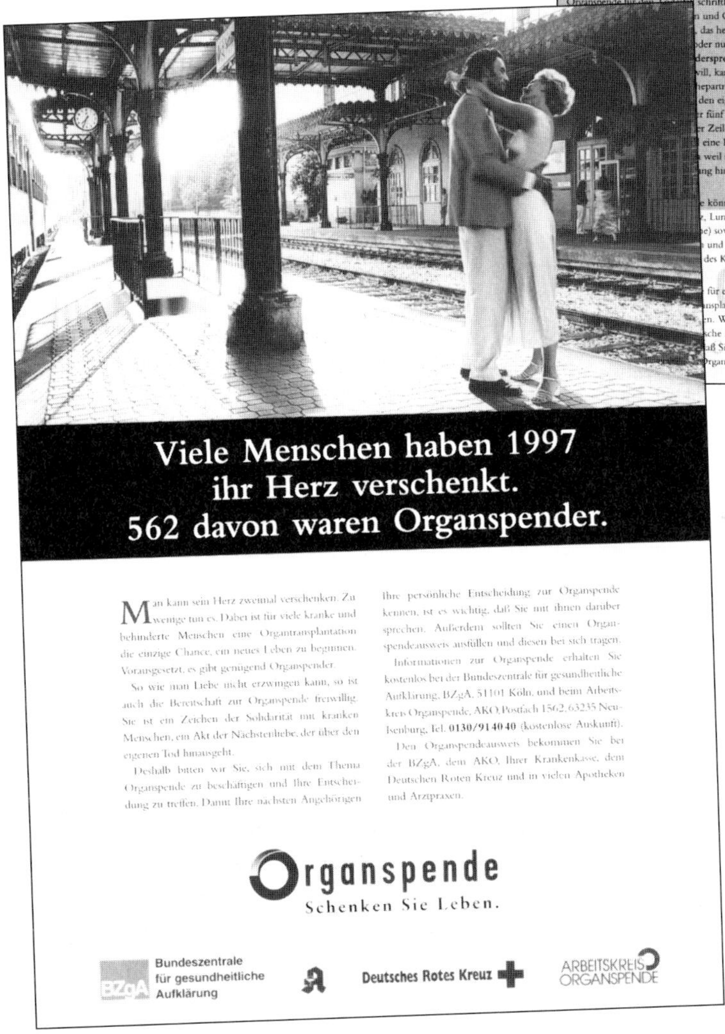

Fragen und Ideen

- Diskutiert die These: Ein Arzt, der Transplantationen vornimmt, ist ein Mörder!
- Würdest du deine Organe spenden wollen, falls du verunglücken würdest?
- Würden deine Angehörigen wohl die Zustimmung für eine Organentnahme geben?

Organhandel – Ein lukratives Geschäft

In vielen Ländern blüht der Handel mit Organen, er entpuppt sich für die Händler als ein sehr lukratives Geschäft. Laut Focus zahlen Menschen aus Asien, den USA oder den Golfstaaten 5 000 $ für eine Augenhornhaut, 30 000 $ für eine Niere und 40 000 $ für eine Leber.

In China werden zum Tode verurteilte Menschen quasi „ausgeschlachtet“. Direkt nach der Exekution werden in bereitstehenden Krankenwagen die noch frischen Organe entnommen.
Ob dieser schwunghafte Handel im eigenem Land legal oder illegal ist, bleibt für uns Ausländer im Dunkeln ...

Auch in den Ländern der Dritten Welt nimmt der Organhandel zu. Viele Menschen stellen sich aus Geldnot als „Ersatzteillager“ zur Verfügung. Kinder und Jugendliche werden entführt und (aus-)geschlachtet. Ihre Organe werden an Menschen verkauft, die sich z.B. eine neue Niere leisten können. Die Opfer werden meist irgendwo verscharrt.

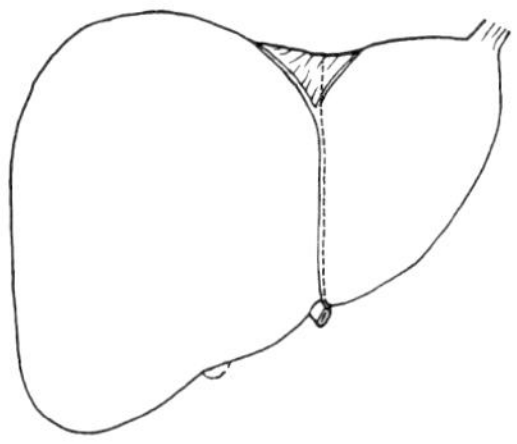

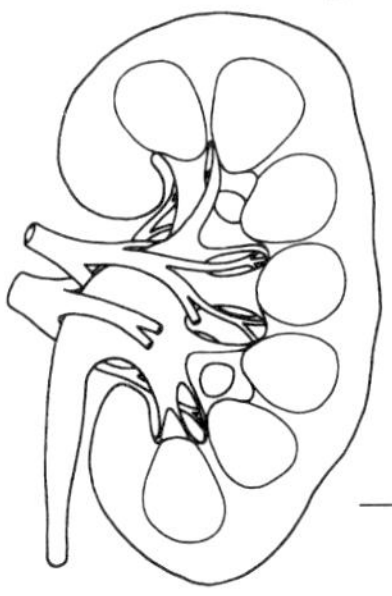

Ideen

- Sammelt aktuelle Berichte zu diesem Thema (Internet!).
- Stellt eine Wandzeitung zusammen: Organhandel in der Welt

Im Nordosten Brasiliens, in der Millionenstadt Recife, wird der zwölfjährige José tot aufgefunden. Ihm fehlen beide Augen und beide Nieren. Eine Mutter sagt vor der kolumbianische Menschenrechtsorganisation aus, dass ihrem sechs Jahre alten Sohn beide Augen entfernt wurden. Man hatte ihn entführt und mit umgerechnet 40 Mark in der Tasche und ohne Augen wieder freigelassen. Und in Honduras prangert der Erzbischof von Tegucigalpa, Monsignore Hector Enrique Santos, die Entführung von Kindern zum Zwecke der Organentnahme öffentlich an. Die Regierung von Honduras hat mittlerweile einen parlamentarischen Untersuchungsausschuss eingerichtet, denn zahlreiche Eltern haben ausgesagt, dass ihre Kinder entführt und später ohne Nieren tot aufgefunden wurden.

aus: http://www.nrw.de/eine_w23.html

Die Zentren des **Organ-Graumarktes**

Land	Kosten für den Empfänger	Einnahmen des Spenders	Leistungsumfang	Empfänger	Spender
Russland	120 000 DM	k.A.	Operation in Russland	Deutsche	k.A.
Ägypten	15 000 DM	k.A.	Organentnahme in Ägypten	Golf-Araber	Slumbewohner
Polen	100 000 DM	60 000 DM	Operation in Polen/Deutschland	Deutsche, Österreicher	Polen, Deutsche
Deutschland	150 000 DM	80 000 DM	Operation in der 3. Welt	Deutsche	Deutsche
Indien	15 000 DM	15 000 DM	Organentnahme in Indien	k.A.	Slumbewohner
China	25 000 DM	0 DM	Organentnahme in China	k.A.	Hingerichtete

aus: http://www.rzbd.fh-hamburg.de/~s1336176/technik/techn039.html

Gestorben
Kapitel:

Umgang mit Gestorbenem

Wichtigstes Buch für dieses Kapitel:
Nigel Barley: **Tanz ums Grab.** Klett-Cotta, Stuttgart 1998, ISBN 3-608-91811-6

Günter Franz: **... nicht weit von hier ist Deine Grabesstätte.** Siepmann und Kurze Verlag, Bremen 1998, ISBN 3-933410-04-02

Verena Kast: **Trauern.** Phasen und Chancen des psychischen Prozesses. Kreuz Verlag, 8. Auflage, Stuttgart 1987 (1. Auflage 1982), ISBN 3-7831-0660-5

Marjan Sax, Knaar Visser, Marjo Boer: **Begraben und Vergessen?** Ein Begleitbuch zu Tod, Abschied und Bestattung, Orlanda Frauenverlag, Berlin 1993, ISBN 3-929823-00-4

Thomas Schaefer: **Wer liegt wo?** Prominente auf Bremer Friedhöfen. Siepmann und Kurze Verlag, Bremen 1998, ISBN 3-933410-00-2

Daniela Tausch-Flammer, Lis Bicke: **Wenn Kinder nach dem Sterben fragen.** Verlag Herder, Freiburg im Breisgau 1994, ISBN 3-451-23141-7

Walter Gerlach: **Das neue Lexikon des Aberglaubens.** Eichborn Verlag, Frankfurt am Main 1998, ISBN 3-8218-0469-6

Filmtipp: **Immer Ärger mit Bernie**

Gestorben

Alle Dinge auf dieser Welt sind eingebunden in feste Kreisläufe. Sterben können nicht nur Menschen Tiere und Pflanzen, sondern auch Steine, Metalle und andere Stoffe. Der Mensch ist nur ein kleiner Teil dieser Kreisläufe.

Was passiert mit gestorbenen Pflanzen, Tieren und Menschen?

(phsyikalisch-chemischer Aspekt)

Ein gestorbener Mensch wird beerdigt, d.h. er wird in einen Sarg 2 m tief eingegraben. In diesem Kasten verfault er, d.h. die Beschaffenheit der Gewebe (Muskeln, Haut, Organe) ändert sich. Ein Großteil des Wassers, das in dem Gewebe gebunden ist, wird nun, wenn keine Energie mehr zugesetzt wird, frei (Leichenwasser).
Die organischen Verbindungen lösen sich zum Teil auf, der Mensch zerfällt.
An der Zersetzung der Gewebe sind auch Bakterien und Spaltpilze beteiligt. Diese Fäulnisbakterien nennt man anaerobe Bakterien. Sie brauchen zum Leben, für ihre Stoffwechselvorgänge, keinen Sauerstoff, d.h. Fäulnisprozesse finden immer unter sauerstoffarmen Bedingungen statt (z.B. unter der Erde oder unter Wasser, wo gestorbene Pflanzen und Tiere verfaulen).
Bei diesen Fäulnisprozessen werden übel riechende Gase freigesetzt (Schwefelwasserstoffe, Methan u.a.).
Ein Produkt des Verfaulungsprozesses ist Humus. In diesem Humus befinden sich alle Nährstoffe, die zuvor in der Pflanze oder dem Lebewesen waren. Die Humusbildung ist ein Teil eines Naturkreislaufes, bei dem die Mineralien, die die Pflanzen dem Boden entziehen, dem Boden nach dem Tode der Pflanze wieder zugeführt werden. Durch die Aberntung großer Flächen in der Landwirtschaft wird das verhindert, sodass die Mineralien künstlich zugesetzt werden müssen (Dünger).
Aber das ist nicht alles, was mit gestorbenen Pflanzen, Tieren passieren kann. Denn gestorbene Tiere bleiben z.B. im Allgemeinen nicht so lange liegen, als dass sie verwesen können.
Ihre Beseitigung übernehmen die so genannten Aasfresser. Am bekanntesten sind Geier. Aber auch Raben, Füchse und Ameisen sind Aasfresser. Sie lassen nur das Skelett eines gestorbenen Tieres über.
Verwesen ist ein Zersetzungsvorgang mit Sauerstoff, demgegenüber findet ein Fäulnisprozess unter Sauerstoffabschluss statt.
Beim Verwesen sind Spaltpilze und Bakterien damit beschäftigt, die organischen Verbindungen aufzulösen. Aus diesem Vorgang ziehen sie ihre Nahrung. Gleichzeitig sind die Endprodukte dieser Zersetzung einfache Verbindungen und Mineralien, die wieder von lebenden Pflanzen verwertet werden können.

Stoffkreisläufe im Ökosystem

Jedes Lebewesen braucht für seinen Stoffwechsel Energie und Nährstoffe. Pflanzen und Tiere unterscheiden sich in ihrem Nährstoffbedarf aus energetischer Sicht!

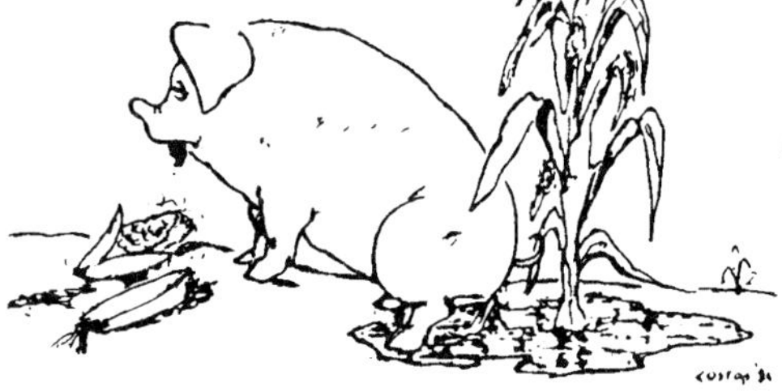

„Der Kreislauf"

aus: Hauptsache es schmeckt? Verlag an der Ruhr 1993

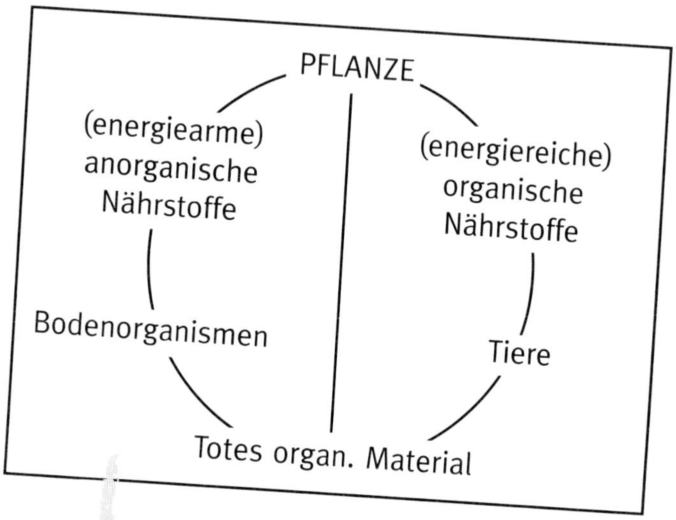

- Was meinst du: Wo hat der Mensch seinen Platz in dieser Nahrungskette?

Untersuchung von Kompost

Den Kreislauf der Natur kann man besonders gut am Beispiel des Komposthaufens beobachten. Vielleicht gibt es auf eurem Schulgelände einen Ort, wo ihr euren eigenen Komposthaufen anlegen könnt. Als Unterlage benutzt ihr größere Äste. Sie tragen zur besseren Belüftung eures Komposthaufens bei.

Sammelt Abfälle: Organische Küchenabfälle wie Eierschalen, Kaffeesatz, Teeblätter, Gemüse- und Obstschalen (kein Fleisch und kein Brot, das lockt nur Ratten und Mäuse an!) und Gartenabfälle. Fügt Kompoststarter hinzu. Euer Komposthaufen beginnt zu leben, in ihm befinden sich Millionen von Bakterien und winzigen Pilzen. Auch etliche Käfer und Würmer finden hier ideale Nahrungsbedingungen vor.
Nach etwa sieben bis neun Monaten ist der Kompost reif. Ihr könnt ihn aber auch schon nach drei Monaten in halbreifem Zustand als Dünger verwenden.

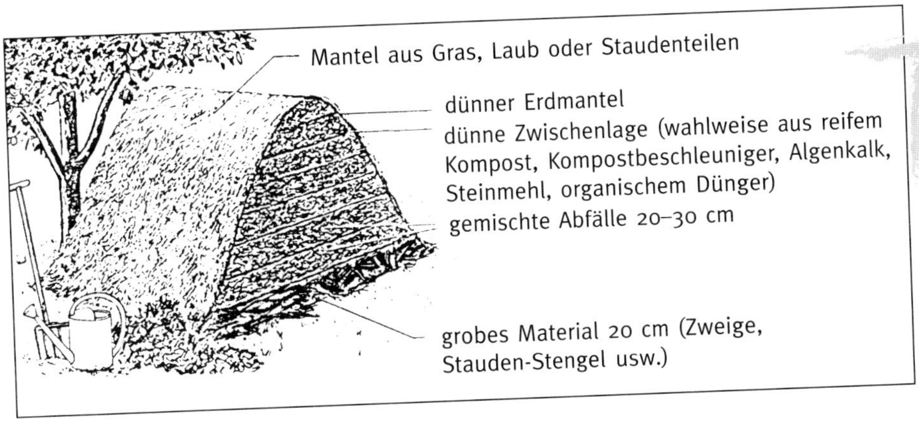

- Warum bezeichnet man die Kompostierung von Müll als die natürlichste Art der Abfallbeseitigung?
- Wozu kann man den fertigen Kompost gebrauchen?

VERSUCH

Gebt in zwei Aquarien unten eine Schicht Sand, darauf eine Schicht organische Abfälle (aus der Küche) z.B. Eierschalen, Tee, Kaffeesatz, Lauchblätter, Bananenschalen usw. Zerkleinert diese Abfälle.

Schließt das Aquarium mit einem Deckel, so dass möglichst keine Luft mehr hereinkommt.
In das andere Aquarium gebt ihr noch 5–10 Regenwürmer und schließt es dann ebenfalls mit einem Deckel (macht aber hier Löcher, damit Sauerstoff hereinkommt).
Um die Regenwürmer vor Tageslicht zu schützen, umwickelt das Aquarium mit Alufolie oder einer dicken Decke.
Nun laßt die Aquarien einige Tage stehen. Beobachtet und vergleicht jeden Tag!

Zeit	Sand	Abfälle	Regenwürmer	Sonstiges
1. Tag				
2. Tag				
3. Tag				
...				

- Schreibt Eure Beobachtungen auf!
- Fertigt für jedes Aquarium eine Tabelle

Ein Zeichen dafür, dass der Komposthaufen richtig angesetzt ist, ist die Wärme, die sich beim Abbau des organischen Materials entwickelt.
Dazu könnt ihr folgenden kleinen **VERSUCH** machen:

Ihr braucht:
frischen Gartenboden (oder anderen lebendigen Boden); zwei eimergroße Gefäße, durchlöchert für eine gute Durchlüftung; zwei Thermometer; organische Abfälle

So geht es:
Mischt nun die Abfälle mit der Erde und füllt sie in ein Gefäß. In das andere Gefäß füllt ihr zum Vergleich nur Erde.
Messt nun während der 3 Wochen (oder länger) die Temperatur in den Gefäßen. Lasst sie aber während dieser Zeit bei annähernd stabiler Temperatur in einem Raum stehen.

Was passiert, wenn Steine sterben?

Gestorben

Erosion (lat.: erodere = ausnagen)

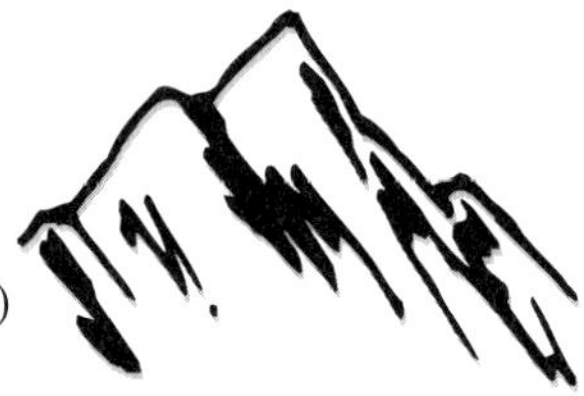

Im umgangsprachlichen Sinn bedeutet Erosion die langsame Verwitterung von toten Materialien, wie z.B. Steinen.
Als heiße Gesteinsmasse tritt Lava und Magma aus dem Erdinneren aus. Abgekühlt bilden sich Felsen und Gesteinsbrocken, die dem Wetter ausgesetzt sind – die Erosion setzt ein.
Die Wirkung der Erosion kann man sehr gut an Gebirgen beobachten und dabei gleichzeitig sehen, dass die Erosion ein sehr langsamer Prozess ist.
Vergleicht man alte Gebirge mit neuen, d.h. mit erdgeschichtlich neuen Gebirgen (z.B. den Alpen), dann sieht man, dass die Alpen noch sehr zerklüftet sind. (Hohe, spitze Berge, viele Täler)
Ältere Gebirge (z.B. in Skandinavien) sehen ganz anders aus, sie sind nicht mehr so zerklüftet, die Spitzen sind durch die Verwitterung abgetragen. (Z.B. durch Frostsprengung. Dabei sammelt sich Wasser in kleinen Löchern. Wenn es dann friert, und das Wasser zu Eis erstarrt, kommt es zu kleinen Sprengungen, da Eis ein größeres Volumen hat als Wasser).
Die abgetragenen Steine liegen als Geröll am Fuß der Berge (Geröllfelder), sie werden von Flüssen und durch Bäche abtransportiert, wobei die Steine durch das dauernde Aneinanderstoßen zu Sand zerkleinert werden. Bei diesem Vorgang entstehen neue Täler, da Bäche und Flüsse immer mehr Material mitreißen, und sich immer tiefer in die Landschaft einnagen. Dieser Vorgang wird als Erosion bezeichnet.
Im Großen betrachtet ist die Erosion ein Prozess der Ausgleichung. Berge werden abgetragen und das anfallende Material füllt Täler und Meere, das Geröll wird zu Sand zerkleinert und an den Mündungen der Flüsse abgelagert. (Flussdelta, z.B. der Rhône oder des Amazonas.)
Geröll und Sand lagert sich in Schichten ab und gelangt so über Millionen von Jahren hinweg wieder ins Erdinnere. Durch Druck und Hitze wird es wieder zu Magma und der Kreislauf beginnt von vorn.

VERSUCH

Erosionvorgänge an Sandstein

Du brauchst:

Weichen Sandstein; stark verfestigter Sand oder Ton;
Wasserschlauch;
Halterungen, um den Schlauch zu befestigen;
Großes Becken mit Abfluss

So geht es:

1. Sandstein in das Becken legen, Schlauch so befestigen, dass das Wasser mit nicht zu großem Druck auf den Stein trifft und ohne zu spritzen an ihm abfließen kann (bei sehr harten Steinen ist der Druck des Wasserstrahles zu erhöhen, was aber oft nur zur Lochbildung im Stein führt).
2. Die Veränderungen des Steins protokollieren (Skizzen).
   Was passiert mit dem ausgewaschenen Material?
   Wie und wo lagert es sich ab?

Warnung:
Dieser Versuch ist durch den hohen Wasserverbrauch nicht gerade umweltfreundlich. Führt ihn am besten nur einmal für alle durch. !!!

Der Kreislauf der Gesteine

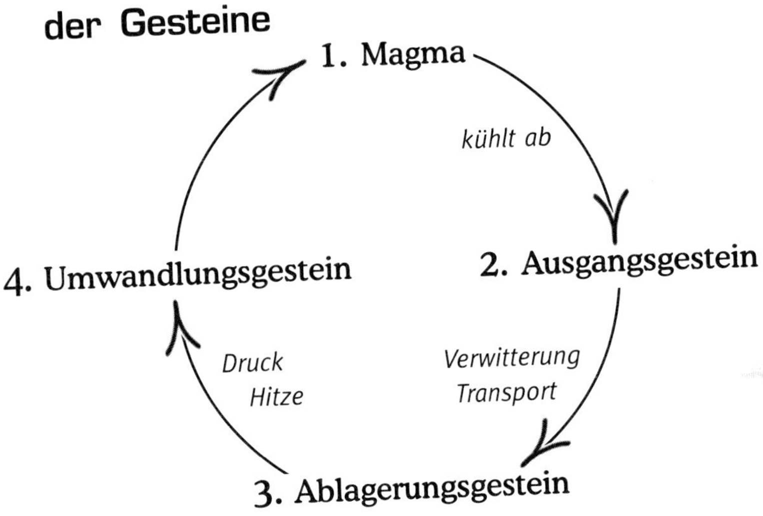

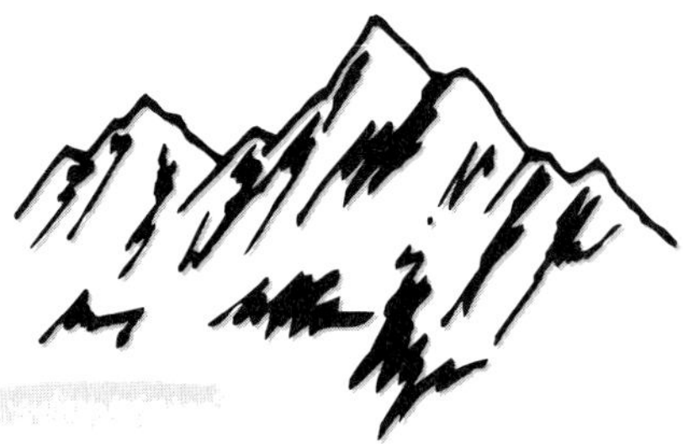

- Erkläre das Schaubild. Wie und wo sind die unterschiedlichen „Gesteinszustände" wohl anzutreffen?

Wie sterben Metalle?

Korrosion (lat.: corrodere = zernagen)

Darunter versteht man die Zerstörung von Metall durch chemische oder elektrochemische Reaktion mit seiner Umgebung. Die meisten Metalle sind schon gegenüber Wasser und Sauerstoff unbeständig und werden dadurch angegriffen.
Z.B. Rost bei Eisen. Hierbei bildet sich zunächst ein Flüssigkeitsfilm an der Metalloberfläche, der dann mit dem Metall reagiert (Oxidation). Die Korrosionsformen sind sehr vielfältig und treten einzeln oder kombiniert auf.
Bei ebenmäßiger Korrosion erfolgt der Angriff gleichmäßig über die ganze Fläche. Die Korrosion vermindert die Festigkeit, und die selektive Korrosion verursacht den sogenannten Lochfraß.
Die Korrosionsgeschwindigkeit hängt z.B. davon ab, ob die Korrosionsprodukte (Rost) beseitigt werden, sodass die Reaktion unverhindert ablaufen kann. Bei manchen Metallen bildet sich eine fest haftende Korrosionsschicht, sodass dadurch eine Schicht zwischen Metalloberfläche und Umgebung entsteht, und verhindert so das Weiterkorridieren (z.B. Aluminium, Chrom etc.).

VERSUCH

Der Vorgang des Rostens

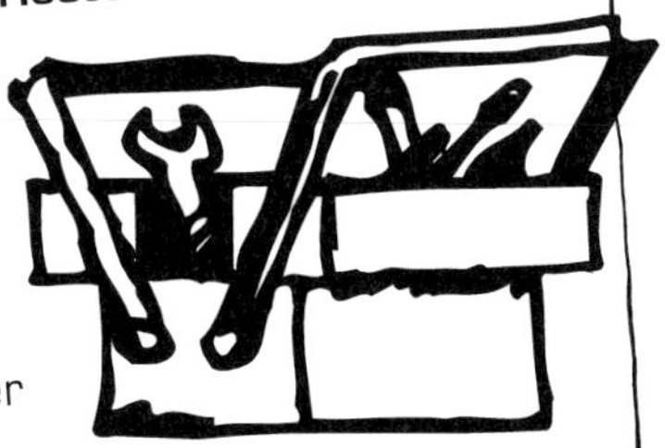

Du brauchst:

Weißblech;
Stahlwolle;
Topf;
Bunsenbrenner

So geht es:

1. Abschmirgeln und Entfetten des Bleches (mit Ako-Pads, Blech danach nur noch am Rand anfassen)
2. Wasser in den Topf füllen und erhitzen.
3. Blech so über den Topf legen, dass es kurz über der Wasseroberfläche dem entweichenden Wasserdampf ausgesetzt ist.
4. Protokollieren der Veränderungen an der Oberfläche des Bleches in 30 min. Abständen. Geduld, dieser Versuch dauert manchmal lange!

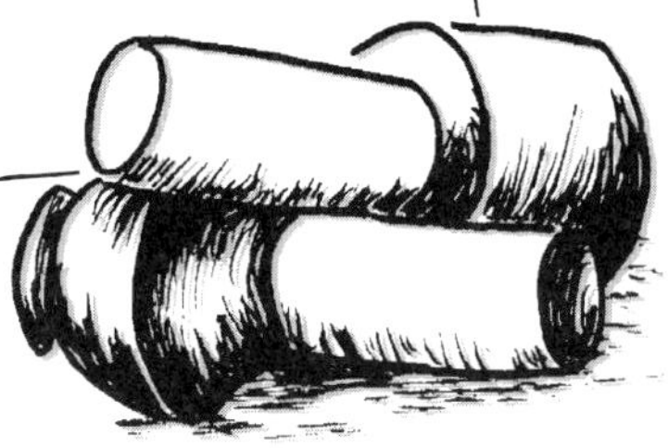

Ideen

- Altes Eisen und Schrott ist nicht nur etwas, was durch Korrosion zerfällt. Mit alten Eisenteilen kann man die verrücktesten Kunstwerke und Musikinstrumente herstellen.
- Zieh dir alte Klamotten an und mache einen Ausflug zu einem Schrottplatz. Welche Teile gefallen dir besonders? Gibt es Dinge, die du gerne mitnehmen möchtest, weil sie entweder gut klingen oder dich zu großen Kunstwerken inspirieren?
- Die Gruppe „Stomp“ begeisterte ihr Publikum durch ausgefallene Percussion mit Metallspülbecken, Besen und Mülleimern. Stellt ein Orchester zusammen. Welche ausgefallenen Kompositionen könnt ihr erfinden?

Gestorben

Unter diesem Begriff wird das Wiederverwenden von Materialien verstanden, die früher zu einem anderen Produkt verarbeitet waren. Lange Zeit wurden gebrauchte Dinge wie Glas, Metallgegenstände (Autos, Fahrräder, usw.), Papier (Bücher, Zeitungen), einfach nach Gebrauch weggeworfen. Teilweise wurde der Müll in Müllverbrennungslagern verbrannt, wobei lange Zeit die entstehende Wärme nicht genutzt wurde. Heute weiß man, dass Rohstoffe (Metalle, Holz, Oel, ect.) nicht unbegrenzt zur Verfügung stehen, und wegen der wachsenden Verknappung immer teurer werden. Darum ist man dazu übergegangen, die gebrauchten Gegenstände zu sammeln, zu ordnen und sie dem Produktionsprozess wieder zuzuführen.

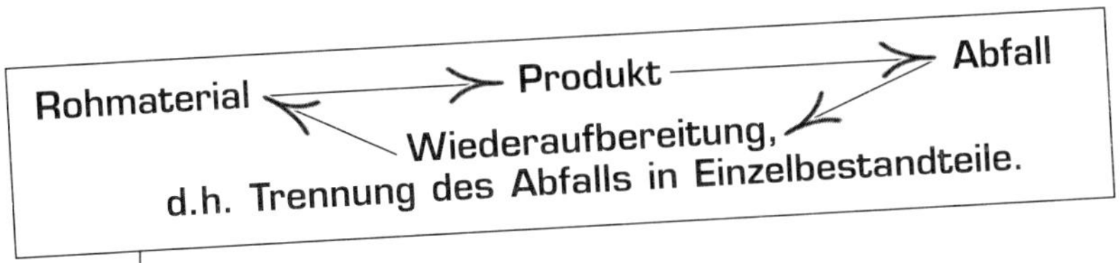

Recycling bei Menschen

- Gibt es Recycling auch beim menschlichen Körper? Zu Lebzeiten? Wenn er tot ist? Kreuze an!

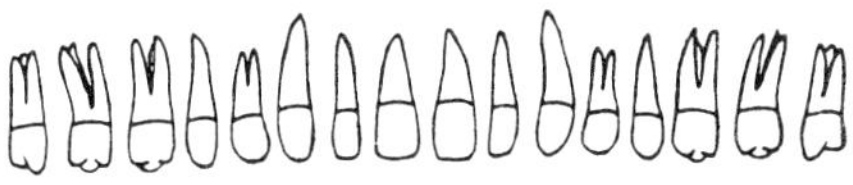

☐ Zähne

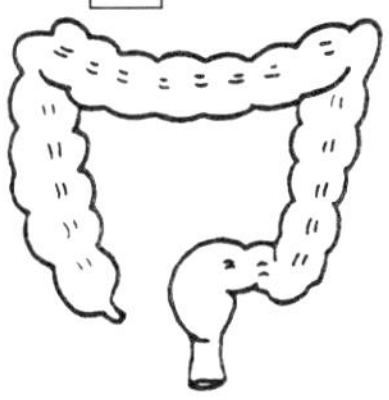

☐ Darm

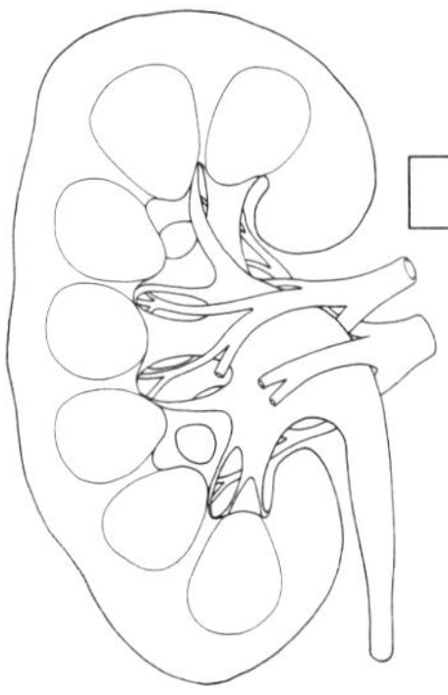

☐ Nieren

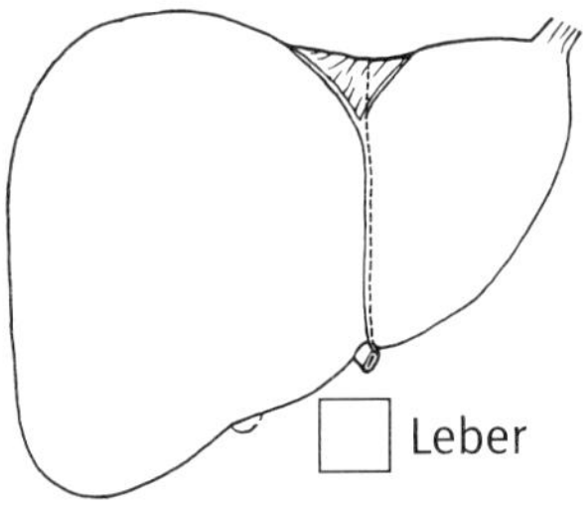

☐ Leber

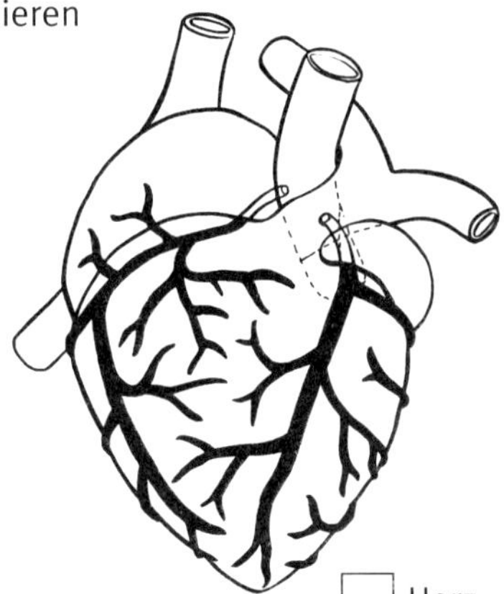

☐ Herz

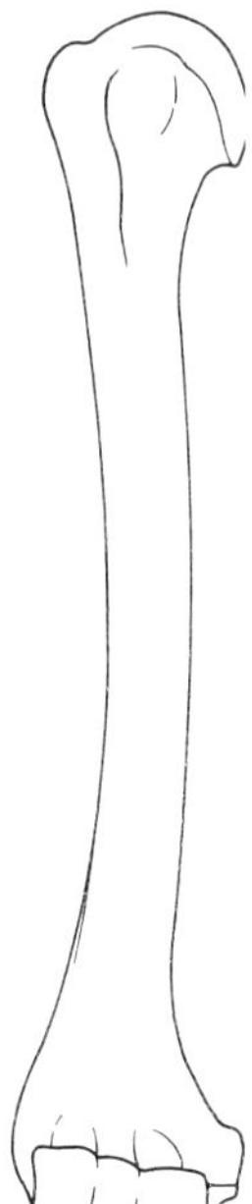

☐ Knochen

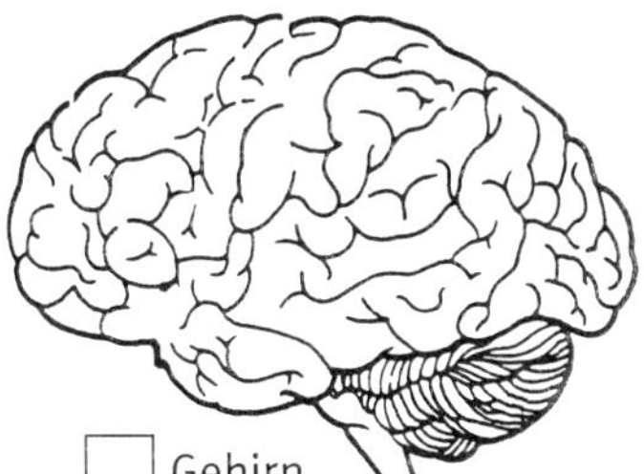

☐ Gehirn

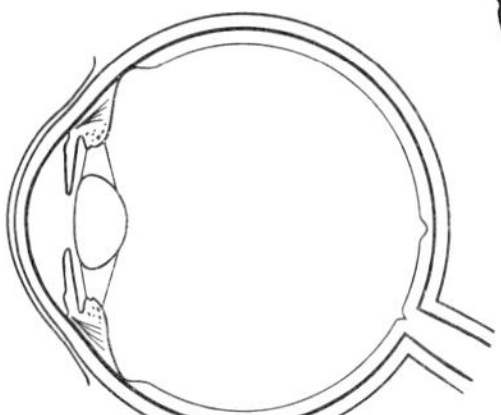

☐ Auge

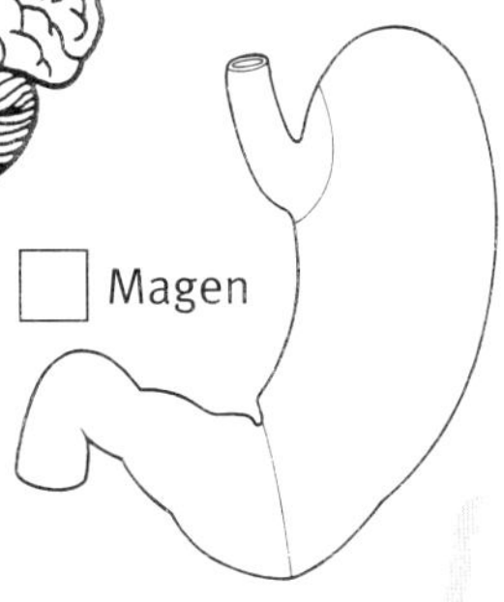

☐ Magen

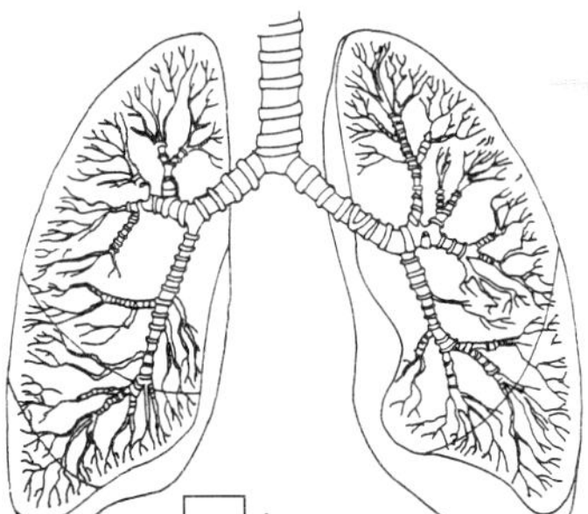

☐ Lunge

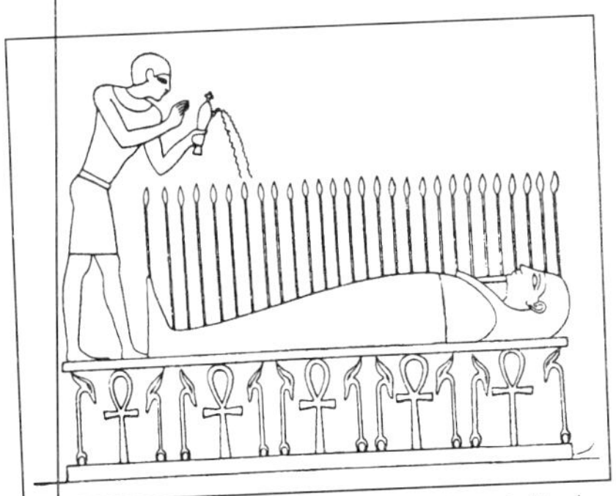

Korn wächst aus dem Leib des toten Osiris

- Fallen dir Produkte ein, die man aus Menschen recyceln könnte? Wenn ihr diese Frage makaber findet, denkt mal darüber nach, woraus Erde, Gelatine, Schuhe, Seife, usw. bestehen.

Trauer über den natürlichen Kreislauf?

Wenn wir Teil eines natürlichen Kreislaufs sind und komplett recycelfähig sind, wieso trauern wir dann überhaupt? Ist es nicht purer Egoismus, wenn man den Tod eines Menschen betrauert, so wie man einen kaputten Walkman betrauert? Oder ist es die Angst vor der eigenen Endlichkeit?

Da aber auch Tiere trauern, ist das Bedürfnis zu trauern vielleicht auch etwas natürliches. Das Trauern, als ein „Ausnahmezustand“ hilft, über den Verlust eines Menschen hinwegzukommen und uns wieder dem Leben zuzuwenden. Die Verdrängung des Todes läuft parallel zur Verdrängung der Trauer. Trauernde werden gemieden, weil sie nicht in unsere jugendliche „alles ist super, alles ist machbar“-Gesellschaft passen. Trauernde schotten sich schon deshalb oft ab, weil es nicht gut für sie wäre, zu starke Gefühle öffentlich zu zeigen.
Trauern kann man lernen, es ist aber ziemlich schwierig. Das hat zwei Gründe: Zum einen sind die meisten Menschen dem Trauernden gegenüber völlig hilflos und weichen ihm lieber aus. Zum anderen tut sich der Trauernde oft schwer, seine wahren Gefühle zu zeigen: „Wie es mir geht, geht niemanden etwas an.“
Mittlerweile gibt es professionelle Trauerberatungsstellen, um die steigende Unfähigkeit zu trauern und die hilfslose Ausgrenzung Trauernder aufzufangen.

Die Trauer wird von Wissenschaftlern in vier Phasen aufgeteilt:

1. Die Phase des Nicht-wahrhaben-Wollens
Phase: Im Vordergrund stehen die Hilflosigkeit und Fassungslosigkeit sowie die Verdrängung des Todes. Die Folgen sind oft Gefühlsausbrüche von Wut, Verzweiflung und Panik. Schuldzuweisungen gegen sich und die Umwelt sind nicht selten (Arzt, Krankenhaus, Angehörige).

2. Die Phase der aufbrechenden Emotion
Phase: Die Sehnsucht und die Suche nach der verlorenen Person stehen im Vordergrund. Neben dem „Nicht begreifen können“ steht die verzweifelte Hoffnung des Wiedersehens. Es kommen viele Erinnerungen, die den Verlust für kurze Zeit vergessen lassen. Dafür wird die Realität aber umso deutlicher verspürt.

3. Die Phase des Suchens und Sich-Trennens
Phase: „Suchen und sich trennen“ zwingt den Menschen, von alten Mustern des Handelns, Denkens und Fühlens Abschied zu nehmen. Er sieht kein Ziel mehr. Es entsteht ein Schmerz, weil man die Hoffnung auf die frühere Lebenssituation aufgeben muss. Auf der anderen Seite sieht man die Notwendigkeit, einen neuen Selbst- und Weltbezug herzustellen.

4. Die Phase des neuen Selbst- und Weltbezugs
Phase: Der Mensch orientiert sich neu und entwickelt einen anderen Weltbezug. Er bewältigt die neue Situation. Mit dem Gefühl und mit dem Verstand erwirbt er sich neue Rollen und Fähigkeiten. Rückfälle in überwunden geglaubte Trauer sind immer wieder möglich. Lebensziele werden neu gesteckt, sowohl ganz eigene als auch diejenigen, die man mit dem Verstorbenen gemeinsam hatte. Der Verstorbene kann nun zum inneren Begleiter werden.

aus: http://hospiz.at/Trauer-Trauerphasen.html

Menschen und einige Tiere trauern nach dem Verlust eines geliebten Menschen. Diese psychische Reaktion kann auch gravierende Auswirkungen auf den Körper haben. Es können die verschiedensten Trauersymptome auftreten:

- Atemprobleme, Kurzatmigkeit, Zugeschnürtsein der Kehle, Brustbeklemmungen
- Appetitlosigkeit, Leeregefühl im Magen
- Kraftlosigkeit, Muskelschwäche, Apathie
- Schlaflosigkeit (über 95% haben ausgeprägte Schlafstörungen)
- Kopfschmerzen (80%)
- Trauer erhöht Herztätigkeit und Herzfrequenz > Herzkreislaufstörungen
- Unruhe und Drogenkonsum, Überempfindlichkeit gegen Lärm
- Gefühle der Sinnlosigkeit und Leere
- intensive Beschäftigung mit dem Bild des Verstorbenen
- Schuldgefühle
- Selbstbeschuldigungen
- Psychophysische Instabilität
- Verhaltensänderungen verschiedenster Art
- aggressive Reaktionen gegen andere
- depressive Verstimmungen > Depression > Isolation

aus: http://hospiz.at/Trauer-Trauerphasen.html

Vier Kinder über den Tod

Gestorben

Als meine Freundin Klara gestorben ist, habe ich viel geweint. Manchmal wurde ich auch wütend und habe um mich gehauen, auch wenn die anderen gar nichts dafür konnten. Oder ich wurde von einem Moment zum anderen völlig albern. Ich habe lange gebraucht, bis ich kapiert habe, dass ich Klara nie mehr wieder sehe. Wenn ich heute an sie denke, werde ich immer noch ganz traurig.

Meine Oma ist vor ein paar Wochen gestorben. Sie war sehr krank und musste sich furchtbar quälen. Meine Eltern sagen, dass es besser für sie war, zu sterben. Der Tod sei eine Erlösung gewesen. Sie sagen, dass Oma jetzt ganz zufrieden ist und keine Schmerzen mehr hat. Ich glaube, sie haben Recht. Trotzdem fehlt mir Oma sehr. Ich werde sie nie vergessen.

Mein kleiner Bruder ist nur ein paar Wochen alt geworden. Ich finde das so ungerecht. Warum musste er so früh sterben? Meine Eltern sagen, dass sein Körper sich in Erde auflöst. Und dass er in unseren Herzen weiterleben wird, weil wir alle ihn so lieb gehabt haben. Meine Oma sagt wiederum, dass er bestimmt in den Himmel kommt. Ich kann mir das alles gar nicht richtig vorstellen.

Als mein Hund Blitz gestorben ist, war ich zuerst furchtbar traurig. Aber Mama sagt: Die Zeit heilt alle Wunden. Ich habe jetzt wieder einen Hund. Der ist mein neuer Freund geworden. Trotzdem habe ich Blitz nicht vergessen. Jeden Tag besuche ich sein Grab im Garten und erzähle ihm, was alles so passiert. So bleibt er bei mir. Und ich glaube, ihm ist es auch lieber, wenn ich wieder lachen kann.

Ideen

- Ordne diese vier Texte den Trauerphasen zu. Ist es eindeutig möglich? Begründe!
- Suche dir eine Gruppe Menschen, mit denen du über so ein Thema sprechen kannst. Hast du selbst schon einmal um jemanden oder etwas getrauert? Versuche das Gefühl zu beschreiben. Tauscht eure Erfahrungen untereinander aus.

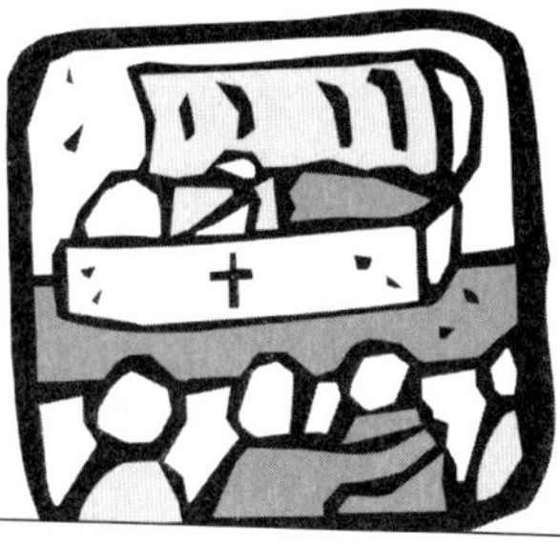

Wie kannst du jemandem beistehen, der trauert?

Wie würdest du auf folgende Sätze reagieren, wenn du gerade einen geliebten Menschen verloren hast:

- Das wird schon wieder!
- Ich habe ja auch so viel Schlimmes erlebt ...
- Ich habe es ja auch überstanden.
- Weißt du, mir ging es damals noch schlimmer als dir.
- Nur Mut!
- (...)
- Man muss eben tapfer sein und das mit Haltung tragen!

Privatarchiv B. Brumann

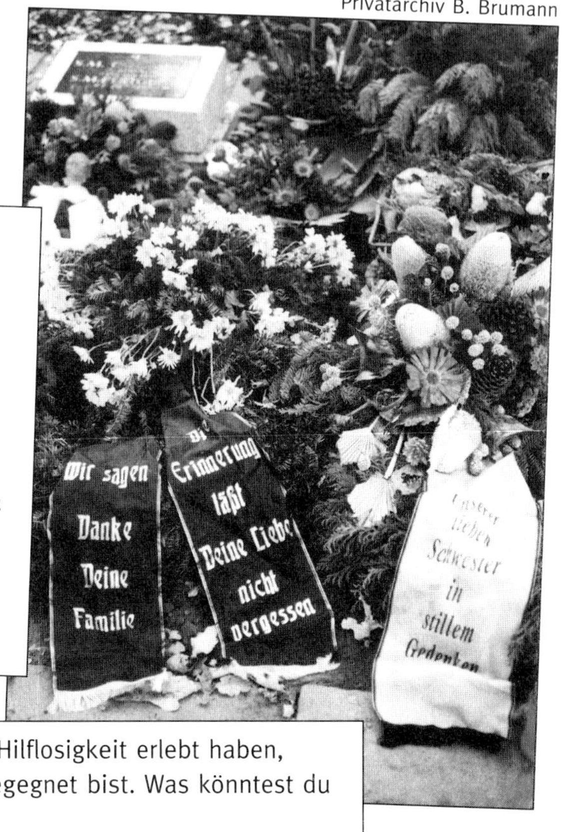
Wir sagen Danke Deine Familie
Erinnerung läßt Deine Liebe nicht vergessen
Schwester in stillem

Du wirst vermutlich schon einmal deine Hilflosigkeit erlebt haben, wenn du einem trauernden Menschen begegnet bist. Was könntest du tun, um wirklich zu helfen?

Trauer in unserer Gesellschaft?!

Gestorben

„Wenn ein Mensch, der zu deinem Leben gehört, beim Frühstück noch da war und mittags tot ist, ist das schwer zu verwinden", sagt Dr. Terese Rando vom Institut für Erforschung und Verarbeitung des Todes in Rhode Island, USA. Sofort nach deinem Tod könnten die dir nahe stehenden Menschen einen Schock haben, einen Kloß im Hals verspüren, Atembeschwerden und Muskelschwäche bekommen. Man leidet an Energiemangel, Schlaf-, und Appetitlosigkeit, viele haben im ersten Augenblick Wutanfälle und reißen sich dabei die Haare aus. Der akute Schmerz kann bis zu einem Jahr anhalten, aber jeder trauert anders: Frauen weinen z.B. viermal mehr als Männer. Das ist in jedem Fall ratsam, da Tränen ein Ventil für Stresshormone wie Prolaktin sind und daher anderen Stresssymptomen wie Herzklopfen, Beklemmungen und Depressionen entgegenwirken. Wenn du deiner Familie nicht zu viel zumuten willst, stirb an einer unheilbaren Krankheit: das monatelange Warten auf den Tod lässt den anderen genug Zeit, sich darauf einzustellen. Die „optimale Krankheitsdauer" liegt nach Dr. Rando bei sechs bis 18 Monaten.

aus: Colors – ein magazin über den rest der welt, 24/1998, S.65

Verein TABU bietet Trauerberatung
„Nicht gelebte Trauer ist Gift für Körper und Seele"

Aus Filmen, die im Süden spielen, kennen wir es vielleicht, das Bild schreiender und weinender Angehöriger am Grab eines Toten, doch in unseren Breiten ist eher „Haltung" angesagt. Nach Ansicht von Ärzten und Psychologen birgt aber die Verdrängung von Trauer die Gefahr körperlicher oder seelischer Schädigungen. Wie man mit seiner Trauer umgehen kann, kann man bei der Essener Beratungsstelle TABU erfahren.

Dirk Matzig, Diplom-Sozialarbeiter aus dem Team des TABU-Vereins erzählt von Fällen aus seiner Praxis: „Eine Frau kommt zu mir, in deren Familie vor etwa drei Jahren jemand gestorben ist und erzählt, dass sie zum Trauern eigentlich nie gekommen sei. Nach dem Todesfall war sie zunächst sehr eingebunden in Formalitäten und Organisation der Beerdigung. Immer wieder seien andere Dinge wichtiger gewesen als ihr Inneres; sie habe ihre Betroffenheit nie gespürt. Auf ihr Bedürfnis, sich doch mal jemandem anzuvertrauen, hätten auch Freunde und Bekannte nur mit dem Worten „Das wird schon wieder" oder „Ist doch schon so lange her" reagiert und sie habe sich – weil unverstanden – schließlich immer mehr verschlossen."

Diese Reaktion ist häufig zu beobachten, weil in unserer Gesellschaft Traurigkeit nicht gefragt ist. Deshalb werden Menschen, die intensiv trauern, oft ausgegrenzt.

Auch das Ende einer Ehe oder einer langjährigen Beziehung bedeutet einen Verlust. Matzig: „Oft wird das ganze Lebenskonzept umgeworfen, man fühlt sich, als sei einem der Boden entzogen und der Lebenssinn geraubt." Auch hier wird Trauer oft nicht akzeptiert.

Doch nicht gelebte Trauer birgt Gefahren für Körper und Seele. Matzig: „Eigentlich ist Trauer ja eine Fähigkeit des Menschen, mit Abschieden oder Verlusten fertig zu werden. Wenn man das aber nicht durchlebt, findet die Traurigkeit, die ja da ist, andere Wege. Körperliche Störungen wie Verspannungen, Herzrhythmusstörungen oder Atembeschwerden, aber auch seelische Probleme wie Antriebsschwäche, Depressionen oder Ängste können die Folge sein."

In der Beratungsstelle des TABU-Vereins – TABU steht für Trauer, Abschied, Begleitung, Unterstützung – versuchen die Mitarbeiter, mit Trauer anders umzugehen. Alle sind Fachkräfte, also Psychologen oder Sozialpädagogen mit klientenzentrierter Gesprächsausbildung; fast wichtiger als die fachliche Kompetenz ist aber die eigene Erfahrung: „Ich wäre ein schlechter Trauerberater," sagt Dirk Matzig, „wenn ich nicht selber Trauer wirklich durchlebt hätte."

Als besonders wichtige Aufgabe sieht man bei TABU die Arbeit mit Kindern.

Nähere Informationen zum Gesamtprogramm der Beratungsstelle gibt es bei TABU e.V., Tiegelstraße 23, 45141 Essen, Telefon 0201/328777.

aus: Nordanzeiger, 16.7.1992

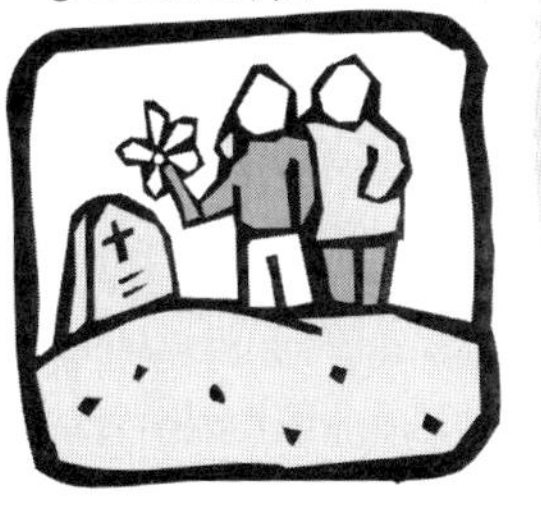

Ideen

- Forsche nach den Ursachen für die mangelnde Fähigkeit zu trauern. Ein Tipp: Denke einmal darüber nach, was über Menschen gedacht wird, die in aller Öffentlichkeit Gefühle zeigen.
- Sprecht in Kleingruppen darüber!

Öffentliche Rituale der Trauer

Gestorben

Bis zur Mitte unseres Jahrhunderts gehörten öffentliche Rituale einfach zum Sterben dazu: Das Waschen der Leiche, das Herrichten und Aufbahren und die Totenwache ... Nachbarn und Freunde kamen zu Besuch, um von dem Verstorbenen Abschied zu nehmen und das „Beileid" auszusprechen. Die Menschen, die mit diesen Ritualen gelebt haben, haben auch ein anderes Verhältnis zu toten Menschen und zum Tod an sich. „Gestern haben wir Krämers Jupp unter die Erde gebracht ..." Jemanden „unter die Erde bringen" gehörte zum Alltag. Viele Menschen nahmen Anteil, wenn der Trauerzug mit der schwarzen Kutsche durch die Stadt zog, vom Haus des Verstorbenen, bis hin zum Friedhof, zu der letzten Ruhestätte. Heute sieht das alles ganz anders aus. Heute sind die Menschen mehr durch ihre Funktionen, als durch ihre Personen miteinander verbunden. Rente und Ruhestand berauben sie ihrer wichtigsten Funktionen. Je älter also ein Gestorbener ist, desto kleiner wird seine Trauergemeinde sein. Nur engste persönliche Bekanntschaft wird da sein. Trauergäste, die aus sozialer Verpflichtung kommen, werden mit zunehmenden Alter seltener. Extremfall dieser Entwicklung sind Tote, die wochenlang unentdeckt in ihrer Wohnung liegen, bis der Verwesungsgeruch andere Leute zu sehr belästigt. Nach und nach hat sich Ekel, Grusel und Abscheu gegenüber verstorbenen Menschen entwickelt – der eigenen Endlichkeit mag keiner so recht ins Gesicht schauen.

Aber es gibt sie noch: Trauer in der Öffentlichkeit

Als Exoten gelten diejenigen, die ihre verstorbenen Angehörigen in ihrer Wohnung aufbahren lassen. Es gibt insgesamt nur noch wenige „öffentliche" Zeichen der Trauer. Einige Frauen tragen auch in unseren Breiten nach dem Tod eines Verwandten „schwarz". Vor allem in südlichen Ländern trifft man häufig alte Frauen, die ganz schwarz gekleidet sind.
In den südlichen Regionen Europas ist auch eine Tradition erhalten, die schon bei den alten Ägyptern auftaucht. Sie gehörten und gehören zu einem Begräbnis an manchen Orten immer noch dazu: Die Klageweiber.

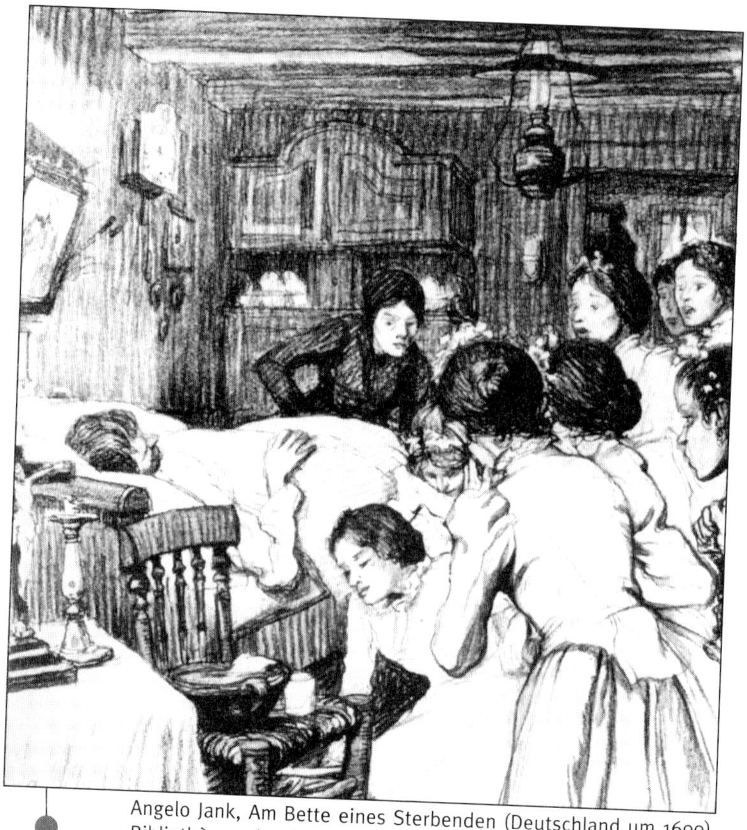

Angelo Jank, Am Bette eines Sterbenden (Deutschland um 1600), Bibliothèque des Arts décoratifs, Paris

In „Das neue Lexikon des Aberglaubens" von Walter Gerlach (S. 204/205) heißt es:

Trauerkleidung:
Die schwarze Farbe drückte ursprünglich keinen Respekt oder ähnliche Gefühle für den Toten aus, sondern war im Gegenteil als Schutz vor ihm gedacht. In den Mittelmeerländern trug einen Witwe ein Jahr lang einen Witwenschleier und schwarze Kleidung, „um sich vor dem umherstreifenden Geist ihres verstorbenen Mannes zu verbergen". Brasch („Dreimal Schwarzer Kater") meint: „Die moderne Erklärung für das Tragen schwarzer Trauerkleidung ist ein hervorragendes Beispiel für die Gewohnheit des Menschen, alten Aberglauben zu vergeistigen und ihm einen vernünftigen Anstrich zu geben."

Leichenwache:
Wird heute als letzte Ehre für den Verstorbenen betrachtet, hat ihren Ursprung aber ebenfalls in der Dämonenfurcht: Lässt man die Leiche aus den Augen, kann sie selbst – neidisch auf die noch Lebenden – oder angelockte böse Geister Unheil anrichten ...

Öffentliche Rituale der Trauer

Der Mann, der fremde Tote beweint
Italiener lässt sich als Klageweib engagieren

(Von RP-Korrespondent Dr. Bernhard Müller-Hülsebusch)

Rom. Maurizio Costanzo, der populärste italienische Fernseh-Talkmaster, hatte wieder mal eine Überraschung bereit. Neben anderen Studiogästen nämlich präsentierte er kürzlich einen adretten jungen Mann aus Apulien, Michele Palmieri, im Nebenberuf „piagnone" (zu Deutsch Jammerer, Klageweib).

Wie bitte? Die Zuschauer glaubten erst, nicht richtig gehört zu haben. Zwar wussten die meisten, dass es hier und dort in den beinahe archaischen Dörfern im Süden noch Klageweiber gibt, die – wie in der Antike – bei Bestattungen gegen Geld die verstorbene Person beweinen. Aber dabei handelt es sich, wie gesagt, um Frauen. Ein junger Mann als „piagnone"? Merkwürdig aber wahr.

Palmieri, 26, stammt aus bäuerlichem Milieu in der Gegend von Bari. Er verkauft Schafe auf den Viehmärkten, und zwei- oder dreimal die Woche ist er bei Begräbnissen heulend im Einsatz, wohl der einzige Mann in dieser Branche, zusammen mit seiner Großmutter Anna, einem professionellen Klageweib.

Die Oma war es, die ihn vor ein paar Jahren zum berufsmäßigen Weinen überredete. Er habe viel von ihr gelernt, sagt Michele respektvoll. Denn der Beruf sei keineswegs leicht. „Wir müssen uns ja kurz vor der Bestattung über die Person des Toten informieren. Nur so können wir ihn anrufen, an all seine guten Eigenschaften erinnern und in der richtigen Weise beweinen."

Seine Lehrmeisterin, erzählt Michele, sei ein Phänomen. Sie kennt die Dialekte der Dörfer, in denen das Duo zur Beerdigung bestellt wird. Sie stößt Verzweiflungsschreie aus, rauft sich die Haare, schlägt mit den Fäusten gegen den Sarg. „So gut kann ich es nicht", bekennt der Enkel. Immerhin, auch er hat inzwischen Routine, so mancher Verwandte eines Verstorbenen bestätigte ihm, er habe „sehr gut gearbeitet".

Ob er nichts dabei finde, Trauer und Verzweiflung zu heucheln? Nein, sagt der Berufs-Heuler, sein Service sei schließlich gefragt und legal. Rund 500 Mark bekommen Michele und seine Oma pro Beerdigung.

Dennoch blickt der Apulier besorgt in die Zukunft. Denn die Großmutter, inzwischen 85, will aufhören. Michele versucht nun, seine 25-jährige Braut zur Tätigkeit als Klageweib zu überreden. Bisher vergebens.

aus: http://services.rp-online.de/direct/archiv/topnews/april/top97-04-25/grabjammer.shtml

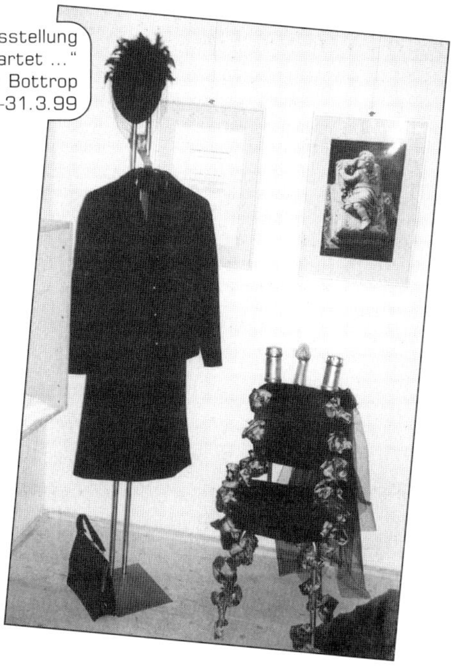

Foto aus der Ausstellung „Plötzlich und unerwartet ..." das junge Museum Bottrop 11.8.98–31.3.99

Aufgaben und Ideen

- Eigentlich ein merkwürdiger Beruf, oder nicht? Kannst du dir diesen Beruf in unserer Gesellschaft vorstellen? Begründe deine Antwort! Wäre es vielleicht ein Beruf für dich?
- Entwirf eine Stellenanzeige für Klageweiber oder Jammerer. Welche Voraussetzungen muss sie/er erfüllen?
- Stelle eine Liste zusammen, welche öffentliche Trauerrituale dir noch bekannt sind (schau auch in anderen Kulturen) und welchen Zweck sie wohl haben könnten (z.B. Frühstück nach der Beerdigung, Trauermärsche, usw.).
- Würdest du Totenwache halten? Begründe deine Antwort!

Gestorben

Wasser

In Indien werden pro Jahr ca. 3 000 ganze Leichen und 1 800 t Überreste von Leichen nach Feuerbestattungen in Flüsse geworfen. Dadurch steigt die Verunreinigung ebenso wie die Gefahr von Seuchen (wie der Cholera) und anderer lebensbedrohlichen Krankheiten.

Im Wasser verwesen Leichen viermal schneller als in der Erde. Fische und Wasserinsekten entsorgen die aufgeweichte Haut und das Gewebe.

Platz für alle Menschen wäre ja da, da 75 % der Erdoberfläche aus Wasser besteht. Doch die Angst vor Verunreinigungen erlaubt in den meisten Ländern Seebestattungen nur mit strengen Auflagen.

Die Särge der Veteranen der US-Küstenwache bei einer Seebestattung werden mit Blei beschwert und mit Löchern versehen. Anschließend werden sie in mindestens 183 m tiefen Gewässern bestattet.

In Großbritannien muss man nachweisen, dass die Leiche frei von Einbalsamierungschemikalien und nicht mit schlimmen Krankheiten infiziert ist. Erst dann darf sie in Küstenabschnitten, wo sonst Industrieabfälle verklappt werden, bestattet werden.

nach: Colors – ein magazin über den rest der welt, 24/1998, S. 31

Es gibt viele verschiedene Arten der Bestattung. Manche Menschen entschließen sich auch schon zu Lebzeiten dazu, ihren Körper der Forschung zur Verfügung zur stellen (denke nur an die Ausstellung „Körperwelten“!). Die in Deutschland und in ganz Europa üblichen Arten der Bestattung (Feuer- und Erdbestattung) sind längst nicht die einzigen Möglichkeiten, tote Menschen dem „Jenseits“ zu übergeben.

Feuer

Feuerbestattungen werden bei uns sauber und schnell in Krematorien erledigt. Die nicht verbrannten Knochenreste werden mit Hilfe einer Knochenmühle zerkleinert und mit der Asche des Verstorbenen in die Urne gefüllt. Anschließend wird die Urne auf einem Friedhof beigesetzt. Diese Art der Bestattung ist vom Preis her etwas günstiger als die übliche Erdbestattung.

Hindus, Sikhs und Balinesen ziehen die Feuerbestattung jeder anderen Bestattung vor. Nach ihrem Glauben ist nur das Feuer in der Lage, die Seele vom Körper zu befreien. Der Seele soll so der Zugang zum Paradies oder eine Wiedergeburt ermöglicht werden.

In Indien und Nepal werden die Toten auf einen großen Holzstoß gelegt und von den Angehörigen mit flüssiger Butter bestrichen. Bei der anschließenden Verbrennung ist es besonders wichtig, dass der Schädel des Verstorbenen explodiert, damit die Seele befreit wird. Explodiert er nicht, wird er von den Angehörigen mit einem Stock zertrümmert.

Die Asche wird anschließend in heiligen Gewässern versenkt, damit dem Glauben nach die restliche Sünde weggewaschen wird.

Im Judentum sind Feuerbestattungen verboten, nur die Erdbestattung ist zulässig. Zusätzlich erinnert die Feuerbestattung zu sehr an den Holocaust, wo Millionen von Juden in den Konzentrationslagern vergast und verbrannt wurden.

nach: Colors – ein magazin über den rest der welt, 24/1998, S. 32

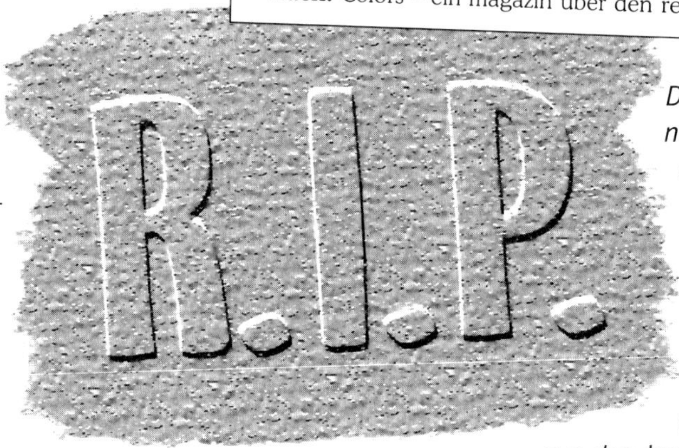

Die Begräbnisse in Japan verlaufen nach buddhistischen Riten. Nachdem der Körper gewaschen und angezogen worden ist, wird er mit einem weißen Tuch bedeckt. Auf die Brust kommt ein Messer, um böse Geister abzuschrecken. Bei Kerzenlicht und brennendem Weihrauch steht ein Priester neben dem Totenbett und murmelt Sutras (Textpassagen aus den kanonischen Schriften des Buddhismus); er gibt dem Verstorbenen einen neuen buddhistischen Namen, der, je nachdem aus wie viel Buchstaben er besteht, recht teuer bezahlt werden muss. Dann wird der Körper in einen ungestrichenen Holzsarg gelegt. Eine Nacht lang wird Totenwache gehalten und am nächsten Tag wird der Tote verbrannt. Die Angehörigen können im Krematorium von einer Galerie aus bei der Verbrennung zusehen. Anschließend wird Weihrauch verbrannt und gebetet, bis die Gläubigen der Meinung sind, dass die Seele keinen Einfluss mehr auf die Menschen hat und in der Allseele, dem Weltgeist, aufgegangen ist.

Luftbestattung

Bei den Buddhisten in Tibet, gibt es die so genannte Luftbestattung. In diesem hochgelegenen Land gibt es nicht genügend Holz für Feuerbestattungen und das Erdreich ist einen großen Teil des Jahres hart gefroren, sodass eine Erdbestattung nicht möglich ist. Auf den „Luftbestattungs-Friedhöfen" arbeiten Menschen, die die Leichen in Stücke zerteilen, damit die Geier sie ohne Probleme fressen können. Die Knochen werden zerstampft und mit Hafer und Yakmilch vermischt, um sie für die Vögel verdaulicher zu machen.
100 Geier brauchen etwa eine Stunde um einen zu verspeisen. Nach dem Glauben der Tibeter ist die Seele so zu einer schnellen Wiedergeburt gezwungen.

nach: Colors – ein magazin über den rest der welt, 24/1998, S. 36

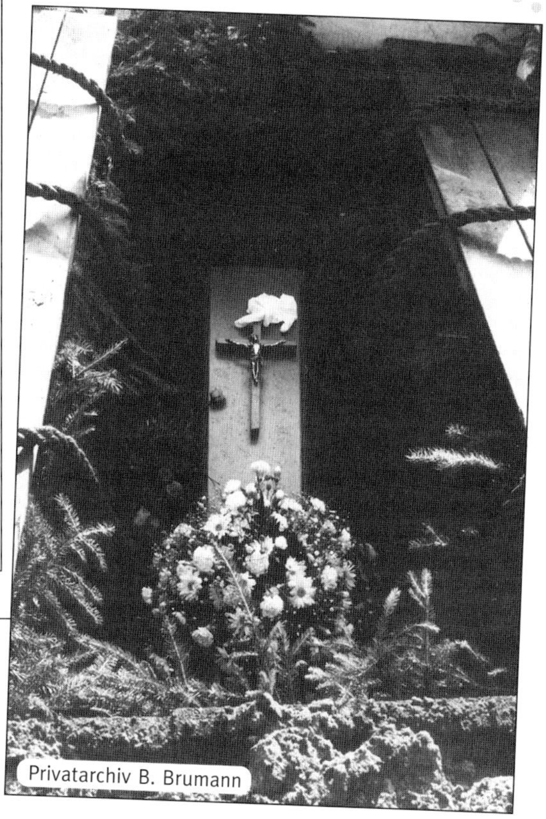

Privatarchiv B. Brumann

Erdbestattung

Etwa 37 Millionen Menschen werden jährlich in der Erde bestattet. Damit ist die Erdbestattung Spitzenreiter der Bestattungsarten weltweit, und das schon seit Jahrhunderten. Viele Kenntnisse des Lebens in früheren Zeiten verdanken wir Gräbern und Knochenfunden. Zwar vergeht das Gewebe durch Mikroorganismen, Maden, Erdwürmer und körpereigene Bakterien, die Knochen aber können von Bakterien noch nicht einmal unter günstigsten Umständen zersetzt werden. Zurück bleiben Knochenreste und Humus. So sollte es sein, aber auf Deutschlands Friedhöfen steigen die Klagen über so genannte „Wachsleichen". Wenn nach 30 Jahren eine Gruft neu ausgehoben wird, finden die Friedhofsgärtner immer öfter gut erhaltene Tote. Durch ihr wächsernes Aussehen erinnern sie an das Wachsfiguren-Kabinett der Madame Tussaud in London. Das hat folgende Gründe: Durch die Tiefe der Gräber spielen Bakterien und Insekten keine Rolle mehr. Der Verwesungsprozess ist auf die körpereigenen Bakterien angewiesen. Tönerne und feuchte Böden kühlen die Bakterien und Enzyme ab, die zu einer erfolgreichen Arbeit um die 30°C benötigen. Normalerweise ist diese Temperatur, bei entsprechender Sauerstoffzufuhr und leichten Humus- und Sandböden kein Problem. Nach fünf Jahren sind nur noch die Gebeine übrig. Wenn also die Särge in einem zu feuchten und luftdichten Klima beerdigt werden, bilden die Fette unter der Hautoberfläche eine wachsartige Schicht, die sehr lange braucht, um zu verwesen (über 100 Jahre!). Die Industrie bemüht sich Wege zu finden, wie die Toten „trocken gelegt" werden können, z.B. durch Betonkonstruktionen oder spezielle Plastiksäcke.
Für viele Friedhofsgärtner stellen die „Wachsleichen" ein echtes Problem dar, stillschweigend werden Massengräber ausgehoben oder die Überreste der Verstorbenen verbrannt.

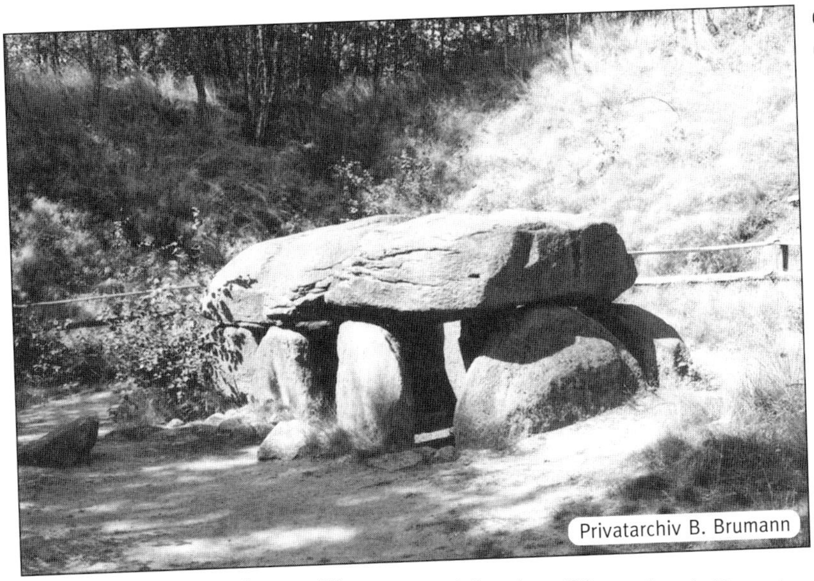

Privatarchiv B. Brumann

nach: Der Spiegel, 34/1998, S. 160–161

Konservieren, Weiterverwenden ...

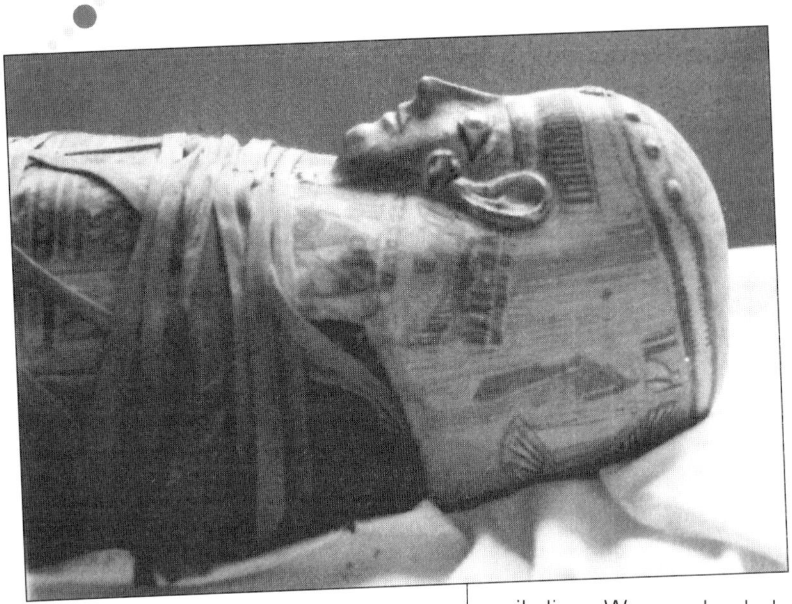

Ausstellen für die Ewigkeit?

Die Ägypter und Inkas hinterließen uns Mumien, die durch Konservierungsstoffe jahrtausendelang erhalten blieben. Die wohl bekannteste konservierte und ausgestellte Leiche in unseren letzten Jahrzehnten war die Lenins. Als Gründer der Kommunistischen Partei Russlands besaß er ein eigenes Mausoleum auf dem Roten Platz in Moskau. Mit der Konservierung sind hohe Kosten verbunden und die ständige Behandlung mit Chemikalien. Wegen der hohen Kosten und aus ideologischen Gründen möchten die Moskauer ihre nicht mehr zeitgemäße Mumie am liebsten in der Erde bestatten.

Der Vorschlag von Jeremy Bentham, aus allen Menschen „Auto-Ikonen" herzustellen, könnte vielleicht für die Menschen ein Trost sein, die die Vorstellung nicht ertragen, nach einigen Jahren nur noch ein Häufchen Humus zu sein.

Die verderblichen Teile des Menschen sollten der Forschung zur Verfügung gestellt werden, und die unverderblichen, wie z.B. das Skelett, mit einem Wachskopf und Originalkleidung ausgestellt oder aufgehoben werden. Auf diese Weise würde den Verstorbenen ein Denkmal gesetzt und die Hinterbliebenen könnten ihre Toten irgendwo ausstellen oder zu passenden Gelegenheiten wieder hervorholen.

nach: Auto-Ikonen, Die Zeit Nr. 39, 19. September 1997, S. 56

Der Körper, die Maschine?

„Für uns heute ist der Körper eine Maschine, die entweder unangemessen früh kaputtgeht oder sich allmählich abnutzt und eigenwillige Funktionsstörungen entwickelt. In einem gewissen Umfang lässt sie sich ausschlachten und liefert Ersatzteile. Einzelne Teile können herausgenommen werden und durch künstliche Organe ersetzt werden, damit wir nicht gezwungen sind, unserem Schöpfer vorzeitig unter die Augen zu treten. In unserem System des demonstrativen Konsums schafft der Wegwerfkörper ein weiteres Entsorgungsproblem, das sich am besten durch industriell betriebene Einäscherung, Verschrotung oder – aus ökologischer Sicht vorzuziehen – Recycling lösen lässt. Die Idee des guten Todes verschwindet weitgehend und macht der Vorstellung von einem angemessenen Tod Platz, wobei die Angemessenheit sich daran bemisst, wie viel Nutzen bei ordentlicher Wartung aus dem Körper gezogen werden konnte. Jung zu sterben ist nicht einfach traurig, sondern ungerecht, und verletzt die Rechte und Garantieansprüche, die ein Konsument hat."

aus: Nigel Barley: Tanz ums Grab, S. 223 f.

Einfach verschwinden lassen?

Mörder sind sehr fantasievoll, wenn es darum geht, eine Leiche verschwinden zu lassen. Mordopfer werden z.B. in Säure aufgelöst, die sogar Knochen zersetzt, in Abwässerkanäle und Gletscherspalten geworfen, in einem Häcksler zerkleinert, durch die Toilette gespült, in einen Müllsack gesteckt, per Post verschickt oder in Beton gegossen.

Fragen

- Sprich mit deinen Freunden über diese unterschiedlichen Bestattungsarten. Welche würdest du vorziehen?
- Fertigt Hitlisten an:
  Welche ist am ökologischsten?
  Welche am „humansten"?
  Welche am pietätvollsten?
  etc.
- Erkundet weitere Bestattungsbräuche und religiöse Rituale. Wo könntet ihr euch dazu schlau machen?

Islamische Bestattung

Bei Islamischen Bestattungen müssen religiöse Riten und Regeln eingehalten werden. Die Menschen, die den Sterbenden begleiten, haben Verpflichtungen, die sie erfüllen müssen. Dazu gehören:

Die rituellen **Waschungen** des Verstorbenen

Um die Waschungen überhaupt durchführen zu dürfen, muss der Verstorbene einige Bedingungen erfüllt haben:

a) Der Verstorbene muss Muslim sein.
b) Er darf keine Fehlgeburt sein, bei dem die Gliedmaßen noch nicht entwickelt sind.
c) Der Kopf des Verstorbenen muss mindestens zur Hälfte vorhanden sein.
d) Wenn ein Verstorbener auf dem Schlachtfeld oder im Dienst (z.B. Polizeidienst) gestorben ist, wird er in seiner Kleidung beerdigt und ein Totengebet gesprochen.

Männer werden von Männern gewaschen und Frauen von Frauen. Unter Verheirateten gibt es allerdings Ausnahmen. Wenn die Ehefrau stirbt, gilt der Ehemann sofort als verwitwet und darf seine Frau nicht waschen. Die Frau hat eine längere Trauerzeit einzuhalten (vier Monate und zehn Tage). Sie gilt nach dem Tod ihres Mannes noch als verheiratet und darf ihren Mann waschen.
Ist kein Wasser vorhanden oder keiner, dem es offiziell erlaubt ist die Waschung vorzunehmen, wird eine Notwaschung (notfalls mit Sand) vorgenommen. Bei einer Frau werden nur die Arme bis zu den Ellbogen gereinigt. Ein Mann wird mit umhüllter Hand und abgewendeten Blick gewaschen.

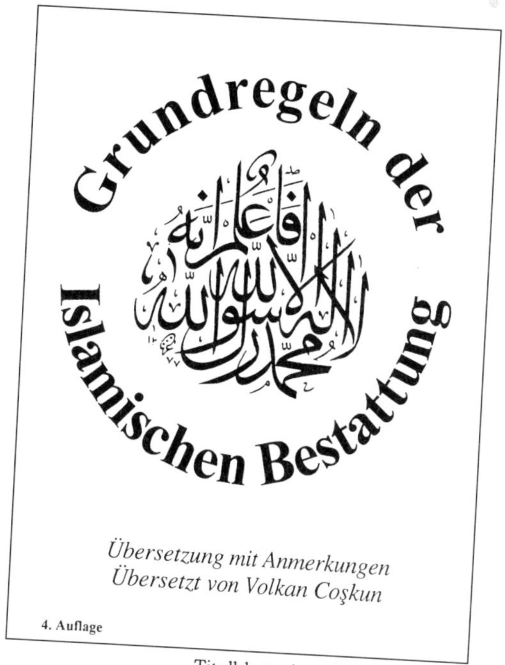

Titelblatt einer Broschüre der Firma Ahorn-Grieneisen, Berlin

Das **Einhüllen** der Leiche

Muslimische Verstorbene werden grundsätzlich in Leichentücher gewickelt. Das Material des Leichentuches ist meistens weiße Baumwolle.
Das Leichentuch besteht bei Männern aus drei und bei den Frauen aus fünf Teilen. Auf die Stirn, in die Nase, in die Hände, zwischen die Knie und auf die Füße des Verstorbenen wird während des Einhüllens Kampfer gelegt.

Das rituelle **Totengebet**

Um ein Totengebet durchführen zu können, müssen folgende Bedingungen erfüllt sein:

a) Der Tote muss Muslim sein.
b) Er muss auf dem Boden liegen, darf also nicht auf einem Lasttier oder auf einem Überführungswagen liegen.
c) Der Tote muss vor Ort sein, denn für einen nur Toterklärten kann man kein Totengebet abhalten.
d) Die Leiche muss vor dem Abhaltenden des Totengebetes liegen, er darf nicht hinter ihm liegen.
e) Wichtig: Der Leichnam muss so auf dem Boden liegen, dass die rechte Seite der Leiche nach Mekka zeigt.

Das Totengebet wird vom nächsten Erben durchgeführt. Erst wenn festgestellt wird, dass es keinen Erben oder Hinterbliebenen gibt, kann der Imam beauftragt werden.

Islamische Bestattung

Gestorben

Einige wichtige Punkte

- Es ist empfehlenswert, am Grab den Koran zu lesen und für die Seele des Verstorbenen zu beten.
- Wenn eine Leiche verwest und zu Erde geworden ist, kann in diesem Grab ein anderer beerdigt werden.
- In das Grab werden keine Wertsachen gelegt. Wenn nach der Schließung des Grabes bekannt werden sollte, dass doch Gegenstände mit begraben wurden, wird das Grab geöffnet und die Gegenstände entnommen.
- Es ist rituell unerwünscht, dass die am oder auf dem Grab wachsenden Pflanzen beschnitten werden. Vertrocknete Pflanzen können entfernt werden.

Besuch am Grab

Es ist religiös empfehlenswert, das Grab an Freitagen, religiösen Feiertagen, Donnerstagen und Sonnabenden zu besuchen. Beim Besuch soll man an das Jenseits denken und den Koran lesen. Es ist gut, Gräber von rechtschaffenen und frommen Menschen zu besuchen. Das Grab des Propheten zu besuchen, ist von grosser Bedeutung.

Während des Besuchs sollte man nicht um das Grab herumlaufen, Hände oder Gesicht auf das Grab zu legen, Kerzen anzünden, Gegenstände oder Geld auf das Grab legen oder den Toten um Hilfe anflehen.

nach: Grundregeln der Islamischen Bestattung, Volkan Coşkun, Fa. Grieneisen, Islamische Abteilung, 4. Auflage

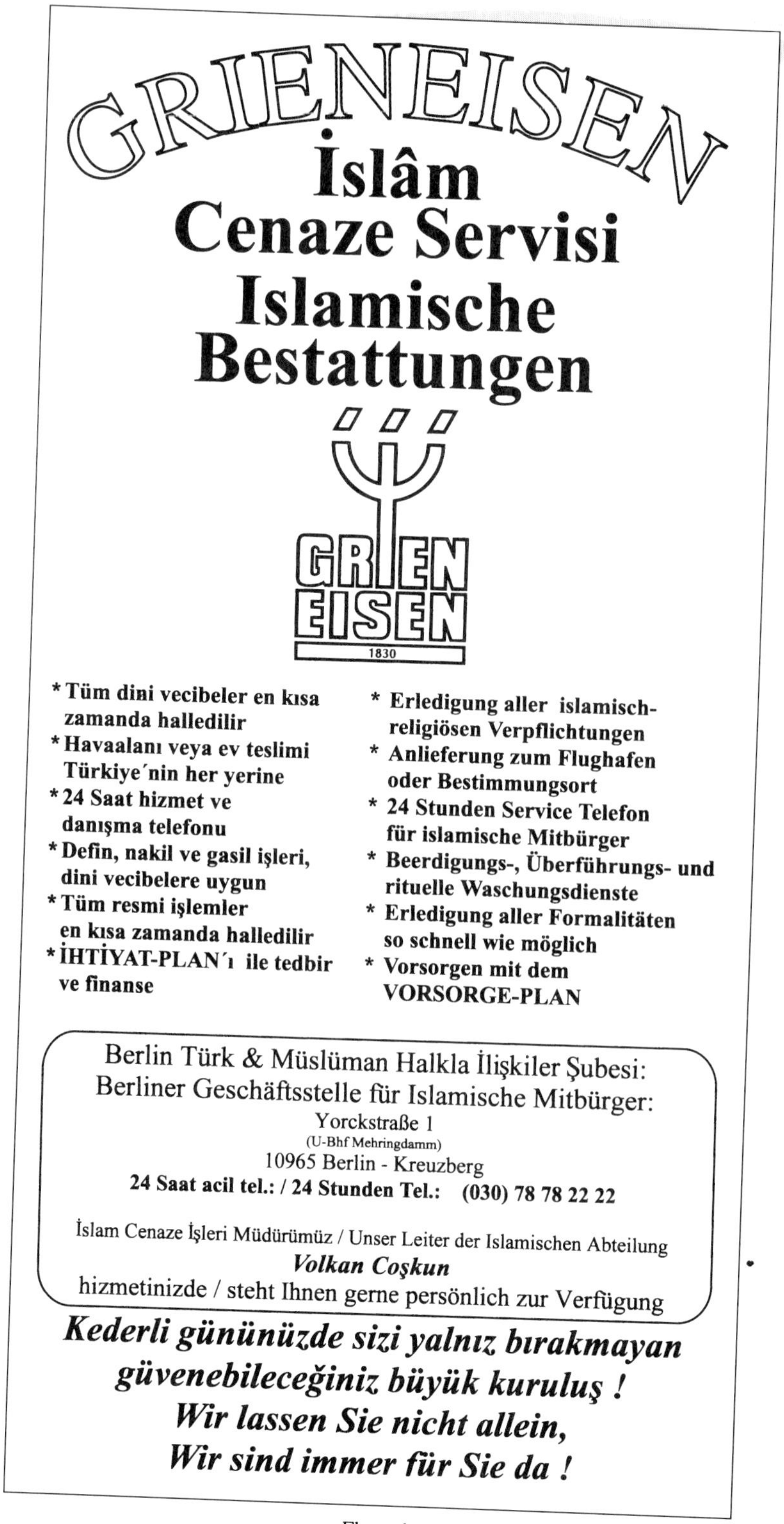

Flyer der Firma Ahorn-Grieneisen, Berlin

Das Aussprechen des Beileids

Das Beileid sollte einer Person innerhalb von drei Tagen nach dem Tod des Angehörigen ausgesprochen werden, es sei denn, man erhält die Nachricht erst später. Es gibt keine festgelegten Worte oder Formeln. Das Beileid sollte nur einmal ausgesprochen werden.

Idee

- Vergleicht diese Bestattungsriten mit denen eines christlichen Begräbnisses. Welche Parallelen und welche Unterschiede gibt es?

Bestattung – alles eine Frage des Geldes?

Mit einem plötzlichen Todesfall stellt sich dir die Frage: „Zu welchem Bestatter gehe ich?“ Diese Frage ist nicht so leicht zu beantworten, da du mit einer durch deine Trauer leicht getrübten Wahrnehmung dazu neigst, dich dem Erstbesten anzuvertrauen. Die meisten Menschen denken, es sei lieblos gegenüber dem oder der Verstorbenen um Preise zu verhandeln. Das kann teuer werden!! Doch Achtung: Auch hier solltest du die Angebote sorgfältig prüfen. Die Preisunterschiede sind oft immens! Die folgende Liste ist einem anonymen Vergleich von 16 Bestattungsunternehmen der Verbraucherzentrale in Mülheim an der Ruhr entnommen. Auf Grund der besseren Übersicht hier nur die minimalen und maximalen Werte (Stand Anfang 1998). Das Hinterlistige an dieser Tabelle ist, dass die maximalen oder die minimalen Werte nicht ausschließlich von einem Bestatter sind!

Erdbestattung:

Artikel	Minimum DM	Maximum DM
Kiefernsarg	ab 995,-	1600,-
Eichensarg	ab 1775,	2600,-
Totenkleid	ab 36,-	90,-
Kissen- und Deckengarnitur Leinenstoff	ab 64,-	145,-
Kissen- und Deckengarnitur Atlasseide	ab 80,-	298,-
Hygienische Grundversorgung (mit Ankleidung des Totenkleides)	38,-	200,-
Ankleiden persönlicher Garderobe	20,-	110,-
Überführung im Stadtgebiet Mülheim	144,-	304,75
1 Helfer zur Überführung	30,-	98,-
6 Träger für die Trauerfeier	180,-	390,-
6 Paar Handschuhe	15,-	42,-
Kerzendekoration in der Trauerhalle	21,-	270,-

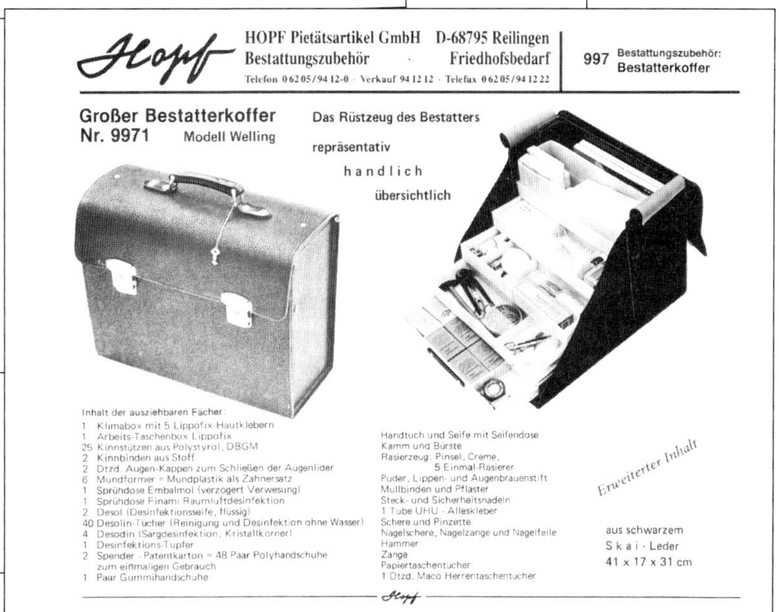

Feuerbestattung:

Artikel	Minimum DM	Maximum DM
Sarg aus Vollholz	ab 950,-	1289,-
Urne	ab 50,-	197,-
Überführung Sarg	168,-	450,-
Überführung Urne	63,25	145,-
Beisetzung der Urne	64,-	130,-
Besorgung der Einäscherungspapiere	60,-	117,-
1 Helfer zur amtsärztl. Untersuchung	60,-	87,50
Gebühr MH Amtsarzt Essen/Duisburg	50,-	135,-
Gebühr Krematorium Bochum/Duisburg	547,-	775,-

Bestattung – alles eine Frage des Geldes?

Gestorben

Seebestattung:

Artikel	Minimum DM	Maximum DM
Bei einer Seebestattung wird die Leiche vorher verbrannt (s.o.) und in einer Urne beigesetzt.		
Versand der Urne zur Reederei	42,-	95,-
Beisetzung der Urne ohne Angehörige	943,-	2233,-

Abwicklung:

Artikel	Minimum DM	Maximum DM
50 Trauerbriefe	ab 100,-	245,-
50 Dankkarten	ab 80,-	195,-
50 Kaffeekärtchen	ab 25,-	63,25
Zeitungsanzeige WAZ/NRZ	252,-	354,20
Erledigungen	120,-	375,-

Wenn du glaubst, mit diesen Kosten könnte dein lieber Verstorbener jetzt in Frieden ruhen, hast du dich getäuscht ...

Kommunale Bestattungsgebühren:

Leistung	Kosten DM
Benutzung von Trauerhalle und Aufbewahrungsraum	398,-
Dekoration der Trauerhalle	127,-
Benutzung des Aufbahrungsraumes	204,-
Benutzung einer Kühlzelle/Tag	98,-
Orgelbenutzung	11,-
Grabdeckung mit Grabausgrünung (schmücken)	82,-
Aushub und Schließen des Grabes ohne Grabhügel:	
- Reihengrab	966,-
- Wahlgrab	1260,-
Benutzung des Obduktionsraumes	98,-
Grundgebühr	200,-

Graberwerbsgebühren:

Normalgräber		Kosten DM
Reihengrab (25 Jahre)		1190,-
Wahlgrab (30 Jahre)	je Stelle	4050,-
Urnengräber		**Kosten DM**
Reihengrab (20 Jahre)		670,-
Wahlgrab (30 Jahre)	klein	2025,-
Wahlgrab (30 Jahre)	groß	4050,-

Idee

- Rechne einmal aus, was ein Begräbnis kosten kann. Versuche die günstigste und die teuerste Variante gegenüberzustellen. (Denke daran, dass es sich bei dem Bestattervergleich um Extremwerte handelt. Du kannst also keine allgemein gültige Aussage machen!)

Designer-Erdmöbel

Auch bei der Gestaltung von Erdmöbeln setzt ein neuer Trend ein: Raus aus dem Kiefern-Eichen-Einerlei – hin zu „tot-chicen“ Designermöbeln.

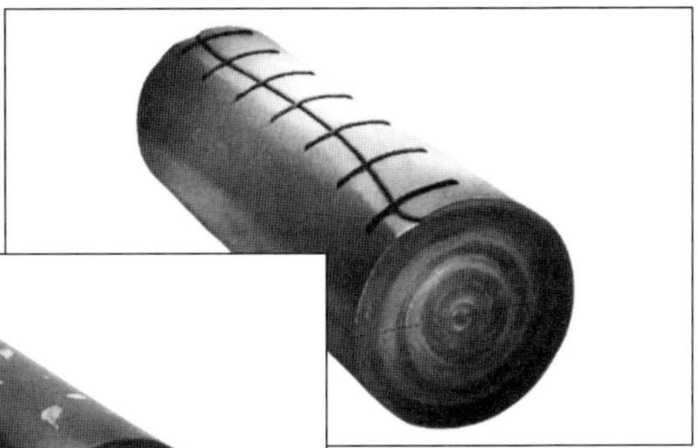

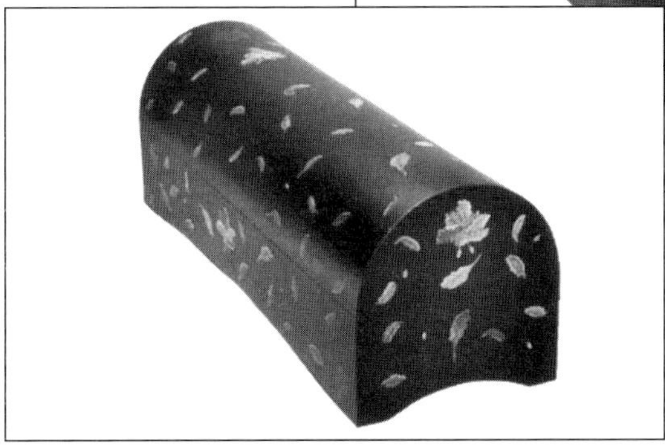

Ein Beispiel aus Ghana zeigt, dass ein Sarg nicht unbedingt von „der Stange“ kommen muss, sondern mit einer besonderen Form auf das Besondere in dem Leben des Verstorbenen hinweist.

Der Sarg zeigt, was im Leben von Bedeutung war

Seinem Onkel baute er einen Sarg, der aussah wie ein Boot, für Taxifahrer entwarf er ein letztes Ruhebett in Form eines Mercedes-Benz – die ungewöhnlichen Särge des Kane Kwei (1927 bis 1992) aus dem Fischerdorf Teshi in Ghana führen vor Augen, womit der Verblichene zu Lebzeiten Anerkennung und Wohlstand errang. Der Bauer, der Zwiebeln anbaute, wird in einer Holzzwiebel begraben, der Fischer geht im bunten Fisch auf die letzte Fahrt. Um 80 000 Cedis (in Ghana fast der Jahresverdienst eines Bauern) kosten die Figuren-Särge, die inzwischen von den Söhnen und Neffen Kane Kweis gebaut werden.

aus: art, 4/97, S.9

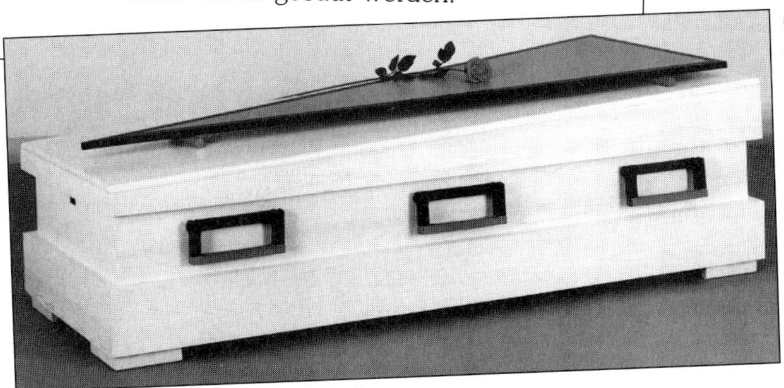

© Lignotech MassivHolz GmbH, Berlin

Der letzte Schick

Kein Geschäft ist von modischen Schwankungen derart unberührt wie das mit dem Tod. Vor der samtschwarz verhängten Tür des Bestatters macht der moderne Ästhetizismus noch immer respektvoll halt. Gründerzeitliche Ornamentik, Gelsenkirchener Barock, spiegelnder Schleiflack und schwülstige Messingbeschläge beherrschen die gruftigen Verkaufsräume – ein optischer Zeitsprung an der Schwelle zur letzten Ruhestätte. „Wenn sowas meine letzte Stube sein soll“, sprach Egon Eiermann, der Architekt, einst beim Anblick des Sarges für einen Freund, „dann möchte ich nicht begraben sein.“ Macht Pietät Kunden konservativ? „Nein“, sagt Rolf-Peter Lange, 51, vom Berliner Bestattungsinstitut Grieneisen, „die Leute kriegen nur nichts anderes.“ Dabei haben immer mehr Trauernde durchaus ihre eigenen Gestaltungsvorschläge („Könnse nich das Kreuz abmachen?“). Grieneisen gehört zu den wenigen der Zunft, die auf die gewandelten Werte reagieren – mit Designer-Erdmöbeln, die dem üblichen Dumpf-und-dunkel-Look schlichte Eleganz und leuchtende Farben entgegensetzen. Mancher Todeskandidat lässt sich solch eine schicke Truhe schon zu Lebzeiten in die Diele stellen. Lange: „Die wollen vorher noch was davon haben.“

aus: Spiegel special, 6/1995, S. 189

Ideen

- Sprich in einer Kleingruppe darüber, welche Variante dir am besten gefallen würde.
- Partnerarbeit: Entwerft für euch gegenseitig einen Sarg. Was zeichnet deinen Freund/deine Freundin aus? Welchen Geschmack hatte er/sie? Was würdest du ihm/ihr gerne „mitgeben“?

Es geht auch billiger ...

Sowohl der Sarg „von der Stange“ als auch das Designer-Erdmöbel kostet eine Unmenge Geld. Mit der do-it-yourself-Methode kommt man durchaus billiger weg ...

Bauanleitung für einen Sarg

200 cm lang, 50 cm breit, 45 cm hoch

Benutze Vollholz, du bekommst es in jeder Holzhandlung. Achte darauf, dass der Boden und die Wände nicht zu dick werden, da „dick“ auch gleichzeitig „schwer“ bedeutet (ausreichend: Boden 10 mm, Seitenwände 12 mm). Benutze Holzlatten mit 4,5 cm Breite und 2,2 cm Stärke. Verleime und verschraube die einzelnen Teile miteinander.

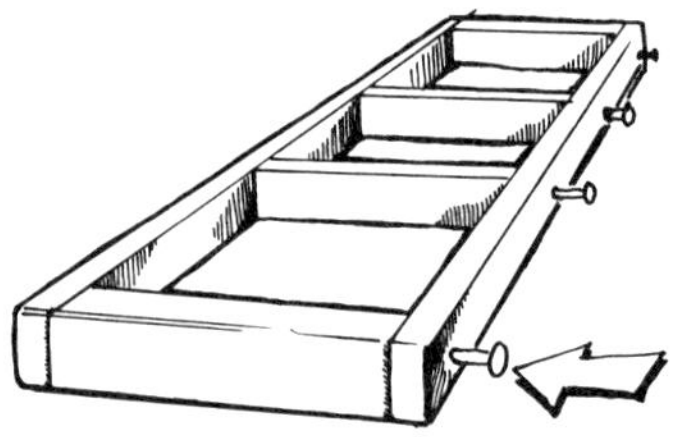

1. Säge zuerst die Bodenplatte (200 x 55 cm) zurecht. Du brauchst zwei Latten mit einer Länge von 200 cm und vier mit einer Länge von 50,6 cm. Baue daraus den Rahmen, verbinde die Eckpunkte miteinander und schraube und leime den Boden auf den Rahmen.

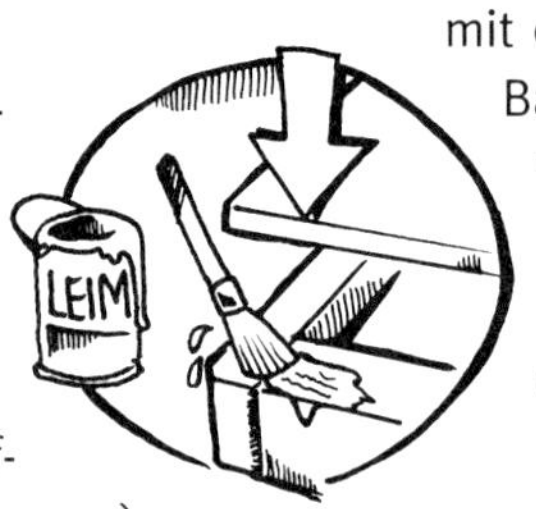

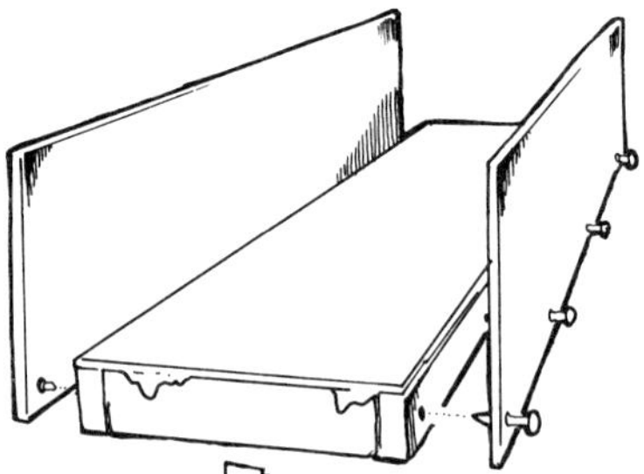

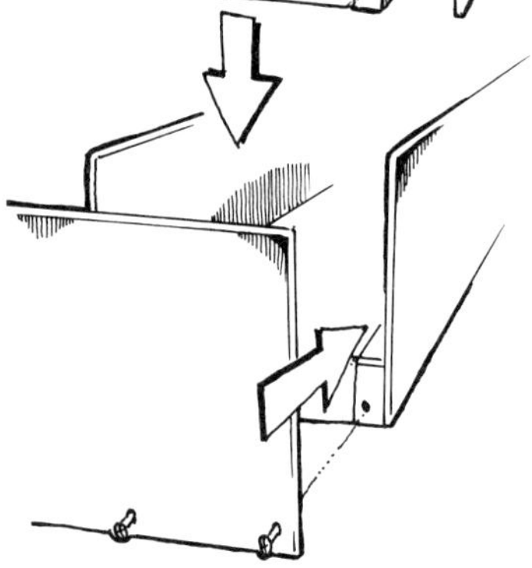

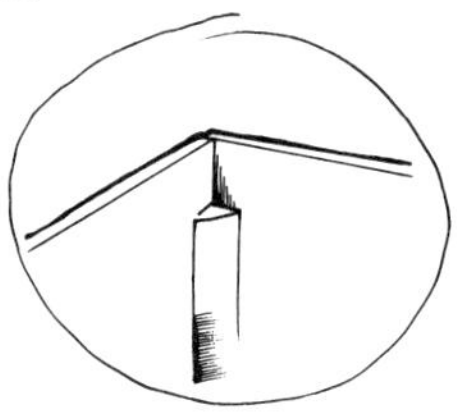

2. Schneide dir die seitlichen Bretter 200 x 45 cm zurecht und befestige sie an der Bodenplatte.
3. Säge dir nun das Kopf- und Fußteil (à 57,4 x 45 cm) zurecht und befestige sie.
4. Benutze zur Verstärkung der Ecken einen dreieckigen Winkel, der 39 cm lang ist. Der obere Teil wird für den Deckel ausgespart.
5. Säge dir den Deckel (202,4 x 57,4 cm), zwei Latten von 200 cm und zwei mit 50,6 cm Länge zurecht. Baue aus den Latten einen Rahmen und befestige ihn auf der Unterseite des Deckels mit 1,2 cm Abstand zum Rand. Du kannst auch kleine Löcher vorbohren, um den Sarg eventuell zuschrauben zu können.

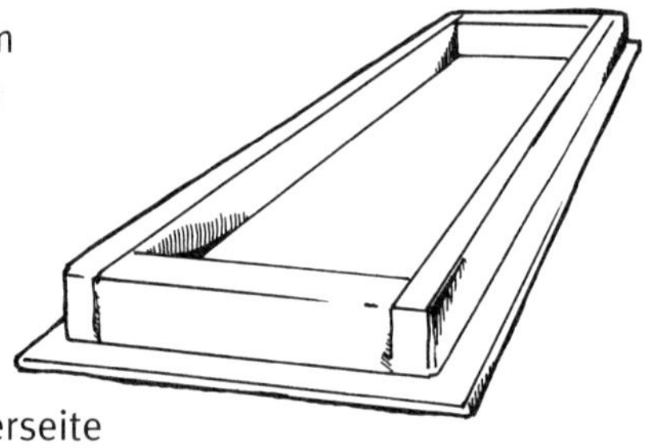

6. Anschließend kannst du acht Griffe deiner Wahl an den Sarg schrauben: drei an jede Längsseite und je einen an das Kopf- bzw. Fußende. Griffe bekommst du im Eisenwarengeschäft oder im Baumarkt. Achte bei den Griffen vor allem auf die Handhabbarkeit. Sie dürfen nicht in die Hände der Träger einschneiden. Um die Griffe besser zu befestigen, kannst du an die Innenseite des Sarges noch eine Latte schrauben.
7. Bei der Innen- und Außengestaltung des Sarges kannst du deiner Fantasie freien Lauf lassen. Ob du ihn anmalst oder tapezierst oder mit Stoff auskleidest ...

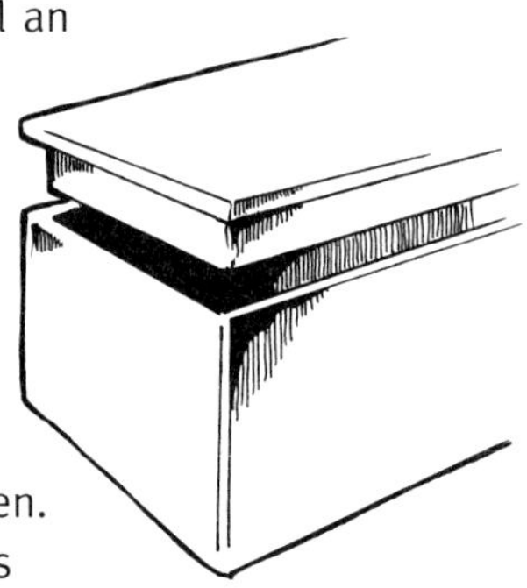

In „Das neue Lexikon des Aberglaubens“ von Walter Gerlach (S. 204) heißt es:

Sarg und Grabstein:
Auch die Konstruktion des Sargs war das Resultat der Angst vor den fortdauernden Einflüssen des Verblichenen. Erst eingeschlossen in einem stabilen Behältnis schien der definitive Abschied gewährleistet.

Idee

- Da wir euch weder den Tod, noch einen Toten wünschen, überlegt euch eine andere Möglichkeit für den Einsatz dieser Holzkiste. Über die Einsendung von Fotos der originellen Verwendungsarten würden wir uns sehr freuen!

Streuselkuchen und Marzipan-Totenköpfe

Für uns scheint es „normal" – aber auch unsere Beerdigungen und die jahrelange Grabpflege sind Rituale, die ihren tieferen Sinn haben. Die Beerdigung bietet die Möglichkeit eines bewussten Abschieds an. Zuzusehen, wie der Sarg oder die Urne mit den Überresten des Verstorbenen im Boden verschwindet ist zwar oft schrecklich, aber es bietet auch die Chance, die Endgültigkeit dieses Abschieds anzunehmen. Dieser Schlussstrich bietet Hilfen für die Trauerarbeit.

Das anschließende Kaffeetrinken (meistens mit Streuselkuchen!) hat auch eine Funktion: Die Betroffenen bleiben in ihrer Trauer nicht allein, sondern treffen sich mit vielen Leuten, die mit ihnen trauern. Es ist Zeit zum Luftholen, um die Endgültigkeit des Todes zu verdauen. Manchmal haben diese Kaffeetafeln auch etwas Befreiendes.

An Allerheiligen und Allerseelen Anfang November wird bei uns besonders der Toten gedacht. Die Gräber werden besonders geschmückt und man sieht viele Grablichter auf den Friedhöfen. Es sind sehr stille Tage.

Foto aus der Ausstellung „Plötzlich und unerwartet ..." das junge Museum Bottrop 11.8.98–31.3.99

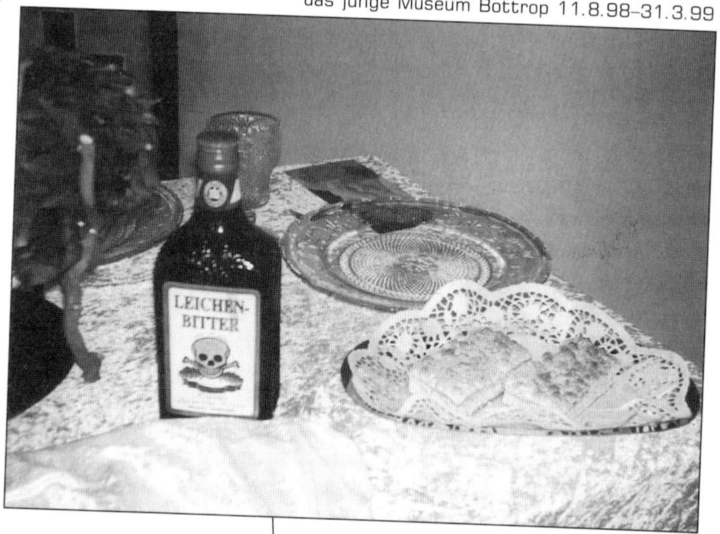

„Während des Kaffeetrinkens war meine 3-jährige Tochter auf einmal verschwunden. Ich fand sie am Grab ihrer Uroma, wie sie mit der kleinen Schaufel Erde auf den Sarg warf. Das hatte ihr besonders gut gefallen."

„Durch die Kinder, die beim Kaffeetrinken herumsprangen, relativierte sich vieles. Ich merkte, dass ich noch lebte."

„Weißt du noch, wie wir nach Peters Beerdigung gelacht haben? Wir haben uns all die lustigen Geschichten erzählt, die wir zusammen mit ihm erlebt haben."

„ ‚Natürlich waren wir verzweifelt', sagt Pedros Vater, ‚aber jetzt ist er nun mal tot, was sollen wir traurig rumsitzen. Und heute ist die Nacht, in der die Toten mit uns feiern. Salud!' "

aus: Die Woche, 22.11.96, S.47

Anders in Mexiko: Viva la muerte!

Dort glauben die Menschen, dass ihre verstorbenen Angehörigen am 1. November ihre ehemaligen Wohnhäuser und ihre Familien besuchen. Daher feiern die Mexikaner am Dia de los muertos ein rauschendes Fest. Auf einem Tisch werden Obst und alle anderen Lebensmittel angehäuft, die der oder die Verstorbene besonders geliebt hat, damit er oder sie sich stärken kann.

Laut, auf manchen Friedhöfen spielen in der Nacht zum 1. November Livebands, mit gutem Essen und viel Tequila wartet man auf den Besuch der Toten. Durch die vielen Gespräche wird die Erinnerung wieder lebendig.

Zum Fest werden Brote mit Knochen-Motiven gebacken und es gibt Totenköpfe und kleine Särge aus Marzipan und Zuckerguss, die von den Kindern genüsslich verspeist werden.

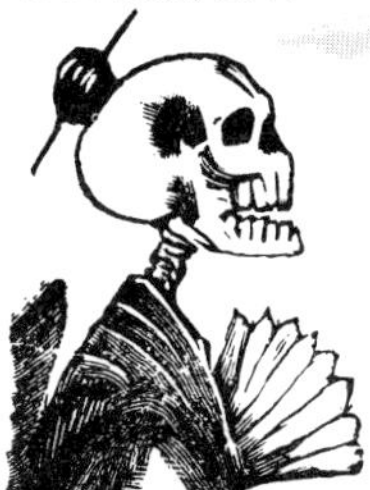

Abb. aus CD-Booklet: Dead & Gone Vol.2, erschienen bei Trikont.

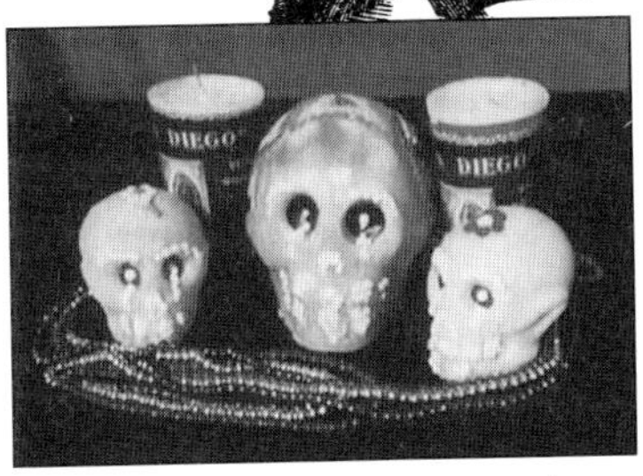

aus: http://www.mexconnect.com/mex_/feature/skulls.html

Ideen

- Stelle einen Vergleich auf: Der 1./2. November in Deutschland und in Mexiko. Sammle dazu zusätzliche Informationen. Ein Tipp: In Reisebüros kannst du vielleicht Informationen über diese Zeit in Mexiko erhalten!
- Überlege, ob du Lust hättest ein Totenfest zu feiern. Begründe!
- Wenn ja, wie würdest du es gestalten?

Gestorben

Viele Menschen schlagen morgens die Zeitung auf, um zu sehen, wer „ausgeschieden" ist. Faszinierend ist immer wieder, dass die Anzeigen eine deutliche Sprache sprechen. Der Leser weiß direkt, ob es eine lange Krankheit, Selbsttötung, Unfall o.Ä. war. Auf diesem Wege teilt man den Tod eines Menschen nicht nur den nächsten Angehörigen, sondern gleichzeitig auch der ganzen Stadt mit.

Wir trauern um unseren Freund

Michael Kriemann

Der durch einen tragischen Verkehrsunfall ums Leben kam

deine Freunde von Blau-Gelb

Angela

† 16.11.97

Wir vermissen dich sehr

Klaus, Birgit, Ursula und Patrick

Je schöner und voller die Erinnerung,
desto schwerer ist die Trennung.
Aber die Dankbarkeit verwandelt
die Erinnerung in eine stille Freude.
Man trägt das vergangene Schöne
nicht wie einen Stachel,
sondern wie ein kostbares Geschenk in sich.
Was man tief im Herzen besitzt,
kann man durch den Tod nicht verlieren.

Edgar Schlegel

*13.5.1939 † 23.7.1997

In innigster Liebe und Dankbarkeit für die gemeinsam verbrachten Jahre nehmen wir leise Abschied.

Heide Schlegel, geb. Bruckner
und Kinder

Die Zeit heilt die Wunden und die Narben?

Edith

*14.9.1942 † 2.3.1993

unvergessen

Die „normalen":

Wir trauern um unseren
Vater, Großvater und Urgroßvater

Reinhard Berkenbusch

*8.1.1921 † 19.4.1997

der im Alter von 76 Jahren verstorben ist.

In Liebe und Dankbarkeit
Die Angehörigen

WIR HABEN UNSER LIEBSTES VERLOREN. NACH KURZER SCHWERER KRANKHEIT VERSTARB UNSER LIEBER SOHN UND BRUDER

Martin Heine

*3.2.80 † 25.8.97

In tiefer Trauer
Anton und Doris Heine
Stefanie Heine
und Anverwandte

Idee

- Die Wörter *sterben, Tod, begraben etc.* werden in unserer Verdrängungshaltung oftmals als pietätlos angesehen.
  Menschen sterben nicht, sie „entschlafen", sie werden nicht begraben sondern „zur letzten Ruhe gebettet" etc. Achtet bei den Traueranzeigen auf solche Euphemismen (beschönigende, verhüllende Wörter) und sammelt sie.

Die „etwas anderen“:

In anderen Situationen will man wohl seine Angst vor dem Tod nicht zugeben und bedient sich einer besonders rabiaten Sprache, wenn jemand „ins Gras beißt“ etc.

Wunderbar hat das John Cleese in einem Monty Python Sketsch verulkt. Ein Kunde versucht zu erklären, dass ihm ein toter Papagei verkauft wurde: *„Dieser Papagei ist nicht mehr. Er hat aufgehört zu sein. Er ist abberufen worden und eingegangen zum Herrn. Das ist die seelenlose Hülle eines Papageien. Der Lebensodem ist aus ihm gewichen, er ruhet im ewigen Frieden. Wenn sie ihn nicht festgenagelt hätten, würd er längst die Radieschen von unten besehen. Er hat den Schirm zugemacht und zwitschert jetzt Hallelujah auf seiner himmlischen Wolke. Dies ist ein Ex-Papagei.“*

Unser geliebter

Walter

ist nicht mehr.
Seit gestern.
Er wollte nur noch seine Freundin nach Hause bringen.
Mit einem frisierten Kleinwagen.
Er wollte ihr mit seinen 18 Jahren und 90 PS nur ein wenig imponieren.
In einer unübersichtlichen Kurve.
Als Mann und Draufgänger.
Er ging drauf dabei.
Deswegen haben wir zu beklagen:

Sein Leben.
Das seiner Freundin (16).
Und das von vier Personen, die im
entgegenkommenden Fahrzeug saßen.
Ein Ehepaar, der Mann 46, die Frau 42, Eltern von vier Kindern
und die Mitfahrer, ein kinderloses Ehepaar.

Von Kranzspenden bitten wir abzusehen,
da sich Vorfälle dieser Art etwa fünftausendmal pro Jahr wiederholen.

Die trauernden Hinterbliebenen

aus: BRU, Magazin für die Arbeit mit Berufsschülern, 22/1995, S.29

Erhard Milch

Generalfeldmarschall

geb. am 30.3.1892 gest. am 25.1.1972

meldet sich ab.

Die Beisetzung hat auf Wunsch des Verstorbenen
am 25.1.1972 in aller Stille in Lüneburg
stattgefunden.

aus: Ingrid Brüggenwirth: **Von Sensemann und Druckerschwärze**, Verlag Peter Kurze, Bremen 1997

Thomas ›Crümel‹

6.Mai 1966 – 22.Juli 1984

SCHEISS MOTORRAD

MACH'S GUT, ALTER

HEIDI
DANI
NORMAN

aus: NRZ 3.11.96

Idee

- Überlege dir einen „Fall“, und schreibe selbst eine Todesanzeige. Du musst dabei nicht unbedingt an einen Menschen denken, sondern auch an Gebäude, Gegenstände oder Sachverhalte (z.B. Tschern O. Byl, die (der) Deutsche Mark, etc.). Vielleicht gibt dir das Einmaleins des richtigen Sterbens einige Anregungen.

Das Einmaleins des richtigen Sterbens ...

Gestorben

Dem Arbeiter gebietet der Tod Feierabend.

Der Bankdirektor wechselt das Zeitliche mit dem Ewigen.

Der Beamte wird in eine andere Welt versetzt.

Der Raser begibt sich auf seine letzte Spritztour.

Der Chemiker geht seiner Auflösung entgegen.

Der Buchhalter schließt mit dem Leben ab.

Der Taucher taucht ab.

Der Ornithologe steigt hinauf zu den Vögeln.

Die Schwiegermutter tut den letzten Seufzer.

Der Musiker pfeift aus dem letzten Loch.

Der Pfarrer segnet das Zeitliche.

Der Tennisspieler tritt zum letzten Aufschlag an.

Der Wanderer geht den Weg alles Irdischen.

Foto aus der Ausstellung „Plötzlich und unerwartet ...“ das junge Museum Bottrop 11.8.98–31.3.99

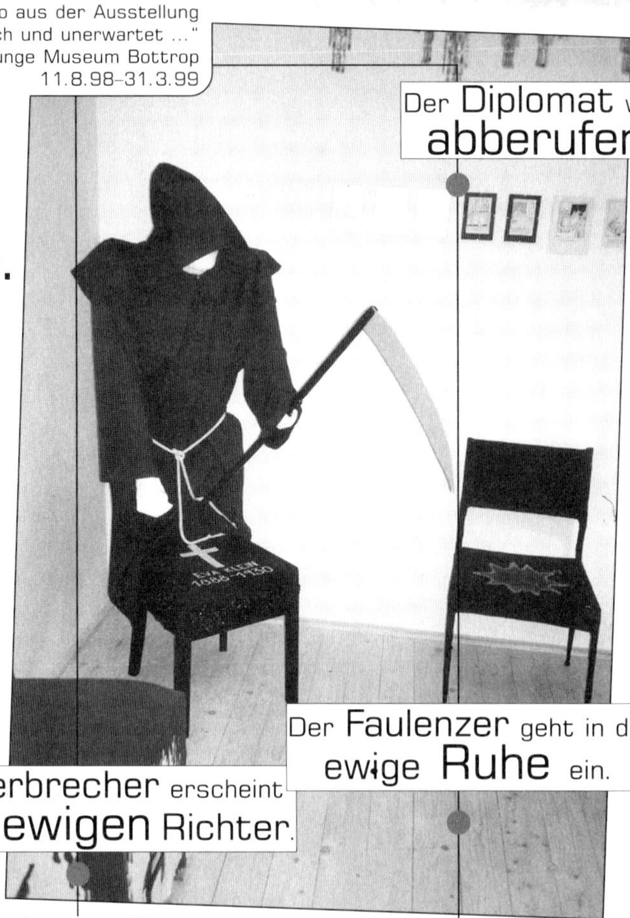

Der Diplomat wird abberufen.

Der Faulenzer geht in die ewige Ruhe ein.

Der Verbrecher erscheint vor dem ewigen Richter.

Der Mathematiker geht gegen Unendlich.

Der Gärtner beißt ins Gras.

Der Papst steigt beruflich auf.

Der Romanschriftsteller erreicht das Happyend.

Dem Gastwirt geht das Leben zur Neige.

Der Pessimist verlässt das irdische Jammertal.

Der Schaffner liegt in den letzten Zügen.

Der Tourist ist für immer in Urlaub.

Der Bergmann fährt in die Grube.

Der Kegler schiebt die letzte Kugel.

Der Schornsteinfeger kehrt nie wieder.

Der Jäger gelangt in die ewigen Jagdgründe.

Der letzte Wille

Gestorben

Glaube ja nicht, dass das alles so einfach ist mit dem „letzten Willen" – Es reicht nicht, wenn du dich mal eben an deinen PC setzt und schreibst, dass dein Freund Max deine Inline-Skates und deine CD-Sammlung oder deine Bücher erben soll.

Erst einmal gibt es
zwei Arten von Testamenten:

1. Das eigenhändige Testament, das komplett handschriftlich geschrieben sein muss. Zum Schluss musst du das Datum, den Ort und deine vollständige Unterschrift unter deinen „letzten Willen" setzen. Dieses Testament gilt aber nur, wenn du „geschäftsfähig" bist, d.h. du musst mindestens 18 Jahre alt sein.

2. Das öffentliche Testament kannst du mithilfe eines Notars verfassen, du kannst ihm deinen letzten Willen diktieren, ihn schriftlich überreichen oder in einem versiegelten Briefumschlag hinterlegen. Diese Art des Testaments kannst du schon mit 16 Jahren machen.

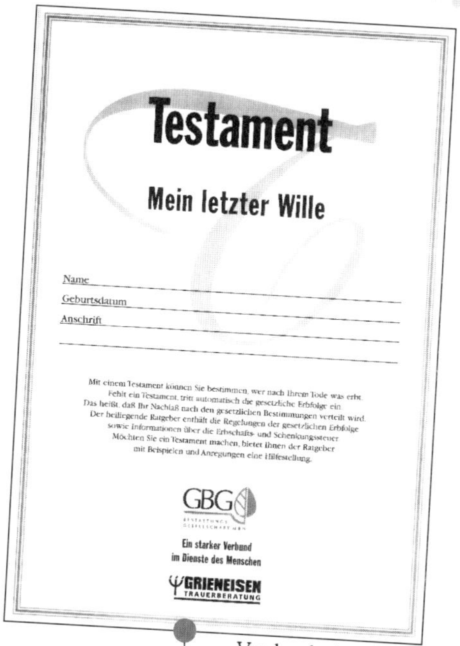
Testament

Mein letzter Wille

Name
Geburtsdatum
Anschrift

Mit einem Testament können Sie bestimmen, wer nach Ihrem Tode was erbt. Fehlt ein Testament, tritt automatisch die gesetzliche Erbfolge ein. Das heißt, daß Ihr Nachlaß nach den gesetzlichen Bestimmungen verteilt wird. Der beiliegende Ratgeber enthält die Regelungen der gesetzlichen Erbfolge sowie Informationen über die Erbschafts- und Schenkungssteuer. Möchten Sie ein Testament machen, bietet Ihnen der Ratgeber mit Beispielen und Anregungen eine Hilfestellung.

GBG Bestattungsgesellschaft mbH

Ein starker Verbund im Dienste des Menschen

GRIENEISEN Trauerberatung

Vordruck der Firma Ahorn-Grieneisen, Berlin

Die gesetzlichen Erben

Wenn du es nicht schaffst ein Testament zu schreiben, ist die Verteilung deines Hab und Guts gesetzlich geregelt.

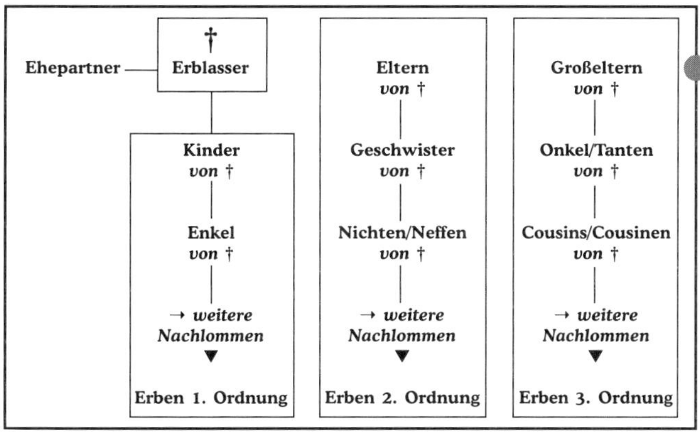

▲ Auszüge aus Broschüren der Firma Ahorn-Grieneisen, Berlin ▶

Die, die zuerst erben
(Erben 1. Ordnung)
Als Erste erben deine Kinder, Enkelkinder und dein Ehepartner.

Die, die als Zweite erben
(Erben 2. Ordnung)
Wenn du keine Kinder und Enkelkinder hast und auch nicht verheiratet bist, erben deine Eltern, Geschwister und deren Kinder (Nichten und Neffen).

Die, die als Dritte erben
(Erben 3. Ordnung)
Wenn die erste und zweite Ordnung nicht vertreten ist, erben deine Großeltern, Onkel, Tanten, Kusinen und deren Nachkommen.

Meine Erben sind:
Mein Vetter Max zu einem Viertel,
meine Cousine Erna zu einem Viertel,
meine Nichten Susanne und Brigitte
zu je einem Achtel, mein Freund
Karl Schmidt zu einem Viertel.

Hamburg, den 14. April 19...
Karl Müller

Deine jeweiligen Erben haben immer Anrecht auf einen Pflichtteil, d.h. in unserem Fall würde dein Freund Max trotz deines handschriftlichen Testaments die CD-Sammlung nicht komplett kriegen, sondern müsste ein paar CDs an deine Eltern und Geschwister abgeben. Aber wahrscheinlich würden sie in diesem Fall auf ihren Pflichtteil verzichten.

Dem kannst du schon im Vorfeld entgehen, in dem du deinen Pflichtteilberechtigten direkt ein Vermächtnis hinterlässt, dass dem Wert des Pflichtteils entspricht. Du könntest z.B. deinen Tennisschläger freiwillig deinem Bruder hinterlassen und deinen Eltern die Stereoanlage, dann könnte Max die CD-Sammlung komplett kriegen.

Aufgabe

- Im Testament können verschiedene Verpflichtungen formuliert werden. Selbst wenn du noch nicht 16 oder 18 bist: Schreibe deinen eigenen letzten Willen auf und halte dieses Testament in Zukunft aktuell!

Gestorben

Steuerklasse I	(Freibetrag in DM)
1. Ehegatten	600.000
2. Kinder und Stiefkinder	400.000
3. Abkömmlinge der in Nr. 2 genannten Kinder und Stiefkinder	400.000
4. Eltern und Voreltern bei Erwerb von Todes wegen	100.000
Steuerklasse III	(Freibetrag in DM)
Alle übrigen Erwerber und Zweckzuwendungen	10.000

Steuerklasse II	(Freibetrag in DM)
1. Eltern und Voreltern (soweit sie nicht zur Steuerklasse I gehören)	20.000
2. Geschwister	20.000
3. Abkömmlinge 1. Grades von Geschwistern	20.000
4. Stiefeltern	20.000
5. Schwiegerkinder	20.000
6. Schwiegereltern	20.000
7. geschiedene Ehepartner	20.000

Aus einer Broschüre der Firma Ahorn-Grieneisen, Berlin (Stand 12/96)

Du hast in einer sechswöchigen Frist auch die Möglichkeit, dein Erbe **abzulehnen.**
Denn: Du kannst nicht nur Geld und schöne Sachen erben, sondern auch Schulden und Steuerhinterziehungsdelikte.
Bei größeren Erbschaften erbt auch das Finanzamt fleißig mit. Die Spanne reicht von 7% bis 50% im ungünstigsten Fall. Um 50% zahlen zu müssen, musst du schon 50.000.000 DM erben und dann noch in die Erbsteuerklasse III (nicht eheliche Lebenspartner und Freunde, also nicht Verwandte) eingestuft werden.

Wenn du dich genauer über Erbschaften informieren willst, wende dich an die Verbraucher-Zentrale. Dort ist unter dem Titel „Erbschaften" eine Broschüre mit einem Ratgeber für Erben und Erblasser erhältlich. Aber auch Banken haben in der Regel Informationsmaterial.

Du erbst **selbst!**

Viel wahrscheinlicher in deinem Alter ist es, dass du selbst einmal etwas erben wirst. Auch das ist nicht so einfach. Neben deiner Trauer, die du wahrscheinlich für den Toten empfindest, musst du einige **Pflichten** erledigen:

1. Nach dem Tod deines Angehörigen musst du sofort einen Arzt verständigen, der den Totenschein ausstellt. Damit ist der Tod offiziell festgestellt.
2. Verwandte, Freunde und Vereine solltest du möglichst bald benachrichtigen.
3. Beim Standesamt kannst du dir nach Vorlage des Totenscheins die Sterbeurkunde aushändigen lassen, die du für weitere Behördengänge benötigst.
4. Beauftrage ein Bestattungsunternehmen.
5. Wenn du ein Testament findest, musst du es beim Amtsgericht am Wohnsitz des Verstorbenen abgeben.
6. Wenn du ein Erbe bist, musst du einen Erbschein beim Nachlassgericht beantragen. Erst damit kannst du deine Ansprüche geltend machen.
7. Dem Finanzamt musst du innerhalb von drei Monaten dein Erbe mitteilen.
8. Wenn der Verstorbene eine Lebens- oder Unfallversicherung hatte, musst du den Versicherungen den Tod innerhalb von 48 Stunden telefonisch mitteilen.
9. Haftpflicht-, Kranken- und Hausratversicherungen musst du entweder kündigen oder auf den überlebenden Ehepartner übertragen lassen.
10. Beantrage möglichst schnell Hinterbliebenen- und/oder betriebliche Altersversorgung.
11. Beantrage Sterbegeld bei der Krankenkasse! Es ist zwar nicht viel, aber du brauchst nicht darauf zu verzichten. Bedingung: Der Verstorbene muss bereits vor dem 1.1.1989 Mitglied der Versicherung gewesen sein.
12. Verträge und Mitgliedschaften solltest du bald ändern. Der Mietvertrag besteht auch weiterhin, selbst wenn nur der Verstorbene den Vertrag unterschrieben hat. Du stehst also nicht plötzlich auf der Straße, wenn der Unterzeichner stirbt.
13. Falls du Erbschaftsstreitigkeiten befürchtest, zögere nicht und nimm dir direkt einen Anwalt. Stör dich nicht daran, was Freunde, Nachbarn und Verwandte sagen. Jeder Erbfall ist anders und du kannst dich dadurch rechtlich durch Fachleute absichern.

Aufgabe

- Sprecht über Erfahrungen, die ihr in irgendeiner Form mit Testamenten gemacht habt. Denkt dabei auch an Filme, in denen ein „letzter Wille" eine entscheidende Rolle spielt.

Wenn du neu in einer Stadt bist und etwas über sie und ihre Einwohner erfahren willst, gehe auf den Friedhof und du erhältst eine knappe Chronik über die Geschichte der Stadt. Lese zwischen den Zeilen und du kannst ganze Lebenschroniken erfahren ...

Welche Assoziationen verbindest du mit dem Wort Friedhof?
Horror, Friede, Ruhe, Grusel, Allerheiligen, Grablämpchen, November, Allerseelen, Kränze, Gruften, Totengräber, Grab, Blumen, Grabsteine, ... (fällt dir noch mehr ein?)

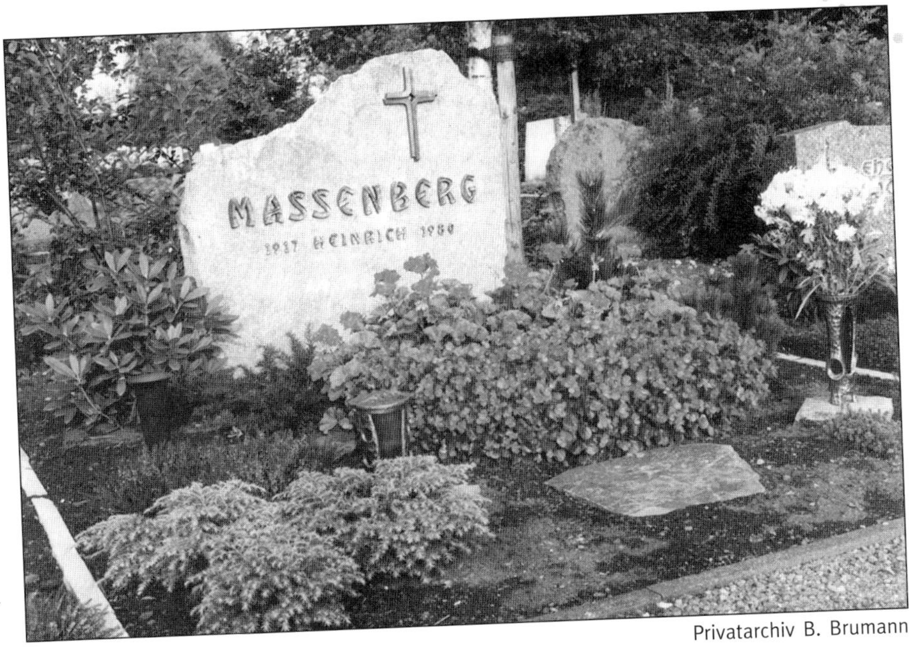

Privatarchiv B. Brumann

Vielleicht erinnern dich die deutschen Friedhöfe mit ihren festen Öffnungszeiten mehr an ein Museum oder an einen Kleingartenverein mit vielen kleinen Parzellen, die bepflanzt, gehegt und gepflegt werden.

In „Das neue Lexikon des Aberglaubens“ von Walter Gerlach (S. 204) heißt es:

Kerzen: Seit den Römern fester Bestandteil der Trauerfeier (brennende Kerzen rund um den aufgebahrten Toten) – eingeführt nicht als Illumination, sondern als Abschreckung der lichtscheuen bösen Geister, die sich des Leichnams bemächtigen wollen.

Brauchtum zu Ehren der Toten
Blumen und Lichter schmücken die Gräber

Erika S. – **Frage:** Wie alt ist der Brauch, Gräber mit Blumen zu schmücken und Lichter aufzustellen?
Antwort: Derartiger Grabschmuck soll seine Wurzeln bereits in vorchristlicher Zeit haben. Unsere germanischen Vorfahren sahen im Grün der Tannen und Eiben ein Symbol der Hoffnung und des Lebens, das man sich in der dunklen Jahreszeit in die Häuser holte. Die alten Ägypter legten sich dereinst ganze Totengärten mit Blumen, Gesträuch und Bäumen an, an deren Duft sich die Verstorbenen erfreuen und in deren Schatten sie lustwandeln sollten.
Auch die auf den Gräbern angezündeten Totenlichter, Kerzen und Ampeln haben ihre Tradition. Sie sollen Überbleibsel eines mittelalterlichen Brauches sein, demzufolge nachts auf den Kirchhöfen eine Kerze in einer Laterne oder in einem eigens dafür errichteten steinernen Lichthäuschen zu brennen hatte.
Diese Lichter sollten die Vorübergehenden mahnen, ein Gebet für die Verstorbenen zu sprechen. Abergläubische Menschen sahen darin jedoch eher ein Warnsignal, das sie abhalten sollte, in der Nacht den Gottesacker zu betreten.
aus: NRZ, 19.11.96

Aufgaben

- Macht eine Wandzeitung mit den berühmtesten Persönlichkeiten eurer Stadt, die schon verstorben sind.
- Wie sieht ihr Grab aus?
- Wo liegen sie auf dem Friedhof?
- Entwerft eine Lageplan für Touristen. Wer liegt wo?
- Welcher Friedhof hat eurer Meinung nach den größten Erholungswert?
- Schreibt eine Kurzbiografie.

Gestorben

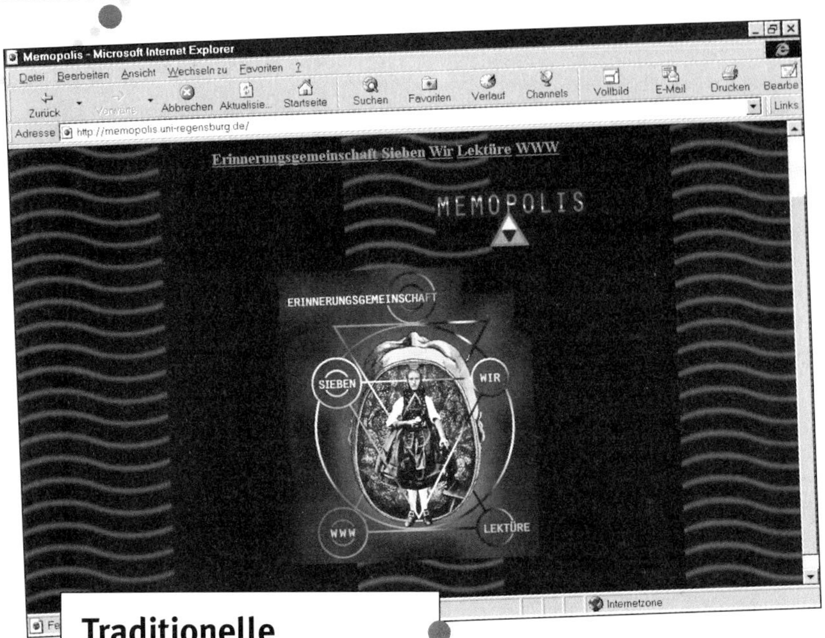

Traditionelle Friedhöfe sind tot! – Es lebe der virtuelle Friedhof!

Per Mausklick kann man auf diesen Seiten sich selbst oder anderen Menschen ein virtuelles Denkmal setzen. Auf dem World Wide Cemetery **(http://www.interlog.com/~cemetery)** ist man mit 7–10 US$ dabei. Die Verstorbenen werden nach Todesursachen wie Aids, Krebs, Selbsttötung, Welt- und Vietnamkrieg oder Organspende (alle anderen Todesursachen fallen unter diese Rubrik) geordnet.
Wenn du diesen Friedhof besuchst, triffst du auf Einzelschicksale. Durch Lebensläufe und Charakterbeschreibungen der Verstorbenen können sie für dich lebendig werden. Wenn du möchtest, kannst du am virtuellen Grab virtuelle Blumen hinterlassen.

Es gibt aber auch einen deutschsprachigen Cyber-Friedhof mit dem Namen „Memopolis" (http://memopolis.uni-regensburg.de). Im Unterschied zum World Wide Cemetery kannst du dich hier auch schon zu Lebzeiten verewigen. Du kannst deine Erinnerungen verewigen, deine Wünsche zur Beisetzung festhalten und dir so mit Bildern, Texten und Sounds dein eigenes Mausoleum schaffen. Dein Lieblingslied könnte gespielt werden, du könntest eine Ansprache halten oder könntest deinen Besuchern ein freundliches „Tschüss!" mit deiner eigenen Stimme nachrufen, wenn sie dich wieder verlassen. Einige Eltern nutzen es für ihre kleinen Kinder – also ein Denkmal für ganz junge Menschen zu Lebzeiten. Andere nutzen „Memopolis" zum Andenken an geliebte Menschen.
Allerdings ist diese Sache nicht ganz so ernst wie der World Wide Cemetery. In Memopolis findest du z.B. auch James Kirk, Bill Gates, u.a.

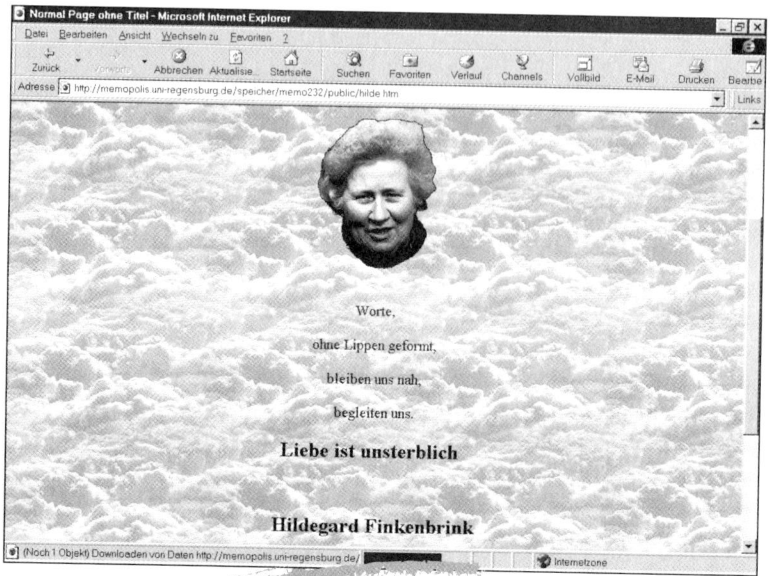
Normal Page ohne Titel - Microsoft Internet Explorer
Worte,
ohne Lippen geformt,
bleiben uns nah,
begleiten uns.
Liebe ist unsterblich
Hildegard Finkenbrink

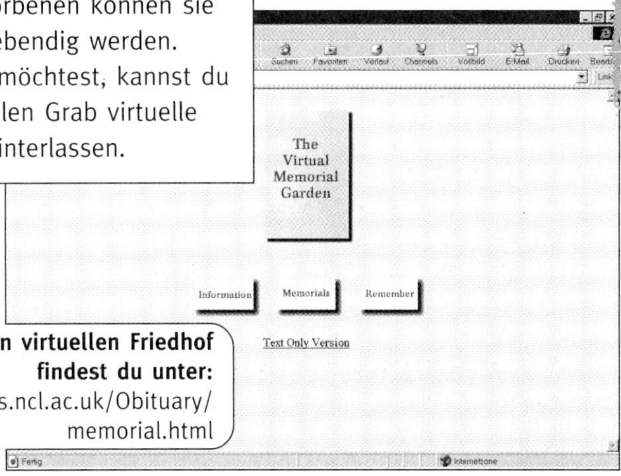

Einen weiteren virtuellen Friedhof findest du unter:
http://catless.ncl.ac.uk/Obituary/memorial.html

Ideen

- Was würdest du gerne von dir „verewigen"? Stelle deine Erinnerungen zusammen, von denen du meinst, dass sie für die Nachwelt interessant wären.
- Wenn du dich mit dem Internet gut auskennst, kannst du dich in „Memopolis" eintragen und Dateien mit deinen Erinnerungen verewigen.

Umweltproblem Friedhof

Gestorben

Virtuelle Friedhöfe stellen keine hygienischen Probleme dar. Bei unseren realen sieht es allerdings ganz anders aus.
Bei der Verwesung von Menschen tritt bis zu 80 Liter giftige Leichenflüssigkeit aus. Auch die Materialien, mit denen wir begraben werden, sind zum Teil nicht gerade umweltfreundlich. Schwermetalle und andere Giftstoffe werden ungehindert in den Boden und somit auch ins Grundwasser geschwemmt. Abstände zu Wasserläufen müssen eingehalten werden. Einige Friedhöfe mussten sogar geschlossen werden, da die Verstorbenen eine Gefahr für die Lebenden darstellten.
Auch Krematorien sind oft nicht mit entsprechenden Filtern ausgestattet, d.h. das giftige Gase und Schwermetalle ungefiltert in die Luft gepustet werden. Die Urnen sind meist aus Material, das nicht oder nur schwer verrottet.

Einige findige Menschen waren auf ihrer Suche nach umweltfreundlichen Lösungen bereits erfolgreich.
Hier ein Beispiel:
In Konstanz bietet die Friedhofsverwaltung bei einer Feuerbestattung Urnen aus Pflanzenstoffen an. Diese Urnen werden aus Floralat® hergestellt. Erfunden hat diesen Stoff und die Idee, daraus Urnen herzustellen, der Leipziger Matthias Malok.
Eine echte Alternative zu den üblichen Urnen aus Stahlblech, da diese nicht in den vorgeschriebenen Ruhezeiten (15–20 Jahre) verrotten. Die Bio-Urnen der XINTECH Systems M. Malok KG, verwandeln sich innerhalb dieser Zeit in Humus. Sie bestehen aus Stärke, Zellulose und Holzfasern. Der Boden wird nicht mit Schadstoffen belastet, der Bibelspruch: „Denn du bist Staub und sollst zum Staub zurückkehren" (1. Moses), wird von der Firma umweltschonend in die Tat umgesetzt. Das Produkt kann nach Wunsch des Kunden gestaltet werden, ob in himmelblau, mit Foto oder in den Farben und mit dem Wappen des Lieblings-Fußballvereins – alles kein Problem.

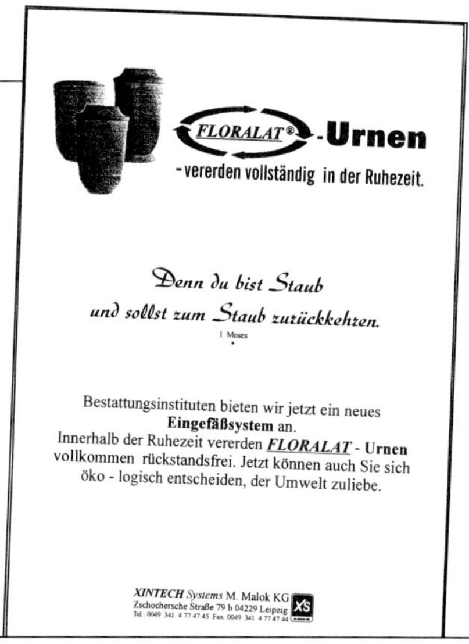

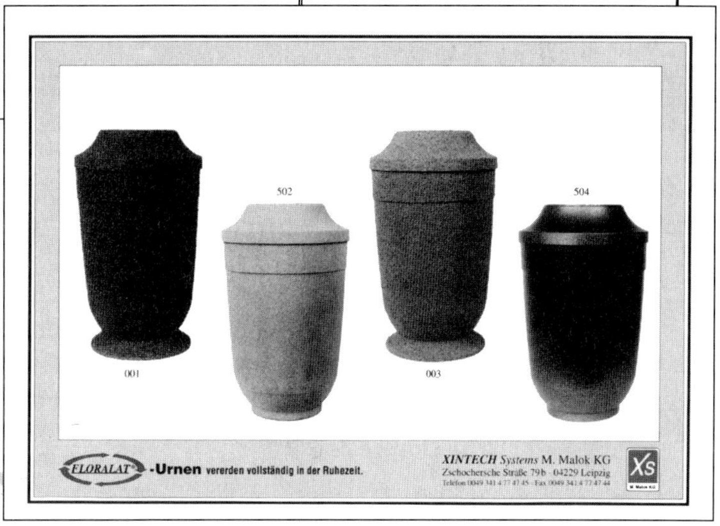

Mit diesen verrottbaren Urnen, so Malok, ließe sich noch eine andere Idee verwirklichen, nämlich die eines Friedwaldes oder Friedparks. Zu Lebzeiten pflanzt ein Mensch einen Baum oder Strauch, unter den er sich dann in einer verrottbaren Urne bestatten lässt. Die Überreste des Menschen bieten dann in Form von Humus seinem Baum oder Strauch einen Teil der notwendigen Nährstoffe. „Dann kann das Urenkelchen dem Opa auf dem Kopf herumspringen!", so Malok, weil in diesem Gedenkpark natürlich auch gespielt werden darf.

Ideen

- Fragt im ortsansässigen Krematorium oder bei den Ämtern der Stadt nach, ob es Maßnahmen zum Umweltschutz gibt.
- Diskutiert die Idee des Friedparks. Empfindet ihr sie pietätlos oder als eine Chance, den Tod wieder ins Leben zu integrieren?
- Entwirf einen Friedpark so, wie du ihn dir vorstellst. Was würdest du ihm für Elemente geben? Würde es z.B. in deinem Friedpark einen Spielplatz geben?

Grabsteine

Gestorben

Heutzutage sind die Informationen auf den meistens schlichten Grabsteinen und Kreuzen eher dürftig und du findest meist nur Namen, Geburts- und Todesdaten. In früheren Zeiten war das anders. Die Palette reichte von ganzen Lebensgeschichten bis zu Schmähschriften, die zwar auch etwas über die Person aussagten, aber meistens nicht besonders nett waren.

Hier eine kleine Auswahl von Grabsprüchen aus der Sammlung von Karl Julius Weber (* 1767 † 1832):

Hier liegt ein junges Öchselein,
des Tischlers Ochs sein Söhnelein.
Der liebe Gott hat nicht gewollt,
dass es ein Ochse werden sollt,
drum nahm er es aus dieser Welt
zu sich ins schöne Himmelszelt.
Der alte Ochs hat mit Bedacht,
Kind, Vers und Sarg alles selbst
gemacht.

Hier ruht ein seltner Advokat,
der Unrecht nie verteidigt hat
und Eintracht jedermann empfahl –
Er starb im Hospital.

Hier ruht mein Weib,
Gott sei's gedankt!
Solange sie lebte, war nur Zank.
Geh, Wanderer, gehe flugs von hier,
sonst steht sie auf und zankt mit dir.

Olympia schläft
unter diesem Stein,
wie sie nur selten schlief –
allein!

Hier ruhen meine Gebeine,
ich wollt, es wären deine.

Hier liegt Hans Gottlieb Lamm.
Er starb durch einen Sturz vom Damm.
Eigentlich hieß er Leim,
das passte aber nicht zum Reim.

Ideen

- Schaue dich einmal auf Friedhöfen um. Was findest du heute auf den Grabsteinen? Findest du auch heute noch etwas Kurioses?
- Könntest du dir in der heutigen Zeit noch Grabsprüche vorstellen? Sprich in einer Kleingruppe darüber!
- Schreibe selbst einen Grabspruch. Er muss sich nicht unbedingt reimen. Du kannst dich mit einem Freund zusammensetzen. Schreibt euch gegenseitig etwas „auf den Grabstein“.

Leben 3

Kapitel:

Und wenn sie nicht gestorben sind …

Wolfgang Hund: **Okkultismus.** Verlag an der Ruhr, Mülheim an der Ruhr 1996, ISBN 3-86072-226-3

Bernhard Lang, Colleen McDannell: **Der Himmel.** Eine Kulturgeschichte des ewigen Lebens. Suhrkamp, Frankfurt am Main 1990, ISBN 3-458-16784-6

Hugo Stamm: **Im Bann der Apokalypse.** Endzeitvorstellungen in Kirchen, Sekten und Kulten. pendo-verlag, Zürich 1998, ISBN 3-85842-325-1

Filmtipps: **Flatliners, Ghost – Nachricht von Sam, Interview mit einem Vampir**

Weiterleben???

Kinder über den Tod

„Ich glaube nicht an Wiedergeburt, wenn ich tot bin, bin ich einfach weg."

„Ich glaube, dass man z.B. als Tier wieder geboren wird, wenn man ein gutes Leben hatte. Ich wäre dann bestimmt ein Delfin oder ein Affe."

„Die Seele kommt in den Himmel oder in die Hölle. Sie fliegt dann da herum."

„Alle Menschen die sterben, kommen ins Paradies. Da gibt es viel zu essen und man kann alles machen, was einem Spaß macht."

Klinische Unsterblichkeit

Der Traum der Unsterblichkeit unterhält mittlerweile schon einige Wirtschaftszweige in den USA: Die Marktlücke, den Tod zu überlisten, machen sich einige Tiefkühlgesellschaften zu Nutze. Dort kann man sich in großen Edelstahltanks, die mit flüssigem Stickstoff gefüllt sind einfrieren lassen. Die Menschen, die sich dafür entscheiden, haben die Hoffnung, in der Zukunft wieder aufgetaut zu werden. Sie stellen sich vor, dass man dann sicher ihre „Todesursache" erfolgreich behandeln kann und ihnen noch ein langes Leben bevorsteht. Doch für diese „arktische" Beerdigung muss man tief in die Tasche greifen: Für diese Art der Beerdigung zahlt man ungefähr 125 000 Dollar. Günstiger sind die Angebote, wenn man nur seinen Kopf „zwischenlagern" möchte oder sich in Kanada im Dauerfrost-Boden beerdigen lassen möchte.

Eine Garantie der Wiederauferstehung gibt es aber nicht: Ende der 70er-Jahre ging eine Firma Pleite, die tiefgefrorene Menschen gelagert hatte. Es kümmerte sich niemand mehr um die Kühlung, die Eingefrorenen tauten auf. Letztendlich landeten sie dann doch auf einem „klassischen" Friedhof. Die Betreiber der Firma wurden vor Gericht gestellt.

nach: Focus 14/94, S. 101

Ideen

- Stell dir einmal vor, was passieren würde, wenn man Tote nach Jahren wieder auftaut und zum Leben erweckt. Welche Probleme könnten sich ergeben? Sprich mit den anderen darüber!
- Sprecht auch über die Folgen, was passiert, wenn man von jedem Menschen ein „Backup" machen könnte.

Digitale Unsterblichkeit

(...) Wenn es nach dem amerikanischen Informatiker Hans Moravec ginge, könnten wir nämlich auch als Computerprogramm existieren und unseren Gedanken im Silizium der Speicherbausteine nachhängen. Das Leben in silicio würde uns von unseren gebrechlichen und wartungsintensiven Körpern befreien, die ohnehin „skandalös primitiv" aufgebaut seien. Der Vorteil von Gehirnen gegenüber elektronischen Prozessoren sei derzeit einzig und allein die Kapazität. Doch das ließe sich ändern. Bei einer Rechengeschwindigkeit von 10 Billionen Befehlen pro Sekunde und einer Speicherkapazität von 100 Trillionen Bits (beides etwa das Millionenfache eines großzügigen PCs) lasse sich menschliches Bewusstsein im Rechner perfekt simulieren.

aus: Focus 14/94, S. 104

Weiterleben???

> „Unser Unterbewusstsein glaubt nicht an den eigenen Tod, es gebärdet sich unsterblich.“
> — Sigmund Freud

Der Mensch ist das einzige Wesen auf unserer Welt, dass sich sein ganzes Leben lang bewusst ist, dass es sterben muss.
Durch alle Zeiten und Religionen zieht sich der Glaube, dass das „Leben“ mit dem Tod nicht vorbei ist.
Beweise gibt es keine, auch die so genannten Nah-Tod-Erfahrungen einiger Menschen, die klinisch tot waren, mit engen dunklen Tunnels an deren Ende ein helles Licht scheint, sind nach der Meinung einiger Wissenschaftler keine ausreichenden Beweise. Sie begründen diese Erfahrungen mit einer massiven Ausschüttung von Endorphinen im Gehirn, die diese Eindrücke hervorrufen können.
„Offenbar gibt es keine Vorstellung, wie seltsam sie auch sein mag, an die Menschen nicht zu glauben bereit sind, wenn sie ihnen nur Hoffnung auf eine Form der Ewigkeit ihrer Existenz gibt.“

— Norbert Elias

Ideen

- Wertet eure Fragebögen aus und sprecht über die Ergebnisse!
- Diskutiert über folgende Frage: „Ist es von uns Menschen nicht arrogant zu glauben, dass wir nach dem Tod weiterleben?“
- Vergleicht die folgenden Textstellen miteinander:

„Im Haus meines Vaters gibt es viele Wohnungen. Wenn es nicht so wäre, hätte ich euch dann gesagt: Ich gehe, um einen Platz für euch vorzubereiten? Wenn ich gegangen bin und einen Platz für euch vorbereitet habe, komme ich wieder und werde euch zu mir holen, damit auch ihr dort seid, wo ich bin. Und wohin ich gehe – den Weg kennt ihr.“
aus: Die Bibel, Joh. 14, 2–4

„Jedes Lebewesen soll den Tod kosten. Und ihr werdet euren Lohn erst am Tag der Auferstehung voll erhalten. Wer also dem Feuer entrückt und ins Paradies geführt wird, der hat es wahrlich erzielt. Und das irdische Leben ist nur ein trügerischer Genuss.“
aus: Der Koran 3.185

Klassenumfrage

Was glaubst du, gibt es ...	ja	nein
ein Leben nach dem Tod?		
Nichts?		
eine Seele, die weiter lebt?		
einen „Himmel“?		
eine „Hölle“?		
einen Aussichtspunkt in den Wolken?		
ein Paradies?		
ein Fegefeuer		
Engel?		
Teufel?		
Wiedergeburt?		
ein Nirwana (Ort der ewigen Ruhe, des „Nichts“ was gleichzeitig „Alles“ ist als Gegensatz zur Wiedergeburt)?		
UFOs, die uns abholen?		
ein Wiedersehen mit bereits Verstorbenen (Kurt Cobain, Lady Di, Uroma, Uropa, etc.)?		
...		

Unterschiedliche Jenseitsvorstellungen

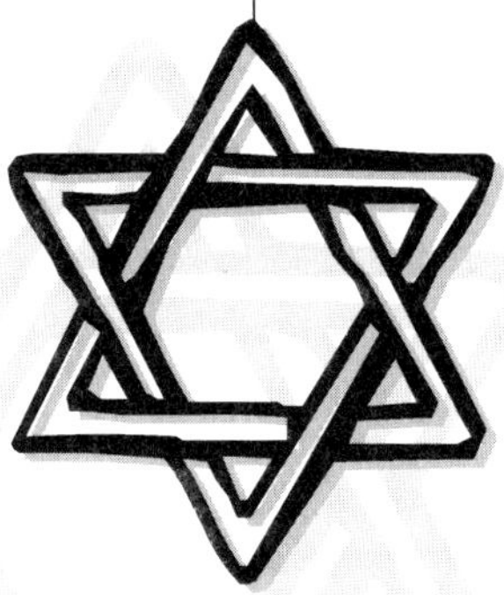

Judentum

„Diese Welt gleicht einer Vorhalle für die zukünftige Welt. Rüste dich in der Vorhalle, damit du in den Königsaal eintreten kannst." (Sprüche der Väter, IV, 16)
Dieser Spruch zeigt die Maßgabe für das irdische Leben: Durch ein gutes und gesetzestreues Leben versucht man sich zu vervollkommnen, um in den „Königsaal" zu gelangen.
Die jüdische Eschatologie, zusammengefasst unter dem Namen „zukünftige Welt" (Olam ha-ba), lässt sich in drei Bereiche aufteilen. Diese drei Bereiche sind im Alten Testament ansatzweise erwähnt:

1. Weiterleben der Seele nach dem Tod
2. Wiederauferstehung der Toten
3. Glaube an einen Messias

Im jüdischen Glauben wird der Tod als ein Tor zu einem neuen Leben verstanden. Die Vorstellungen, wie das Leben nach dem Tod aussehen könnte, werden nicht im Detail geschildert. Die Juden warten auf die Ankunft des Messias und die Offenbarung der Herrschaft Gottes. Alle Toten werden wieder auferstehen und müssen sich vor dem Gericht Gottes für ihr Leben verantworten. Die Menschen leben anschließend unsterblich in der Gemeinschaft vor Gottes Angesicht und in der vollkommenen Erkenntnis Gottes.

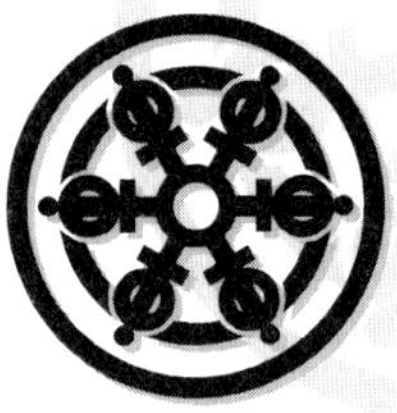

Buddhismus

Das Leben eines Buddhisten ist geprägt durch seine Suche nach der Erleuchtung und dem Mitleid mit jeder Kreatur, da es die Reinkarnation eines Vorfahren sein könnte.
Buddhisten glauben an einen Kreislauf der Seelenwanderung (Wiedergeburt), bis ein Zustand der perfekten Erleuchtung erreicht ist. Wenn jemand diesen Zustand erreicht hat, darf er in das Nirwana eintreten. Nirwana (wörtl. „Verlöschen") gilt als Erlösung vom Leiden, ein völliges Zur-Ruhe-Kommen, der Austritt aus dem Kreislauf von Geburt, Tod und Wiedergeburt. Nirwana ist nicht gleichbedeutend mit „Nichts", es ist gleichzeitig „alles" – Das Ende allen Leidens.

Christentum

Das Christentum kennt wie das Judentum die drei Komponenten:

1. Weiterleben der Seele nach dem Tod
2. Wiederauferstehung der Toten
3. Glaube an einen Messias

Der Unterschied zum Judentum besteht darin, dass für die Christen der Messias schon erschienen ist. Nach dem Tod gibt es zwei Möglichkeiten, was mit den Verstorbenen geschieht:
Entweder sie kommen in den „Himmel" oder in die „Hölle". „Himmel" ist gleichbedeutend mit einem Leben in der Nähe Gottes und in der ewigen Seligkeit vollkommenen Glücks. „Hölle" bedeutet die ewige Verdammnis, Gottferne als die höchste Strafe für Menschen, die mit nicht nachgelassener und nicht verbüßter Schuld sterben.
Die römische Kirche kennt einen dritten Zustand: Das „Fegefeuer". Dieser Reinigungsort ist für diejenigen gedacht, die zwar keine große Schuld tragen, aber noch einige ungebüßte Sünden mit in den Tod nehmen.
Für das Leben in unserer Welt heisst das, dass ein Christ sein Leben auf Gott und seine Gesetze ausrichten sollte. Nach dem Neuen Testament lebte Jesus das entscheidende Beispiel, welche Werte im Leben eines Christen wichtig sein sollen: Die Gottesliebe und die Nächstenliebe.

Unterschiedliche Jenseitsvorstellungen

Hinduismus

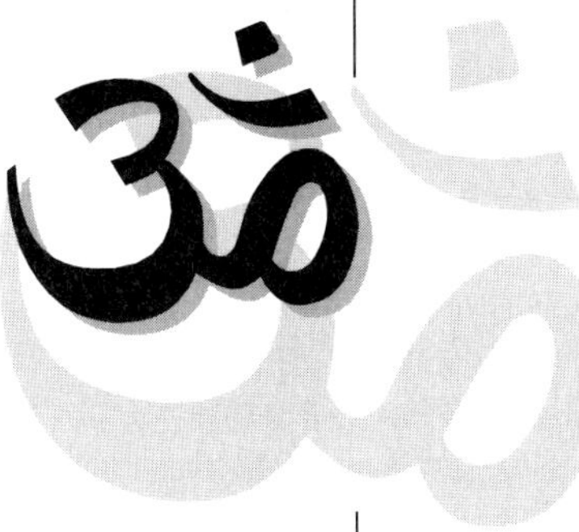

Die Erlösung ist etwas, was letztendlich ein Mensch selbst in seinem Leben leisten muss. Äußerliche Hilfe könnte ein göttlicher Gunstbeweis oder eine Belehrung sein. Die Erlösung verändert nicht die Welt oder ist das Entstehen einer neuen Ordnung. Jede Kreatur ist eingebunden in den ewigen Kreislauf des Lebens und Sterbens.
Auch der Hinduismus ist geprägt durch den Glauben an die Wiedergeburt. Das höchste Erlösungsziel ist „Moksha" (Erlösung, Befreiung): Die Befreiung des Selbst von dem Kreislauf der Wiedergeburt und einer Verschmelzung mit dem Göttlichen, was eine große Erkenntnis und ein großes philosophisches Wissen voraussetzt. Bei diesem Zustand der Erlösung, löst sich für den Betreffenden die reale Welt auf und er wird ganz ruhig und still.
Dieser Zustand kann schon zu Lebzeiten erreicht werden, die Person lebt in völliger Stille das irdische Leben zu Ende und seine Seele geht danach in einer Gottheit auf.

Islam

„Tretet ein ins Paradies, ihr und eure Gattinnen, in Freuden!" Kreisen werden unter ihnen Schüsseln und Becher von Gold, enthaltend, was die Seelen ersehnen und die Augen ergötzt. Und ewig sollt ihr darinnen verweilen. Denn das ist das Paradies, das euch zum Erbe gegeben ward für euer Tun. Euch sind in ihm Früchte in Menge, von denen ihr speiset."
Siehe, die Sünder, in Dschahannams Strafe sollen sie ewig verweilen. Nicht soll sie unterbrochen werden, und verzweifeln sollen sie in ihr.
(Koran Sure 43, 70–75)

Im Islam gibt es sehr genaue Vorstellungen darüber, wie das Leben nach dem Tod aussieht:
Der Verstorbene muss sich vor einem Gericht verantworten, seine guten und bösen Taten werden in die Schale einer Waage geworfen und er muss den Höllenschlund überqueren. Dieser führt über eine Brücke, die feiner ist als ein einziges Haar und schärfer als ein Schwert.
Die Ungläubigen fallen in die sieben Kammern der Hölle, die Gläubigen gelangen in das Paradies. Im Paradies fließen Bäche aus Milch, Wein und Honig und auf die Männer warten Jungfrauen von unvergänglicher Schönheit. Zu diesen „Sinnesfreuden" erfahren die Menschen im Paradies noch die Nähe Gottes.
In diesem Leben soll ein Muslime sich genau an die Vorschriften des Korans halten. Er muss seine Pflichten erfüllen, täglich seine Gebete verrichten, Almosen geben, wenn es möglich ist im Fastenmonat Ramadan fasten und wenigstens einmal in seinem Leben eine Pilgerreise nach Mekka unternehmen.

Aufgaben und Ideen

- Verschafft euch noch mehr Informationen und diskutiert die unterschiedlichen Jenseitsvorstellungen. Welche erscheint euch die „Beste" zu sein?
- Wie sind euch, falls ihr in einer Religion beheimatet seid, diese Vorstellungen vermittelt worden? Machen sie euch Angst oder wecken sie Hoffnung?
- Das Versprechen auf den Himmel hält die Moral auf Erden aufrecht. Also hat der Glauben an das ewige Leben eine wichtige soziale Funktion?

Unterschiedliche Jenseitsvorstellungen

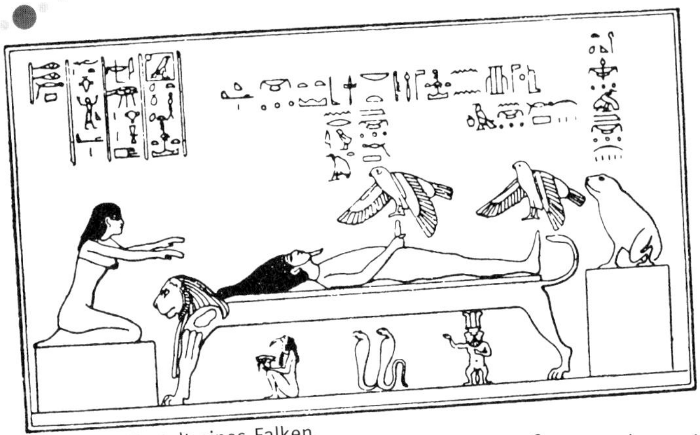

Isis in der Gestalt eines Falken, den Horus vom toten Osiris empfangend

Übergang vom Leben zum Tod bei den Ägyptern

Die Ägypter glaubten nicht an die Wiedergeburt oder an eine Auferstehung der Toten. Sie hatten eine ausgeprägte Jenseitsvorstellung, die besagte, dass jeder Verstorbene nach seinem Tod ein Gott werden könnte. Voraussetzung dafür war eine intensive Beschäftigung zu Lebzeiten mit den Kapiteln des Totenbuches. Konnte man nach seinem Tod vor dem großen Seelengericht die richtigen Verse sprechen, bestand man die Prüfung und wurde von den Göttern aufgenommen. Man wurde zum Gott, mächtiger als alle Götter.

Hier nun die Verse (in einer Übersetzung), die vermutlich vor dem Göttergericht zu sprechen waren:

Heil euch, erhabene Götter,
die ihr in der lichten Halle
der Wahrheit-Gerechtigkeit weilt!
Ich kenne euch wohl und weiß eure Namen.
Lasst mich vor euch erscheinen,
denn ich habe weder Betrug geübt
noch andere Sünden begangen.
Falsches Zeugnis habe ich nie abgelegt.
Hungrigen gab ich Brot und Durstigen Wasser.
Nackte versah ich mit Kleidern,
Schiffbrüchigen schenkte ich Boote.
Den Göttern weihte ich Gaben und Trankopfer
den geheiligten Geistern.
Ihr, himmlische Wesen, befreit mich,
beschützt mich!
Lasst aus eurem Munde mich hören dies Wort:
„Nahe in Frieden, o Seele,
die du hier angekommen bist, nahe in Frieden!"

Papyrus Nu, aus: Das Ägyptische Totenbuch, übersetzt und kommentiert von G. Kopalktchy, München 1973, Kapitel 125, S.194f

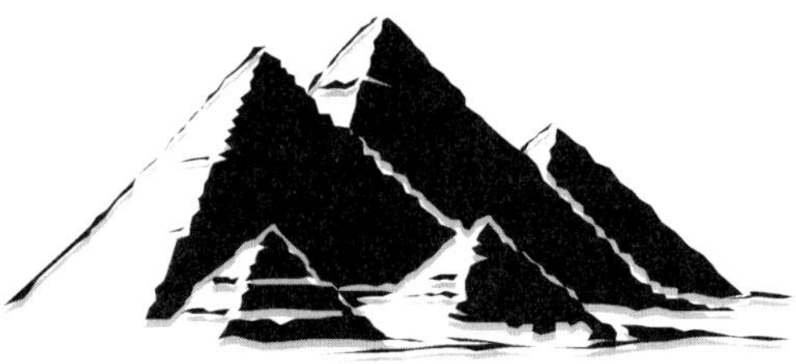

Aufgabe

- Vergleicht diese Verse mit der Bibelstelle Matthäus 25, 34–40 im neuen Testament. Was fällt dir auf? Wo kannst du Unterschiede, wo Gemeinsamkeiten entdecken?

Matthäus 25, 34–40

Dann wird der König denen auf der rechten Seite sagen: Kommt her, die ihr von meinem Vater gesegnet seid, nehmt das Reich in Besitz, das seit der Erschaffung der Welt für euch bestimmt ist.
Denn ich war hungrig, und ihr habt mir zu essen gegeben; ich war durstig, und ihr habt mir zu trinken gegeben; ich war fremd und obdachlos, und ihr habt mich aufgenommen; ich war nackt und ihr habt mir Kleidung gegeben; ich war krank und ihr habt mich besucht; ich war im Gefängnis, und ihr seid zu mir gekommen.
Dann werden ihm die Gerechten antworten: Herr, wann haben wir dich hungrig gesehen und dir zu essen gegeben, oder durstig und dir zu trinken gegeben?
Und wann haben wir dich fremd und obdachlos gesehen und aufgenommen, oder nackt und dir Kleidung gegeben? Und wann haben wir dich krank oder im Gefängnis gesehen und sind zu dir gekommen? Darauf wird der König ihnen antworten: Amen, ich sage euch: Was ihr für einen meiner geringsten Brüder getan habt, das habt ihr mir getan.

Platon und Epikur

„Vorzeichen bieten wir Trotz: eine besondere Vorsehung regiert selbst den Fall eines Spatzen. Ist's jetzt, so ist's nicht später, ist's nicht später, so wird es jetzt sein; wird es nicht jetzt sein, kommt's doch einmal später. Bereitsein ist alles. Da keiner das, was er verlässt, wirklich besitzt, was ist's schon, es beizeiten zu verlassen? Sei's drum."

— William Shakespeare, Hamlet, 5.Akt, Szene 2

Platon und Epikur vertreten zwei völlig unterschiedliche Vorstellungen über den Tod und das Leben danach. Die beiden Philosophen verkörpern die beiden grundsätzlichen Einstellungen die man zum Leben jetzt und zum Leben nach dem Tod haben kann.

1. **a)** Das Leben ist ein Jammertal.
   b) Wir sind völlig unwichtig.
2. **a)** Genießt das Leben solange es geht.
   b) Es gibt nur mich in dieser Welt, was sonst ist kann ich nicht wissen.

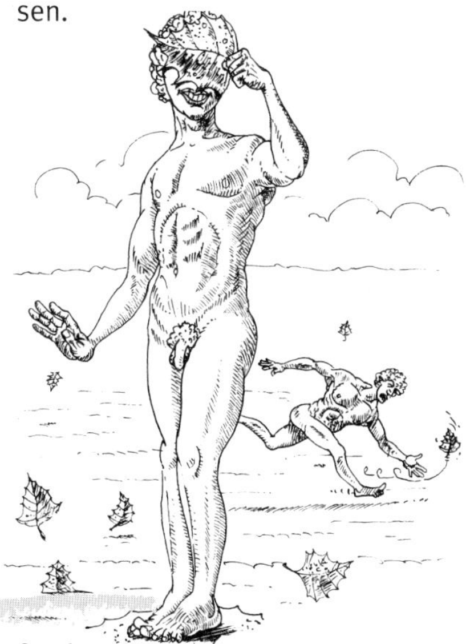

Platon

Zwei Grundsätze, die diesen Philosophen sein Leben lang begleitet haben, sind: „Erkenne dich selbst!" und „Bedenke, dass du sterblich bist!". Die Selbsterkenntnis wird zur Todeserkenntnis, d.h. jeder muss sich irgendwann einmal zugestehen, dass er sterblich ist. Doch für Platon beinhaltete der Tod eine große Befreiung. Der Sterbende löst sich aus seiner körperlichen und geistigen Begrenztheit und gelangt in die Unterwelt, in der reine Wahrheit herrscht. Diese Einstellung wird bei Platon besonders deutlich, als er Sokrates Tod und das Gespräch mit Simmias ausführlich beschreibt: „Wer aber wahrhaft nach Erkenntnis trachtet und leidenschaftlich erfasst hat, dass er sie nie sonst in nennenswertem Maße erreichen werde als in der Unterwelt, der sollte sich wegen des Sterbens grämen, und er sollte nicht freudig dorthin gehen? Das ist doch unglaublich, Freund, sofern er wirklich ein Philosoph ist. Denn es wird seine feste Überzeugung sein, dass er nirgend anders die Wahrheit rein antreffen werde, als nur dort. Wenn es sich aber dies so verhält, wie ich eben sagte, wäre es nicht große Unvernunft, wenn ein solcher den Tod fürchtete?"

Platon, Hauptwerke, Kröners Taschenausgabe Bd.69, S.81f.

Epikur

Er versuchte der Philosoph der Lebensfreude, der Freiheit und der Furchtlosigkeit zu sein. Er will den Menschen frei machen von seiner Todesfurcht und erklärt den Tod erstaunlich einfach: Der Tod braucht uns überhaupt nicht zu interessieren, weil er nicht da ist, wenn wir da sind. Sobald der Tod aber da ist, sind wir nicht mehr. Er braucht uns also nicht zu kümmern.

„So ist also der Tod, das schauervollste Übel, für uns ein Nichts; wenn wir da sind, ist der Tod nicht da, aber wenn der Tod da ist, sind wir nicht mehr. Er geht also weder die Lebenden noch die Gestorbenen an; für die einen ist er ja nicht vorhanden, die andern aber sind für ihn nicht mehr vorhanden. (...) Der Weise jedoch fürchtet weder das Leben, noch das Nichtleben. (...) Wie er bei der Speise nicht die größere Menge, sondern das Wohlschmeckendste vorzieht, so will er sich nicht eines möglichst langen, sondern eines möglichst angenehmen Lebens erfreuen."

Epikur, Schriften, München, Goldmann Bd. 683, S.67f.

Aufgaben

- Vergleicht die Vorstellungen Platons und Epikurs miteinander. Welche Einstellungen zum Leben stecken dahinter? Gibt es und worin liegt der Unterschied zwischen einem Leben mit dem Platon'schen oder dem Epikur'schen Weltbild?
- Macht eine tabellarische Übersicht: Welche Religion, welche Weltanschauung, welche philosophischen Grundrichtungen lassen wie einordnen?

Karl Marx

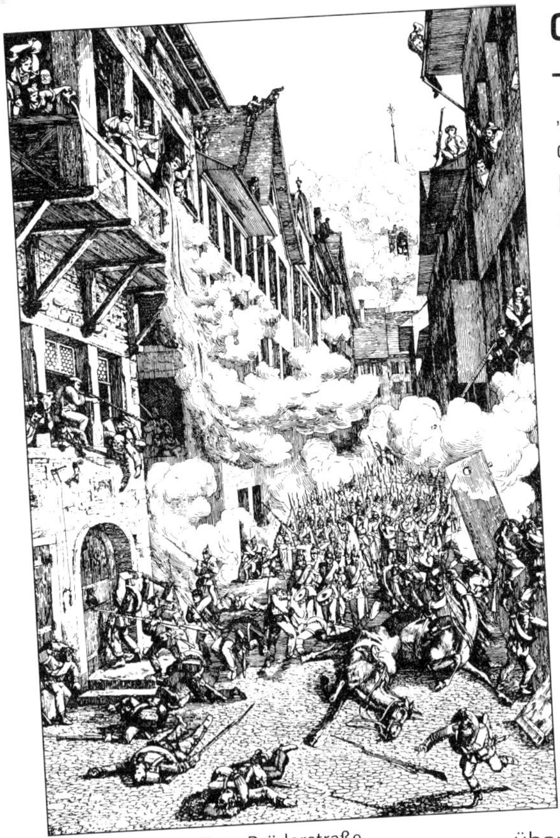
Kampf in der Berliner Brüderstraße am 18. März 1948

Gegen die himmlischen Illusionen – das wirkliche Glück

„Das Fundament der irreligiösen Kritik (heutige Ausdrucksweise: kritische Auseinandersetzung) ist: Der Mensch macht die Religion, die Religion macht nicht den Menschen. Und zwar ist die Religion das Selbstbewusstsein und das Selbstgefühl des Menschen, der sich selbst entweder noch nicht erworben oder schon wieder verloren hat. Aber der Mensch, das ist kein abstraktes, außer der Welt hockendes Wesen. Der Mensch, das ist die Welt des Menschen, Staat, Sozietät. Dieser Staat, diese Sozietät, produzieren die Religion, ein verkehrtes Weltbewusstsein, weil sie eine verkehrte Welt sind. (...) Das religiöse Elend ist in einem der Ausdruck des wirklichen Elendes und in einem die Protestation (heute: Protest) gegen das wirkliche Elend. Die Religion ist der Seufzer der bedrängten Kreatur, das Gemüt einer herzlosen Welt, wie sie der Geist geistloser Zustände ist. Sie ist das Opium des Volkes.

Die Aufhebung der Religion als des illusorischen Glücks des Volkes ist die Forderung, die Illusion über seinen Zustand aufzugeben, ist die Forderung, einen Zustand aufzugeben, der der Illusion bedarf. Die Kritik der Religion ist also im Keim die Kritik des Jammertales, dessen Heiligenschein die Religion ist (...)

Es ist also die Aufgabe der Geschichte, nachdem das Jenseits der Wahrheit verschwunden ist, die Wahrheit des Diesseits zu etablieren. (...) Die Kritik des Himmels verwandelt sich damit in die Kritik der Erde, die Kritik der Religion in die Kritik des Rechts, die Kritik der Theologie in die Kritik der Politik."

aus: Karl Marx: Einleitung zur Kritik der Hegelschen Rechtsphilosophie, 1843/44

„Viele indianische Zeugen sagen: Der christliche Gott ist ein grausamer und mitleidloser Gott. Die Mehrzahl der Missionare verleumdeten Gott, weil sie versuchten, Indios und afrikanischen Sklaven glauben zu machen, dass sie, wegen ihrer Sünden und weil sie keine Christen waren und nicht an Jesus Christus glaubten, nun göttliche Strafe erleiden und sterben müssten."

— Leonardo Boff

Aufgaben

Für Karl Marx und viele politisch engagierte Menschen nach ihm ist der Himmel und das ewige Leben kein tröstendes Versprechen, sondern ein Ablenkungsmanöver von unsozialen und ungerechten Zuständen, die momentan bemerkt und verändert werden müssten. Wenn die momentanen Herrschaftsverhältnisse gottgewollt sind, dann bleibt nur noch das Versprechen „in der Zukunft, später im Himmel wird alles besser!". Dies ist es, was Marx als „Opium des Volkes" bezeichnet.

- Siehst du in der Geschichte oder heute Beispiele, die diese These bestätigen könnten?
- Ist das Versprechen auf ein bessere Zukunft notwendigerweise lähmend und einlullend?
- Kann das Versprechen des Himmels statt Rauschgift auch Therapie sein?

Ufo-Glaube

Jenseitsvorstellungen von Sekten

Da wir kurz vor einer Jahrtausendwende stehen, haben Endzeitpropheten Hochkonjunktur. Für einige Anhänger von Sekten geht der Endzeitglaube gar nicht gut aus.
Ob die Sonnentempler, die sich in den letzten Jahren meistens bei Sonnenwenden selbst aus dem Leben beförderten, auch wirklich zum Planeten Sirius gelangten, bleibt fraglich.

http://www5.zdnet.com/yil/higher/heavensgate/index.html

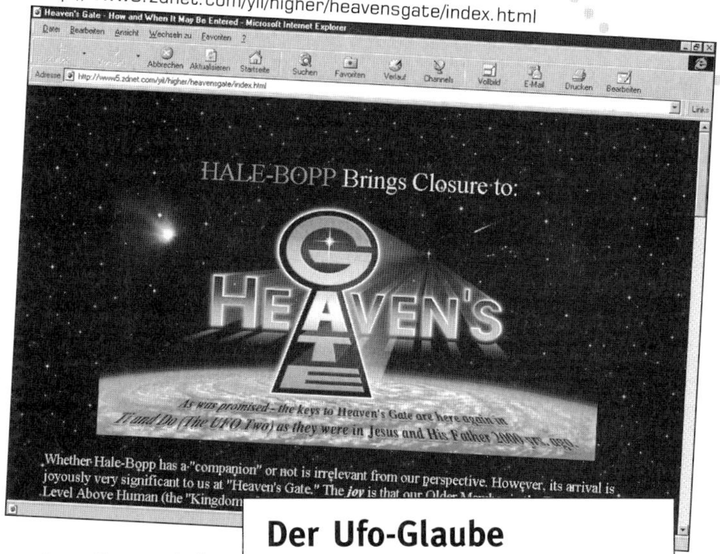

„Heavens Gate"

Am 26. März 1997 wurden in Kalifornien die 39 Leichen der Sektenmitglieder von Heavens Gate gefunden. Der Anführer dieser Sekte, „Captain Do", versprach seinen Sektenmitgliedern, dass der Sinn des Daseins in der Zukunft liege und dass man diese Zukunft nur erreiche, wenn man sich auf „die nächste Ebene" begebe. Er behauptete, dass es nur alle zwei Jahre eine Gelegenheit zur „Himmelfahrt" gäbe, es würden sich „Fenster" zu einer anderen Welt auftun. Diese erreiche man aber nur, wenn man sich von seinem Körper löst. Würde man die Gelegenheit versäumen, wäre alles vorbei. Das Erscheinen des Kometen Hale-Bopp war für die Sektenmitglieder das Zeichen zum Aufbruch zum „Level Above Human".
Am 29. März erhielt angeblich eine andere Sekte namens „Andromeda", die ebenfalls an das „Extraterrestrische" glaubt eine Botschaft. Sie enthielt die Nachricht, dass die Reinkarnation der „Away Crew" stattgefunden hätte. Es hätte nur eine kurze Phase der Dunkelheit gegeben, aber jetzt würden sie auf einem Planeten der Andromeda-Gruppe ein glückliches Leben führen.
Klingt das nicht nach einem Computerspiel – auf zum nächsten Level?

„Fiat Lux" *(Es werde Licht)*

Uriella zieht aus dem Schwarzwalddorf Ibach ihre Fäden. Mit der Angst der Menschen vor der Apokalypse und der Abhängigkeit ihrer Jünger macht sie ertragreiche Geschäfte. Die 800 Menschen, die dem Orden angehören, sind der festen Überzeugung, dass sie zur Zeit Jesu schon einmal gelebt haben. Der Untergang der Welt steht nach den Angaben von „Fiat Lux" kurz bevor.
Doch für die gläubigen Mitglieder ist das alles kein Problem. Sie, als „die Guten", werden mit ferngesteuerten kugelförmigen Raumschiffen gerettet, um anschließend mit ihrer Lehre über die Erde zu herrschen.
Uriella stand mittlerweile schon mehrfach vor Gericht: Fahrlässige Tötung, unterlassene Hilfeleistung, Steuerhinterziehung ... Es werde Licht!

Der Ufo-Glaube

Heide Fittkau-Garthe erwartete zusammen mit einer Gruppe am 8. Januar 1998 einen Erdachsensprung, der sämtliches Leben auf der Erde ausradieren sollte. Sie wollte sich zuvor mit ihren Anhängern auf den Vulkan Teide auf Teneriffa begeben, um sich dort mit Gift umzubringen. Die Menschen glaubten daran, dass Ufos sie abholen würden. Ein Angehöriger eines Gruppenmitglieds vereitelte das Unternehmen. Die Polizei griff ein, bevor es Tote geben konnte. Alle Gruppenmitglieder leugneten die Suizidabsicht. Frau Fittkau-Garthe wurde wegen Mordversuchs und Anstiftung zum Selbstmord angeklagt. Sie erwarten bis zu acht Jahren Haft, in Spanien droht ihr sogar lebenslänglich.

Ideen

- Die Gurus dieser Sekten verdienen viel Geld mit den Ängsten von Menschen. Bist du arm, arbeitslos und sparst dir noch jeden Kinobesuch von deinem knappen Geld ab? Gründe deine eigene Endzeit-Sekte. Du musst allerdings einige Punkte beachten:
  1. Das Timing muss stimmen – sage den Weltuntergang nicht in allzu ferner Zukunft voraus, sonst haben deine Anhänger nicht genügend Angst. Zu nah darf er auch nicht sein, schließlich möchtest du ja Geld verdienen.
  2. Denke immer daran, dass du dir eine Rückzugsmöglichkeit offen lässt. Falls die Welt doch nicht untergeht, musst du eine Möglichkeit haben zu verschwinden, oder eine plausible Erklärung, um den Spuk zu verlängern.
- Entwerft Plakate und Programme, dreht Fernsehspots und produziert Radiobeiträge etc.

Kontaktaufnahme mit dem Jenseits?!

Als Beispiel

Pendeln, Gläserrücken, schreibende Tischchen

Glaube

Das Pendel, das wandernde Glas auf dem Tisch oder das schreibende Tischchen werden durch Geister aus dem Jenseits beeinflusst und können die Zukunft voraussagen.

Auswirkungen

Gerade Jugendliche probieren diese „geheimnisvolle" Kontaktaufnahme mit dem Jenseits aus. Ausgependelte Todesdaten und andere Botschaften können die Teilnehmer solcher Sitzungen in Angst und Schrecken versetzen. Es kann eine Sich-selbst-erfüllende-Prophezeiung (self-fulfilling-prophecy) eintreten. D.h. ein Mensch, der wirklich fest davon überzeugt ist, an einem bestimmten Tag sterben zu müssen, ist durch den psychischen Druck in höchstem Maße gefährdet, z.B. in einen Autounfall verwickelt zu werden.

Also alles Hokuspokus! Das Gleiche gilt natürlich auch für so etwas wie Kartenlegen und die Radioaufzeichnungen von Stimmen aus dem Jenseits und was es sonst noch so gibt.

Tipp

- Probiert das Pendeln einmal mit unwichtigen Informationen aus! Wundert euch nicht, wenn es funktioniert! Erläuterungen und gute Versuchsanregungen findet ihr in:

- Wolfgang Hund: Das gibts doch gar nicht. Okkultismus im Experiment, Verlag an der Ruhr, Mülheim an der Ruhr 1998
- Wolfgang Hund: Okkultismus. Verlag an der Ruhr, Mülheim an der Ruhr 1996

Der Spiritismus (lat. „spiritus" – „Lebensgeist, Atem, Seele", engl. „spirit" = „Geist") erklärt „Paranormale Phänomene" mit der Annahme von „jenseitigen Wesenheiten", mit denen aktiv, mithilfe bestimmter Techniken Kontakt aufgenommen werden kann (...). Im Zentrum spiritistischer Aktivitäten steht der schon seit Urzeiten durchgeführte Versuch, mit Toten bei Séancen Verbindung aufzunehmen, die Zustände in der jenseitigen Welt zu erforschen und daraus neue Erkenntnisse für das diesseitige Leben zu gewinnen. Kennzeichnend ist dabei das absichtliche Herbeirufen der Seelen der Toten. Hauptbedingung für das Erhalten der meist trivialen Mitteilungen ist das Vorhandenseins eines Mediums, wobei unterschieden wird nach „intellektuellem Medium" (Sprachrohr der Geister, Übermittlung von deren Gedanken z.B. durch automatisches Schreiben) und „physikalischem Medium" (Bewegen von Gegenständen, Erzeugen von Geisterschriften, Fotos u.Ä., z.B. beim Gläser- oder Tischerücken).

aus: Wolfgang Hund: Okkultismus. Verlag an der Ruhr 1996, S. 67

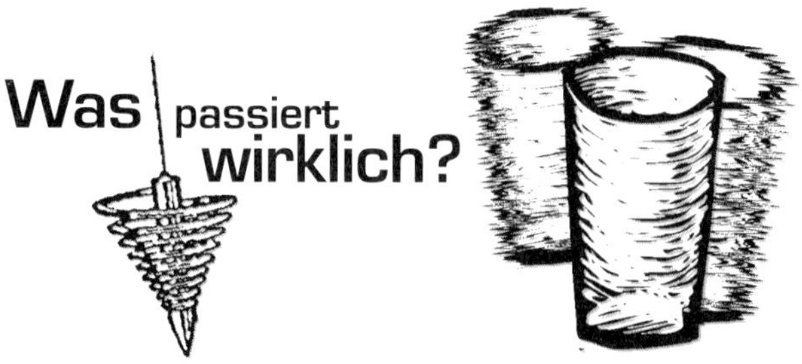

Die Instrumente, die hier angesprochen werden, bewegen sich nicht von allein, das kann man einfach mit einem an einem Stativ aufgehängten Pendel beweisen, das sich keinen Zentimeter bewegt. Die Bewegungen, die die Gegenstände machen, haben unterschiedliche Gründe:

1. Unbewusste Muskelbewegungen: Auch wenn jeder Pendler schwören wird, dass er das Pendel ruhig hält – dies ist nicht der Fall! Schon das Festhalten des Pendels ist ein aktiver Vorgang. Muskelfasern werden angespannt und geraten dadurch in Bewegung. Langes Halten ermüdet die Muskelfasern, sie beginnen zu zittern. Das wirkt sich natürlich auf das Instrument aus.

2. Resonanz wirkt verstärkend: Auch ein Pendel kann sich „aufschaukeln". Durch die gleichmäßigen Schwingungen auf einer Schaukel kann man es schaffen, bis zum Überschlag zu schaukeln. Das gleiche gilt für das Pendel. Durch immer gleiche Resonanz durch den Haltenden, schaukelt sich das Pendel auf.

3. Kapillarpulswellen wirken verstärkend: Der Pulsschlag gibt rhythmische Bewegungsimpulse, die auf das Pendel oder andere Gegenstände übertragen werden.

4. Die Atmung wirkt verstärkend: Durch die Atmung sind wir immer in einer Bewegung, die sich ebenfalls überträgt.

5. Emotionen, Erwartungshaltungen und andere autosuggestive Momente wirken verstärkend: Der Pendler ist keine Maschine. Alles, was sich in seinem Innern abspielt, kann sich unbewusst auf die führende Hand übertragen.

vgl.: Wolfgang Hund: Okkultismus. Verlag an der Ruhr 1996, S. 73

Kulturgeschichte des Himmels

Wie haben sich Christen das ewige Leben vorgestellt?

Die beiden Theologieprofessoren Bernhard Lang und Colleen McDannell haben Unmengen von Quellen quer durch die Jahrhunderte gesammelt. Wir referieren hier in aller Kürze ihre zusammenfassende Darstellung aus dem Buch: „Der Himmel“ – Eine Kulturgeschichte des ewigen Lebens, Frankfurt 1996.

Es gibt zwei grundlegende Ideen vom Himmel:
Theozentrische Vorstellungen *(auf Gott ausgerichtet, völlige Hingabe an Gott)* vs. Anthropozentrische Vorstellungen *(den Menschen hervorhebend).*

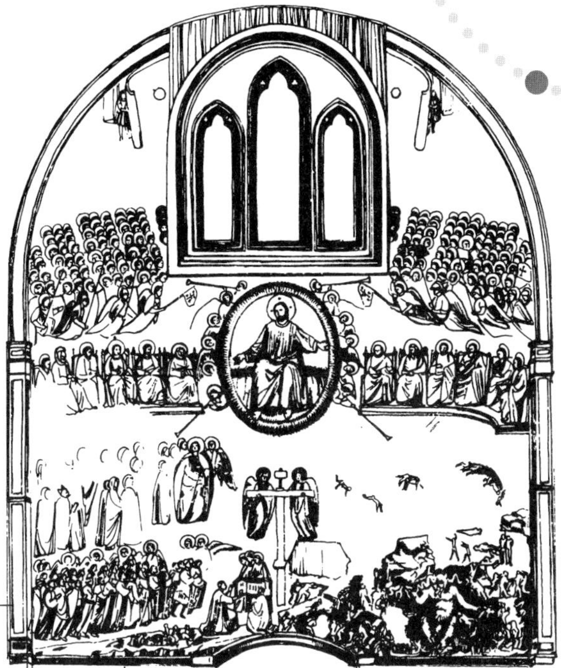

Giotto, Das Jüngste Gericht

Theozentrische Vorstellungen

1) Die neutestamentliche Sicht:

Sie ist gekennzeichnet durch eine klare, kompromisslose Fixierung auf Gott. Als charismatischer Führer ruft Jesus seine Anhänger aus ihren Familien- und Verwandtschaftsbanden heraus. Gewöhnliche Sozialbeziehungen (wie z.B. Heirat) haben keine Bedeutung mehr. Gott allein ist Inhalt ihrer Berufung und Mittelpunkt ihres Denkens und Tuns. Der Leib ist nur für das irdische Dasein wichtig, im ewigen Leben hat er keinen Platz mehr. Nach dem Tod wird jeder Einzelne gerichtet, und den Würdigen, Gerechten erwartet das ewige Leben als unverheiratete, engelgleiche Gestalt in der Gesellschaft Gottes.

2) Das Modell des frühen Augustinus:

Auch in der Anschauung Augustins (stark von der neuplatonischen Philosophie beeinflusst) hat der irdische Körper nur insofern Bedeutung, als dass es ihn zu überwinden gilt. Nur eine vom Leib befreite Seele kann in Meditation und Kontemplation (bereits zu Lebzeiten) zur höheren Welt Gottes aufsteigen. Das jenseitige Leben hat keine materiellen Eigenschaften; es ist rein geistig. Im Himmel steht jeder Mensch für sich, Gott schauend, liebend und lobend. Die Abwendung von allem Weltlichen in der Askese und das Streben nach vollkommener Verwirklichung eines geistlichen Lebens wurde auch Regelwerk für das mönchische Leben.

3) Die mittelalterliche Scholastik

Der mittelalterliche Mensch fragt etwas irdischer als Augustinus: Wo befindet sich der Himmel und wie sieht er aus? Das Empyreum, eine Stätte göttlichen Lichts, liegt außerhalb unseres Weltalls und umspannt dieses. Diese Vorstellung floss in Dantes „Göttliche Komödie“ ein, vor allem aber in den Bau vieler Kathedralen mit ihren großen lichtdurchfluteten Fenstern, die noch heute zu sehen sind. Im lichterfüllten Himmel wird es kein tätiges Leben geben nur die vollkommene Betrachtung und Erkenntnis Gottes.

4) Die mittelalterlichen Mystikerinnen:

In ihrem streng klösterlichen Leben richteten sie all ihre Liebe und ihr Verlangen auf Gott.
Mechthild von Magdeburg (1207–1282) beschreibt den Himmel dreigeteilt. Auf der obersten Stufe ist das Brautgemach des Herrn, in dem es nur mit den reinsten Jungfrauen zu einer intimen Vereinigung kommt. Diese Liebe übersteigt die rein geistige Anschauung Gottes. Christus begegnet der Seele als Freund, Gemahl und Liebhaber.

5) Die protestantische Reformation:

Die Reformatoren setzen Scholastik und Mystik ihren kritischen Intellektualismus entgegen. Dementsprechend ist das Paradies die herrlichste Gemeinschaft mit Gott. Martin Luther (1483–1546) hält den Rückzug aus der Welt (z.B. Mönch) nicht für nötig, um ein sinnerfülltes Leben zu führen. Luther (alles mit und durch Gott) war einer der radikalsten Theozentriker.

6) Theologie der Gegenwart:

Im ewigen Leben werden wir mit Gott zu tun haben; mehr wissen wir nicht. In einem von zwei Weltkriegen heimgesuchten Jahrhundert richtet sich der Blick wieder auf den ewigen Gott allein. Was immer dem Menschen geschieht, Gott überdauert die Zeiten. Dabei reichen die Vorstellungen von einer recht naturalistischen Fortführung des Lebens im Jenseits bis hin zu völligen Abstraktion: nicht die einzelne menschliche Seele wird weiterleben, sondern das Wesen des Seins.

Anthropozentrische Vorstellungen

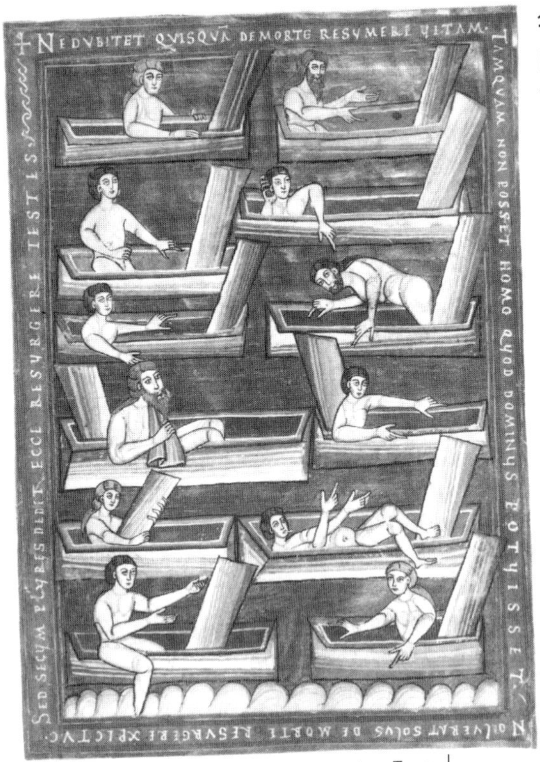

Die Vorstellung des Jüngsten Tags im Mittelalter

1) Der späte Augustinus:

In seinen späteren Schriften gibt er die neuplatonische Auffassung eines Himmels auf. Dieser bekommt eine neue, gesellschaftliche Seite. Unsere Lieben, die dieses Leben verlassen haben, sind uns nicht verloren; wir haben sie nur vorausgeschickt. Der Leib wird dann vollkommene Schönheit erlangen, wie alles im Himmel vollkommen schön ist. Zwischen Mann und Frau wird eine paradiesische Nacktheit ohne Begehren herrschen. Der Geist wird das Fleisch beherrschen und führen, und das Fleisch wird nicht mehr rebellieren.

2) Das Elucidarium (um 1100 n.Chr.):

Diese mittelalterliche Schrift schildert, wie nach dem Jüngsten Gericht Gott alle Sünden tilgt und den paradiesischen Himmelsstaat schafft, in dem es keine Mühen und Schmerzen mehr geben wird. Mit dem Aufschwung des Städtebaus erlangt auch dieser Teil des irdischen Lebens Bedeutung für die Himmelsvorstellungen. Das himmlische Jerusalem, die vollkommene Stadt, ist Wohnort der Dreifaltigkeit. Selbst die sozialen Strukturen werden auf die himmlische Rangordnung übertragen.

3) Die Renaissance:

Stark beeinflusst von Cicero (106–43 v. Chr.) wird die Jenseitsvorstellung stark vermenschlicht. Staatsmänner und Wohltäter der Gesellschaft kommen in den Himmel und treffen dort Freunde und Verwandte. Das Jenseits ist zweigeteilt in Paradies (Wohnort der Seeligen/Natur) und Himmel (Wohnort der Trinität/Kultur). Im Paradies herrschen Muße und Liebe in freier Natur. Es gibt viele Darstellungen dieses Goldenen Zeitalters, die nackte, ungenierte Paare in einer friedlichen, naturnahen Landschaft zeigen.

4) Das 18. Jahrhundert:

Eine Weiterentwicklung des Paradieses der Renaissance lieferte Swedenborg (1688 – 1772). Zunächst Naturwissenschaftler, dann Theologe entwirft er einen modernen Himmel: Diesseits und Jenseits sind nur schwach getrennt, ein Fegefeuer gibt es nicht; es findet eine Vervollkommnung der irdischen Existenz in einer materiellen Wirklichkeit statt; der Himmel ist nicht mehr nur Ruheort, die in ihm aufgenommenen Wesen sind tätig und können einen Fortschritt erfahren; soziale Beziehungen und menschliche Liebe sind nicht mehr konträr zu Gott.

5) Das 19. Jahrhundert:

Dieses Jahrhundert bildet den Höhepunkt der anthropozentrischen Himmelsvorstellungen. Wachstum und Fortschritt der in den Himmel aufgenommenen sowie Zusammenführung von Familie und Freunden kennzeichnen die jenseitige Welt. Wie in der irdischen Welt gibt es auch im Himmel Arbeit und technologischen Fortschritt. Es gibt sogar die Vorstellung vom Himmel als einem Industriestaat. Diese Himmelsvorstellung wirkt v.a. in der Theologie der Mormonen und im Volksglauben.

Aufgabe

- Versuche die verschiedenen Vorstellungen vom Himmel mit geschichtlichen Ereignissen, mit Zuständen und Entwicklungen in Zusammenhang zu bringen. Erste Hinweise findest du schon im Text.

Die Hölle ist nur 455°C heiß!

Zwei Wissenschaftler der Universität in Santiago de Compostella errechneten mit Hilfe von Bibelzitaten die Temperaturen von Himmel und Hölle. Die Höllentemperatur leiteten sie von folgendem Bibelzitat ab: *„Aber die Feiglinge und Treulosen, die Befleckten, die Mörder und Unzüchtigen, die Zauberer, Götzendiener und alle Lügner – ihr Los wird der See von brennendem Schwefel sein. Dies ist der zweite Tod."* (Offenbarung 21,8) Da Schwefel bei einer Temperatur von 455°C brennt, muss die Hölle also ebenfalls diese Temperatur haben. Ein Geologe ergänzte, dass sich die Hölle dann ungefähr 14 500 m unter der Erdoberfläche befinden muss, da dort diese Temperatur herrscht.

Christus beim Gericht, 1493

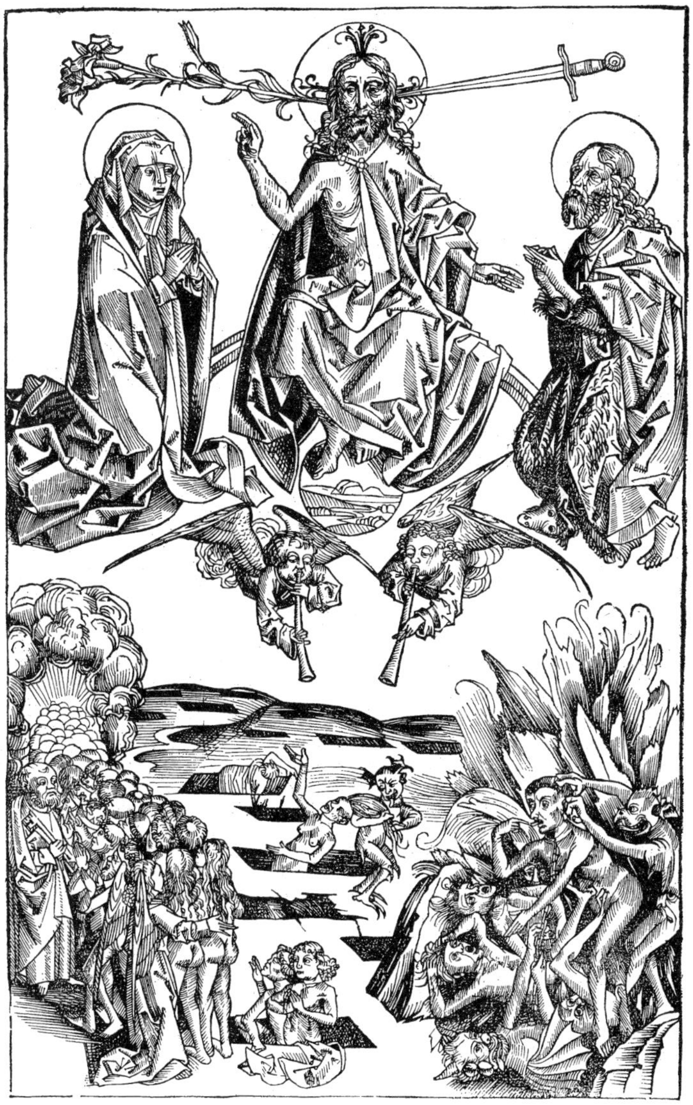

Himmelstemperaturen

Im Himmel soll es auch nicht gerade gemütlich sein, sondern eher gleichzeitig sehr heiß und sehr kalt. So einfach wie die Höllentemperatur ist sie nämlich nicht zu berechnen. Die Berechnungen der Wissenschaftler stützen sich auf die Bibelstelle: *„Zu der Zeit, wenn der Herr die Leiden seines Volkes heilt und seine Wunden verbindet, wird das Licht des Mondes so hell sein wie das Licht der Sonne, und das Licht der Sonne wird siebenmal so stark sein wie das Licht von sieben Tagen."* (Jesaja 30,26)

Wenn man diese Stelle meteorologisch analysiert und das physikalische Boltzmann-Gesetz anwendet, kommt man zu dem Schluss, dass der Himmel 200 km über der Erdoberfläche liegen muss.

Dort werden die wenigen Luftteilchen, die es dort noch gibt auf 232°C aufgeheizt. Gleichzeitig herrscht dort die Weltraumfrost-Temperatur von minus 197°C.

Ob Himmel oder Hölle – Gemütlich wirds auf keinen Fall!

Der chill-out-room

Es kann sein, dass du manchmal an die Grenze des Erträglichen gelangst.
Wir bieten dir ein Mandala zur Beruhigung.
Also: Mach es dir gemütlich und male das Mandala aus.
Du kommst bestimmt auf andere Gedanken.

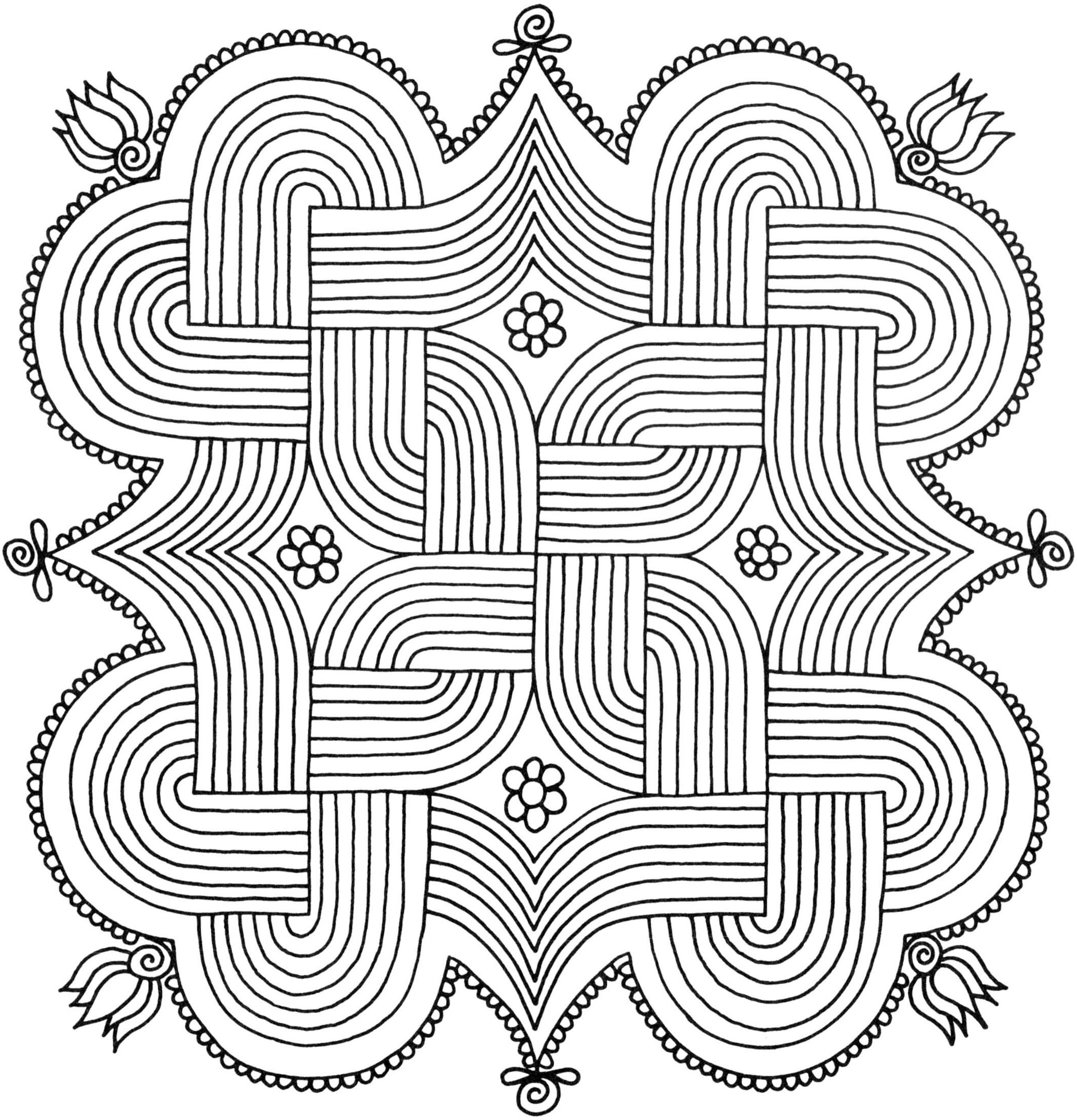

Kapitel: **Ausstiege**

Weiterleben mit dem Thema

- Totenkisten
- Spiel- und Kurzfilme
- Material- und Literaturverzeichnis
- Die interessantesten Internetadressen zum Thema

Totenkisten

Die Totenkisten enthalten verschiedene Wege durch dieses Buch.

Tod und Biologie

Feuilletonistisches über den Tod

Tod und Geschichte

Tod und Ethik

Der Tod für Pessimisten

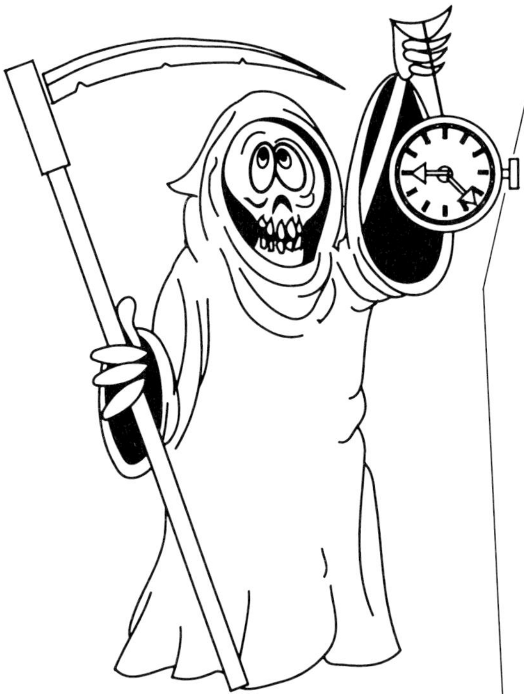

Tod und Religion

Philosophisches zum Tod

Der Tod für Optimisten

Deckel zu

- Wir haben versucht, eine Totenkiste „Tod für Neugierige“ zu machen. Sie würde dann aber das ganze Buch enthalten. Jeder Neugierige sollte sich mit dem Buch erst einmal ein Wochenende zurückziehen.

Filme, ...

Spiel- und Kurzfilme zum Thema, die in Landesbildstellen, Landesfilmdiensten, Evangelische Medienzentralen und Katholischen Medienzentralen zu bekommen sind.

Spielfilme

- **Aids ist nicht gleich Tod.** BRD 1996, 98 Min., FSK ab 12. *Leben mit Aids.*
- **Der Augenblick.** Dänemark 1980, 91 Min., FSK ab 16. *Unheilbare Krebserkrankung einer jungen Mutter, die sich auf die Suche nach dem Glück macht.*
- **Das Ende des Regenbogens.** BRD 1979, 107 Min., FSK ab 12. *Gescheiterte Wiedereingliederung eines Suchtkranken, der sich zum Schluss das Leben nimmt.*
- **Hand aufs Herz.** Frankreich 1990, 105 Min., FSK ab 6. *Ein kleiner Junge verschweigt den Tod seiner Mutter, weil er fürchtet, in ein Heim zu müssen. Seine Freunde lösen das Problem auf ihre eigene Weise.*
- **Kalle und die Engel.** Norwegen, Schweden 1993, 85 Min., FSK ab 6. *Ein kleiner Junge wartet nach dem Tod seines Vaters auf dessen Rückkehr. Er begegnet einem Engel. Auseinandersetzung von Kindern mit dem Tod.*
- **Leaving Las Vegas.** USA 1995, 111 Min., FSK ab 16. *Ein alkoholabhängiger Hollywood-Autor fährt nach Las Vegas, um sich zu Tode zu trinken.*
- **Das Licht der Illusion.** Japan 1995, 110 Min. *Eine junge Frau versucht über den Suizid ihres Mannes hinwegzukommen.*
- **Schwarzer Regen.** Japan 1988, 122 Min., FSK ab 12. *Erinnerung an den Atombombenabwurf über Hiroshima und seine Folgen.*
- **Der Totmacher.** BRD 1995, 114 Min., FSK ab 12. *Psychogramm des Massenmörders Fritz Haarmann.*
- **W. – Le jeune Werther.** Frankreich 1992, 100 Min., FSK ab 12. *Eine Gruppe von Schülern versucht mit dem Suizid eines Mitschülers fertig zu werden.*
- **Dead man walking.** USA 1995, 120 Min., FSK ab 12. *Ein Häftling wartet in der Todeszelle auf die Vollstreckung der Todesstrafe.*
- **Ein kurzer Film über das Töten.** Polen 1987, 85 Min. *Die Ermordung eines Taxifahrers und die Hinrichtung des Täters – Todesstrafe ad absurdum.*
- **Die weiße Rose.** BRD 1982, 123 Min., FSK ab 12. *Dokumentarfilm über die Widerstandsgruppe der Geschwister Scholl in der NS-Zeit.*
- **Die zwölf Geschworenen.** USA 1957, 96 Min., FSK ab 12. *Ein einzelner Geschworener behauptet sich aus Gewissensgründen gegen unkritische Meinungen der Geschworenen in einem Mordprozess.*

Kurzfilme

- **Dans la nuit.** BRD/Frankreich 1995, 15 Min. *Fünf Kinder erfüllen den letzten Wunsch ihres toten Freundes und bestatten ihn auf See.*
- **Down and Out.** Norwegen 1995, 10 Min. *Eine Hauptfigur hält einen Menschen vom Suizid ab, der zum Schluss aber doch springt.*
- **Erlösung Todesspritze.** Der neue Streit um die Sterbehilfe. BRD 1993, 29 Min. *Vom Umgang mit humanem Sterben.*
- **Filzpantoffeln und Bonbons.** Norwegen 1994, 11 Min. *Ein kleines Mädchen setzt sich auf ihre Weise mit dem Tod des Großvaters auseinander.*
- **Hospiz – Sterbenden Helfen.** BRD 1991, pro Video ca. 30 Min. *Fünfteilige Serie über die Hospizidee und die Arbeit in Hospizen.*
- **(It was) Just a job.** Samir/Schweiz 1991/92, 8 Min. *Bilder aus dem Irak zur Zeit des Golfkriegs. Zwei gegensätzliche Blickwinkel: Bomberpiloten und Verwandtenbesuch in Bagdad.*
- **Living with AIDS.** USA 1986, 24 Min. *Möglichkeiten für Wege in eine offene Gesellschaft.*
- **Ein neues Leben für Regula?** Schweiz 1991, 44 Min. *Dokumentation der Begleitung einer todkranken jungen Frau, der nur noch durch eine Herz-Lungen Transplantation geholfen werden könnte.*
- **„Noch leb ich ja" – Ein Aids-Kranker erzählt.** BRD 1986, 45 Min. *Mit Aids kann man leben – wenn man begreift, dass der Tod ein Teil des Lebens ist.*
- **Le Pont rouge.** Luxemburg/Belgien 1991, 21 Min. *Von der roten Brücke über Luxemburg-Stadt stürzen sich viele Menschen in den Tod. Wie gehen die Luxemburger mit der ständigen Konfrontation mit der Selbsttötung um?*
- **Servus Opa, sagte ich leise.** BRD 1978, 48 Min. *Behutsamer Versuch, das Thema Tod und Sterben anzusprechen.*

- **Stufen.** Polen 1968, 8 Min. *Ein Mann irrt durch ein Labyrinth aus Stufen, schleppt sich mit letzter Kraft eine Treppe hinauf und wird selbst zur Stufe.*
- **Tod auf Verlangen.** Niederlande 1994, 57 Min. *Begleitung eines Todkranken, für den der Gedanke an Euthanasie über viele Monate hinweg tröstlich ist.*
- **Warum gerade ich?** Kanada 1981, 10 Min. *Ein Mann erfährt beim Arzt, dass er nur noch wenige Minuten zu leben hat.*

Material- und Literaturverzeichnis

- (Ausstellungskatalog) **Körperwelten: Einblicke in den menschlichen Körper.** 30. Oktober 1997 bis 1. Februar 1998; Institut für Plastination; Hrsg.: Landesmuseum für Technik und Arbeit Mannheim, Mannheim 1997, ISBN 3-9804930-3-2
- (Ausstellungskatalog) **Die Macht des Alters. Strategien der Meisterschaft.** Herausgegeben von Bazon Brock im Auftrag der Stiftung für Kunst und Kultur e.V. Bonn, DuMont Buchverlag, Köln 1998, ISBN 3-7701-4651-4 (Katalogausgabe), ISBN 3-7701-4652-2 (Buchhandelsausgabe)
- amnesty international: **Jahresbericht 1998.** Fischer Taschenbuch Verlag, Frankfurt am Main 1998, ISBN 3-596-14070-6
- Apter, Michael: **Im Rausch der Gefahr.** Kösel Verlag, München 1992, ISBN 3-466-30355-9
- Ariès, Philippe: **Bilder zur Geschichte des Todes.** Carl Hanser Verlag, München Wien 1984, ISBN 3-446-13911-7
- Barley, Nigel: **Tanz ums Grab.** Klett-Cotta, Stuttgart 1998, ISBN 3-608-91811-6
- Brüggenwirth, Ingrid: **Von Sensenmann und Druckerschwärze.** Eine Auswahl ungewöhnlicher Todesanzeigen. Verlag Peter Kurze, Bremen 1997, ISBN 3-927485-21-7
- Colors – ein magazin über den rest der welt. 24/1998
- Corazza, Daimler, Ernst, Federspiel, Herbst, Langbein, Martin, Weiss: **Kursbuch Gesundheit.** Verlag Kiepenheuer und Witsch, Köln 3. Auflage 1997 (1. Aufl. 1990), ISBN 3-462-02648-8
- Dante, Alighieri: **Die göttliche Komödie.** Eine Reise durch Hölle und Fegefeuer und der anschließende Aufstieg in die Sphären des Himmels, entstanden im frühen 14. Jahrhundert. Reclam, ISBN 3-15-000796-8
- Evans, Colin: **Die Leiche im Kreuzverhör.** Erstaunliche Lösungen spannender Kriminalfälle. Birkhäuser, Berlin 1998, ISBN 3-7643-5699-5
- Geo-Wissen: **Altern und Jugendwahn.** Verlag Gruner + Jahr, Hamburg 1991, ISBN 3-57006722-X
- Gerlach, Walter: **Das neue Lexikon des Aberglaubens.** Eichborn Verlag, Frankfurt am Main 1998, ISBN 3-8218-0469-6
- Grof, Stanislav: **Totenbücher.** Bilder von Leben und Sterben. Kösel-Verlag, München 1994, ISBN 3-466-34309-7
- Hayflick, Leonard: **Auf ewig jung?** Ist unsere biologische Uhr beeinflußbar? vgs, Köln 1996, ISBN 3-8025-1310-X
- Hund, Wolfgang: **Okkultismus.** Verlag an der Ruhr, Mülheim an der Ruhr 1996, ISBN 3-86072-226-3
- Kast, Verena: **Trauern.** Phasen und Chancen des psychischen Prozesses. Kreuz Verlag, 8. Auflage, Stuttgart 1987 (1. Auflage 1982), ISBN 3-7831-0660-5
- Kessler, David: **Die Rechte des Sterbenden.** Beltz Quadriga Verlag, Weinheim und Berlin 1997, ISBN 3-88679-296-X
- Lang, Bernhard/McDannell, Colleen: **Der Himmel.** Eine Kulturgeschichte des ewigen Lebens. Suhrkamp, Frankfurt am Main 1990, ISBN 3-458-16784-6
- **Materialien zur Organspende** (kostenlos): Bundeszentrale für gesundheitliche Aufklärung, Ostmerheimer Str. 220, 51109 Köln, Tel.: 0221-8992-0, Fax: 0221-8992-300
- Medina, John J.: **Die Uhr des Lebens.** Wie und warum wir älter werden. Birkhäuser, Berlin 1998, ISBN 3-7643-5810-6
- Moody, Raymond A.: **Leben nach dem Tod.** rororo, Rowohlt Taschenbuch-Verlag GmbH, Hamburg 1997 (1. Auflage 1977), ISBN 3-499-60385-3

- Noll, Peter: **Diktate über Sterben & Tod.** Piper Verlag, 6. Auflage München 1997, 1. Auflage 1987, ISBN 3-49220539-9
- Nuland, Sherwin B.: **Wie wir leben.** Das Wunder des menschlichen Organismus. Kindler, München 1997, ISBN 3-463-40321-8
- Nuland, Sherwin B.: **Wie wir sterben.** Ein Ende in Würde. Knaur Taschenbücher, München, ISBN 3-426-77237-X
- Orlock, Carol: **Bereit für die Unsterblichkeit?** TRIAS, Stuttgart 1997, ISBN 3-89373-367-1
- Prinzinger, Roland: **Das Geheimnis des Alterns.** Die programmierte Lebenszeit bei Mensch, Tier und Pflanze. Campus Verlag, Frankfurt am Main 1996, ISBN 3-593-35451-9
- Sax, Marjan, Visser, Knaar, Boer, Marjo: **Begraben und Vergessen?** Ein Begleitbuch zu Tod, Abschied und Bestattung. Orlanda Frauenverlag, Berlin 1993, ISBN 3-929823-00-4
- Schaefer, Thomas: **Wer liegt wo?** Prominente auf Bremer Friedhöfen. Siepmann und Kurze Verlag, Bremen 1998, ISBN 3-933410-00-2
- Schreiber, Hermann: **Das gute Ende.** Rowohlt Verlag, Reinbek bei Hamburg 1996, ISBN 3-498-06301-4
- Sofsky, Wolfgang: **Traktat über die Gewalt.** S. Fischer Verlag, Frankfurt am Main 1996, ISBN 3-10-072705-3
- Stamm, Hugo: **Im Bann der Apokalypse.** Endzeitvorstellungen in Kirchen, Sekten und Kulten. pendo-verlag, Zürich 1998, ISBN 3-85842-325-1
- Tausch-Flammer, Daniela/Bickel, Lis: **Wenn Kinder nach dem Sterben fragen.** Verlag Herder, Freiburg im Breisgau 1994
- Thomas, Carmen: **Berührungsängste?** Vom Umgang mit der Leiche. vgs, Köln 1994, ISBN 3-8025-1279-0

CD-ROM:

- **Die Graue Revolution.** (Hrsg. DGB) Gute Aufarbeitung von altersbezogenen Themen. Ansprechende Gestaltung, eignet sich sehr gut für junge Menschen. Da die CD-ROM von '97 ist, sind einige Terminangaben nicht mehr aktuell. *Zu beziehen bei:* satz + druck, Dreifaltigkeitsstr. 19, 40625 Düsseldorf

Die interessantesten Internetadressen auf einem Blick

- **http://www.intramed.de**
  Ein Besuch unter dieser Adresse lohnt sich, wenn man sich mit dem Thema „Unsere Gesellschaft steigert sich in einen Jugendwahn" (Seite 16) beschäftigen möchte.
- **http://www.mtn.org/~quak/**
  Auf den Sites vom Museum der Quaksalber in Minneapolis erfährt man so einiges über die kuriosesten Gerätschaften aus zwei Jahrhunderten, mit denen Patienten betrogen wurden.
- **http://www.seniorweb.uni-bonn.de**
  Das „offizielle deutsche SeniorWeb" mit vielen aktuellen Informationen, Berichten, Hilfen und nützlichen Diensten, E-mail-Kontaktbörse (auch nach Amerika und Australien), Informationen über Gerontologie, Bildungs- und Weiterbildungsangebote, etc. – nicht nur für Senioren!
- **http://www.exit.ch**
  Diese Sites der Schweizer „Vereinigung für humanes Sterben" bieten Informationen und Diskussionsstoff zum Thema Sterbehilfe.
- **http://www.dc.state.fl.us/security/womendr.html**
  Diese amerikanischen Sites stellen zum Tode verurteilte Frauen vor – mit kurzer Beschreibung ihrer Straftat, Personenbeschreibung und Foto. Die Webseiten sind auf Englisch.
- **http://www.transplant.org/eur/WWW/index.html**
  Unter dieser Internetadresse könnt ihr euch bei Eurotransplant über Einzelheiten von bestimmten Organtransplantationen erkundigen. Die Webseiten sind auf Englisch.
- Cyber-Friedhöfe findet ihr unter den folgenden Adressen:
  http://memopolis.uni-regensburg.de
  http://catless.ncl.ac.uk/Obituary/memorial.html
  http://www.interlog.com/~cemetery
- **www.best.com/~gassisax/city.html** oder **www.alsirat.com/city.html**
  City of silence – Eine Website über multikulturelle Friedhofssymbolik und Grabinschriften.
- **www.deathclock.com/index2.html**
  Kleines, fieses Programm, mit dem man angeblich sein Sterbedatum ausrechnen kann. Es gibt auch eine pessimistische und eine sadistische Prognose, nach denen viele eigentlich schon tot sein müssten.

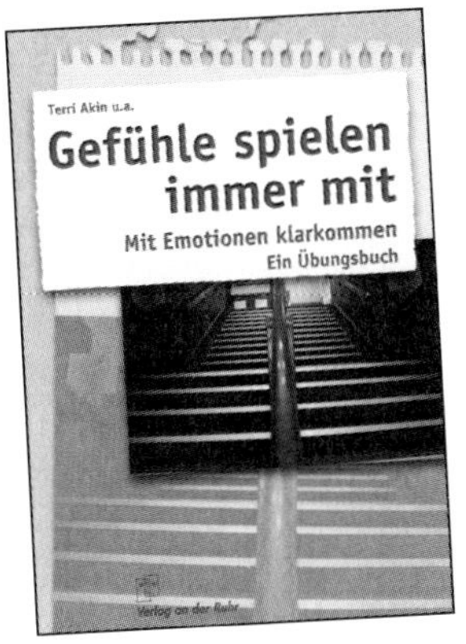

Gefühle spielen immer mit

Mit Emotionen klarkommen
Ein Übungsbuch

Terri Akin u.a.

Gefühle machen uns lebendig. Aber manchmal sind sie auch im Wege oder erschrecken uns sogar, wenn sie über uns hereinbrechen.
„Bin ich ein schlechter Mensch, wenn ich jemanden nicht mag oder ein schlechter Schüler, wenn ich mich nicht mehr beteilige, weil ich sauer bin wegen der letzten Fünf?“ Gefühle sind einfach da, bei jedem, immer und überall.
In vielen praktischen Übungen erfahren die Jugendlichen, dass uns Gefühle ganz deutlich zeigen, was uns Probleme macht und wann es uns einfach nur gut geht.
Sie lernen ihre Gefühle wahrzunehmen, sie zu akzeptieren und besser mit ihnen umzugehen. So erarbeiten die Kids sich zum Beispiel einen Wortschatz der Gefühle und üben es anderen zu sagen, wenn sie sich verletzt fühlen. Sie lernen den eigenen Standpunkt zu behaupten, aber auch die Perspektive zu wechseln und sich in andere einzufühlen.
Wagen Sie gemeinsam mit den Kids einen Blick durch die Wut-, Trauer-, Furcht- und Glücksbrille. Jetzt sollten alle wissen, wie stark Gefühle das Denken und Handeln bestimmen. Denn nur wer mit den eigenen Gefühlen umgehen lernt, kann seine Leistungsfähigkeit und Ich-Stärke voll ausschöpfen und sich dabei auch gut fühlen. Und in der Klasse oder Gruppe klappt's auch besser.

Ab 10 J., 95 S., A4, Pb.
ISBN 3-86072-553-X
Best.-Nr. 2553
***17,- € [D]**/17,50 € [A]/29,80 CHF*

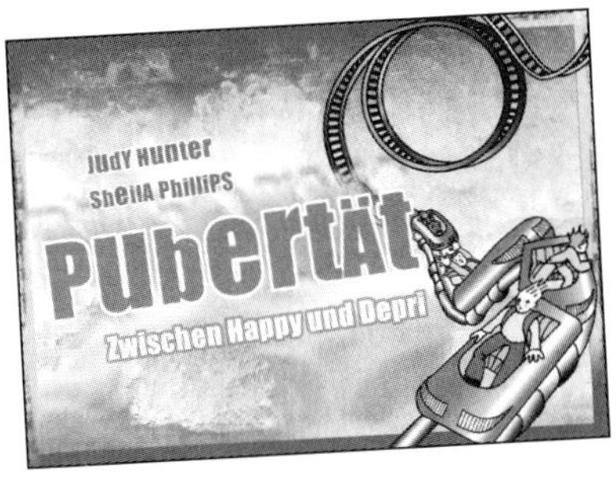

Pubertät

Zwischen Happy und Depri

Judy Hunter, Sheila Phillips

Auf der Schwelle zwischen Kindheit und Erwachsensein steht für Jugendliche plötzlich alles Kopf: die Pickel sprießen, die Hormone spielen verrückt und dann ist da noch das andere Geschlecht. Wohin mit all den neuartigen Gedanken und Schwärmereien? Wie die Gefühlsachterbahn unter Kontrolle bringen?
Diese Arbeitsmappe hilft den Jugendlichen die Suche nach der eigenen Identität ein bisschen systematischer anzugehen. So wird z.B. aufgeräumt mit Mythen über Sex, Schwangerschaft und Aids. Und was hat man überhaupt für ein Bild vom anderen Geschlecht? So manches entpuppt sich als Fehlurteil. Im Rollenspiel üben die Kids, sich gegen sexuelle Provokationen zu behaupten und zu den eigenen Gefühlen zu stehen. Sie beschreiben ihre Gefühle an Wendepunkten ihres Lebens und machen sich Gedanken über Wünsche, Erwartungen und ihr Verhalten beim ersten Rendezvous und beim „ersten Mal“. Alle Arbeitsblätter sind je nach Bedarf einzeln einsetzbar. Dazu gibt es Hinweise für LehrerInnen zum Einsatz der Arbeitsblätter im Unterricht und zu Möglichkeiten, Themenaspekte zu erweitern.

Ab Kl. 6, 50 S., A4, Papph.
ISBN 3-86072-578-5
Best.-Nr. 2578
***17,- € [D]**/17,50 € [A]/29,80 CHF*

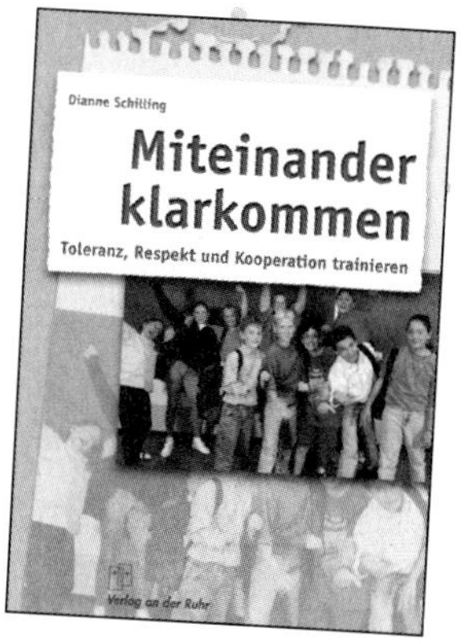

Miteinander klarkommen

Toleranz, Respekt und Kooperation trainieren

Dianne Schilling

Unsere Klassen und Jugendgruppen zerfallen immer mehr in kleinere rivalisierende Einheiten, die sich gegenseitig bekriegen. Aber es sind einige grundlegende Gemeinsamkeiten nötig, um überhaupt miteinander arbeiten zu können. Zum Glück kann soziales Verhalten gelernt und geübt werden: Es gibt Regeln des Funktionierens, wie in Algebra, und eine Grammatik der Verständigung, wie in Englisch. In Trainingseinheiten lernen die Jugendlichen Unterschiede zu respektieren und effektiv zu kommunizieren: „Wie nehme ich mit jemandem Kontakt auf, den ich nicht kenne?“ „Wie funktionieren Gesprächskiller? Wie fühlt man sich, wenn man ständig unterbrochen wird?“ Sie erweitern ihre Freundschaftsfähigkeit und ihre Bereitschaft zu gegenseitiger Hilfe: „Was ich für meinen Freund sogar tun würde“. – In Diskussionen, Rollenspielen und Gesprächskreisen, durch Interviews und mit Hilfe von Erfahrungsberichten üben sie sich darin, Konflikte zu lösen, andere in ihre Aktivitäten mit einzubeziehen. Nicht um moralisches Dozieren geht es hier. Das Programm versucht die Kids von einer besseren Alternative zu überzeugen, indem es ihnen Möglichkeiten schafft, Verhalten auszuprobieren und dessen Resultate zu vergleichen. Die Einheiten können in Schule und Jugendarbeit als fortlaufendes Programm oder einzeln eingesetzt werden, um die allgemeinen Arbeitsbedingungen zu verbessern. Aber sie leisten auch dort Erste Hilfe, wo sozialer Sprengstoff beginnt, sich zu entzünden.

Ab 10 J., 133 S., A4, Pb.
ISBN 3-86072-551-3
Best.-Nr. 2551
***18,60 € [D]**/19,15 € [A]/32,60 CHF*

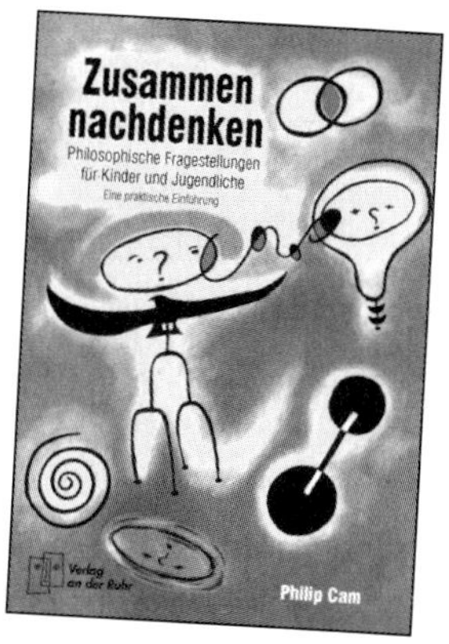

Zusammen nachdenken

Philosophische Fragestellungen für Kinder und Jugendliche – eine praktische Einführung

Philip Cam

Dieses Buch zeigt, wie Sie auf der Grundlage von Geschichten Kinder zum Nachdenken anregen und mit ihnen zusammen philosophische Fragestellungen erörtern können. Aus Ihrer Klasse wird eine Forschungsgemeinschaft, die in das Abenteuer des Nachdenkens aufbricht. Philip Cam stellt die Techniken des Fragens, der Gruppendiskussion und zahlreiche Aktivitäten vor, die Sie fächerübergreifend einsetzen können, um die Denk-Fertigkeiten Ihrer SchülerInnen zu entwickeln. Eine praktische Einführung, die Ihnen auch hilft, Philosophieren mit Kindern als integralen Bestandteil in Ihren Unterricht einzubauen.

152 S., 16 x 23 cm, Pb.
ISBN 3-86072-255-7
Best.-Nr. 2255
***12,80 € [D]**/13,15 € [A]/22,40 CHF*

LebensHilfen

Und jetzt?

Moralische Zwickmühlen und heikle Situationen

Linda Schwartz

Wie verhalte ich mich, wenn meine Schwester heimlich Alkohol trinkt? Kann ich als Vegetarier bei einer Einladung Fleisch ablehnen? Eigenverantwortlich handeln, Entscheidungen treffen – Kinder und Jugendliche brauchen konkrete Anregungen, um auch in schwierigen Situationen angemessen reagieren zu können. Auf je einer Doppelseite werden Alltagsprobleme behandelt, in denen junge Menschen in einen Zwiespalt geraten. Anhand der Frage „Was würdest du sagen/tun?" sollen Jugendliche dann Problemlösungen und Handlungsalternativen diskutieren, um im Ernstfall sinnvoll reagieren zu können, statt nur kopflos zu agieren.

Moralische Zwickmühlen im Alltag

Verantwortlich handeln lernen

Kl. 5–6, 48 S., A4, Papph.

ISBN 3-86072-698-6

Best.-Nr. 2698

17,- € [D]/
17,50 € [A]/
29,80 CHF

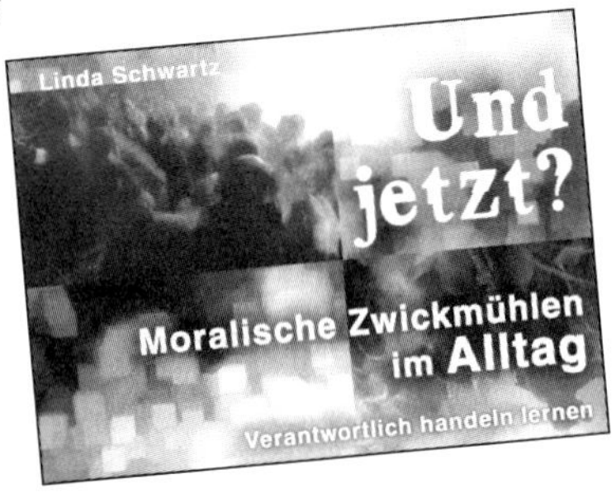

Moralische Zwickmühlen in der Schule

Verantwortlich handeln lernen

Kl. 5–6, 48 S., A4, Papph.

ISBN 3-86072-699-4

Best.-Nr. 2699

17,- € [D]/
17,50 € [A]/
29,80 CHF

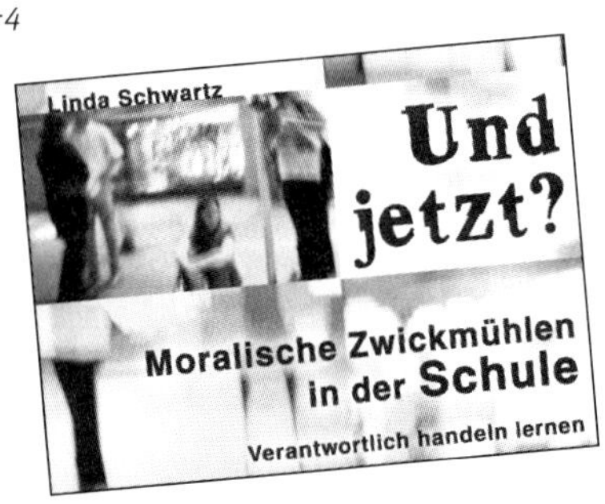

Heikle Situationen im Alltag

Verantwortlich handeln lernen

Kl. 5–6, 48 S., A4, Papph.

ISBN 3-86072-700-1

Best.-Nr. 2700

17,- € (D)/
17,50 € (A)/
29,80 CHF

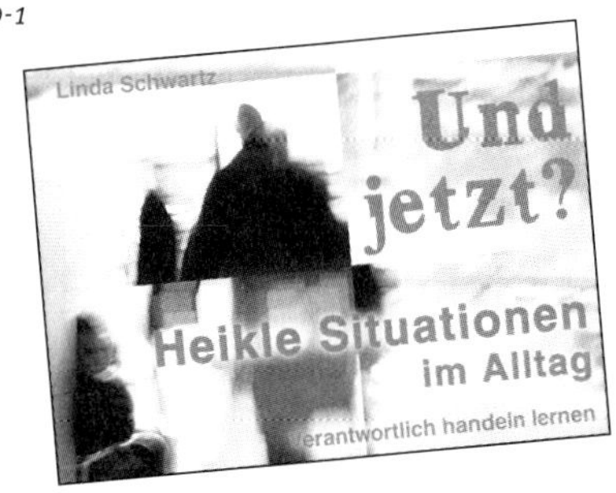

LebensFragen:

Eine Persönlichkeit sein

Hiltrud Hainmüller

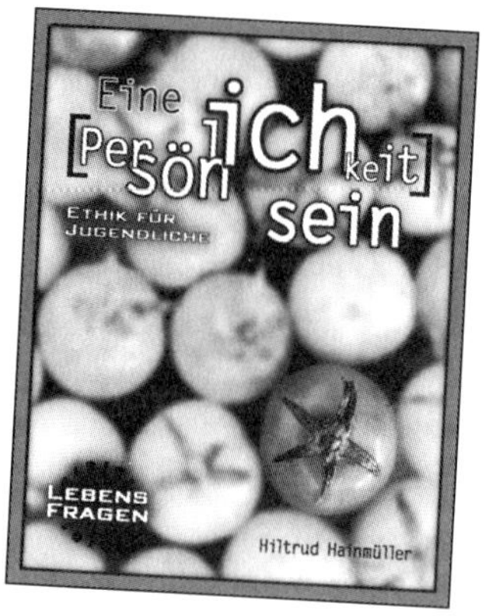

Ich – wer oder was ist das? Für eine Selbsterkenntnis sagt der Blick in den Spiegel zu wenig aus. Wie sehen mich andere? Kann ich in dieser Welt Selbstvertrauen gewinnen? Arbeitsblätter und handlungsorientierte Aufgabenstellungen, die dazu anregen, die Erkundung des „Selbst" nicht nur im (eigenen) Kopf zu betreiben, sondern im Dialog und der Interaktion mit anderen zu erfahren.
Für alle Schularten, auch geeignet zur Belebung des Unterrichts in der gymnasialen Oberstufe.

Ab Kl. 9, 63 S., A4, Papph.

ISBN 3-86072-372-3

Best.-Nr. 2372

***18,60 € [D]**/19,15 € [A]/ 32,60 CHF*

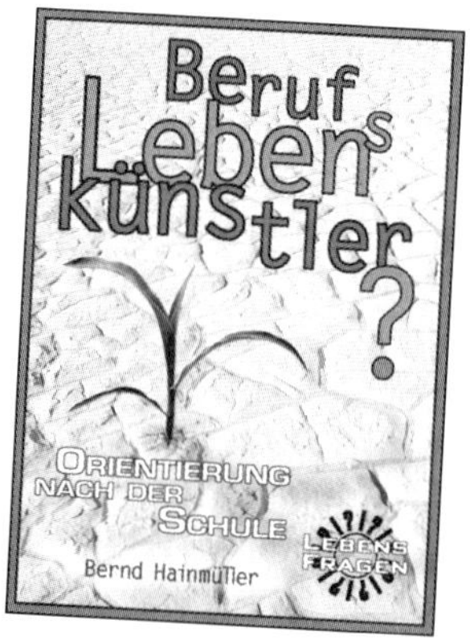

LebensFragen:

Beruf Lebenskünstler?

Orientierung nach der Schule

Bernd Hainmüller

Das Ende der Schulzeit ist in Sicht und spätestens jetzt drängt sich die Frage auf: Was wird aus mir?
Ist Berufswahl Chance oder Farce? Aus verschiedenen Richtungen, mit soziologischen, psychologischen, philosophischen und literarischen Texten nähert sich dieser Band unserer Ethik-Reihe den Problemen, die sich aus dem Wandel der Arbeitsgesellschaft für Jugendliche ergeben.
Handlungsorientierte Arbeitsvorschläge ermutigen Jugendliche dazu, ihre Lebensplanung selbst in die Hand zu nehmen.
Für alle Schularten, für einen lebensnahen Ethik- und Philosophieunterricht, sowie als spezielle Vorbereitung auf ein Betriebspraktikum.

Ab Kl. 8, 59 S., A4, Papph.

ISBN 3-86072-462-2

Best.-Nr. 2462

***18,60 € [D]**/19,15 € [A]/ 32,60 CHF*

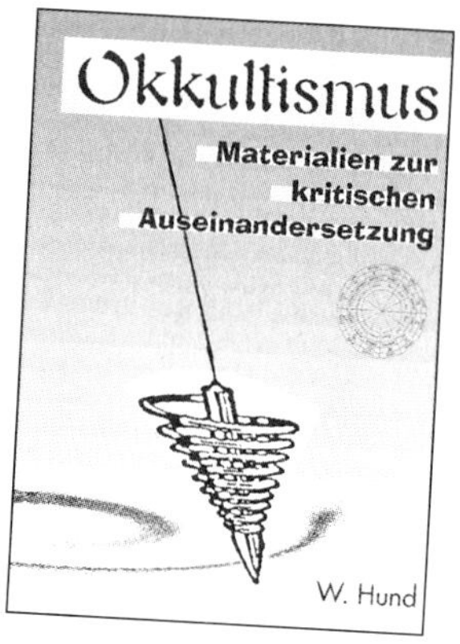

Okkultismus

Materialien zur kritischen Auseinandersetzung

Wolfgang Hund

Der Grundlagenband zur kritischen Auseinandersetzung mit okkulten Phänomenen.
Ob Astrologie, Hellsehen, Okkultrock, Telepathie, Satanismus ... – detailliert werden die wichtigsten Phänomene vorgestellt, „seziert", erklärt und mittels einfacher Spiele und verblüffender Tricks nachvollziehbar gemacht.

Ab 13 J., 220 S., A4, Pb.

ISBN 3-86072-226-3

Best.-Nr. 2226

***25,50 € [D]**/26,20 € [A]/ 44,70 CHF*